临床麻醉系列丛书

神经外科麻醉手册

（第2版）

主　　编　韩如泉　李淑琴
副主编　周建新　罗　芳
编写秘书　李　姝

北京大学医学出版社

SHENJING WAIKE MAZUI SHOUCE（DI 2 BAN）

图书在版编目（CIP）数据

神经外科麻醉手册 / 韩如泉，李淑琴主编．—2 版．—北京：北京大学医学出版社，2018. 5
（临床麻醉系列丛书）
ISBN 978-7-5659-1677-9

Ⅰ．①神…　Ⅱ．①韩…②李…　Ⅲ．①神经外科手术 - 麻醉学Ⅳ．① R651

中国版本图书馆 CIP 数据核字（2017）第 240223 号

神经外科麻醉手册（第 2 版）

主　　编： 韩如泉　李淑琴
出版发行： 北京大学医学出版社
地　　址：（100191）北京市海淀区学院路 38 号　北京大学医学部院内
电　　话： 发行部 010-82802230；图书邮购 010-82802495
网　　址： http：//www.pumpress.com.cn
E-mail： booksale@bjmu.edu.cn
印　　刷： 北京佳信达欣艺术印刷有限公司
经　　销： 新华书店
责任编辑： 王智敏　袁帅军　**责任校对：** 金彤文　**责任印制：** 李　啸
开　　本： 889mm × 1194mm　1/32　**印张：** 15.375　**字数：** 358 千字
版　　次： 2018 年 5 月第 2 版　2018 年 5 月第 1 次印刷
书　　号： ISBN 978-7-5659-1677-9
定　　价： 88.00 元

编者名单

主　　编　韩如泉　李淑琴

副主编　周建新　罗　芳

编写秘书　李　姝

编　　者　（按姓名汉语拼音排序）

曹　勇　崔伟华　范议方　高培毅

韩如泉　何　颖　焦玉明　金海龙

金　旭　阚　清　李　锦　李　姝

李淑琴　李　艳　梁　发　梁　辉

刘海洋　刘丕楠　刘　强　刘晓媛

陆　瑜　罗　芳　梅弘勋　米卫东

彭宇明　孙　立　王德祥　王会文

吴胜田　熊　蔚　于浩杰　岳红丽

周建新　周　剑

主编简介

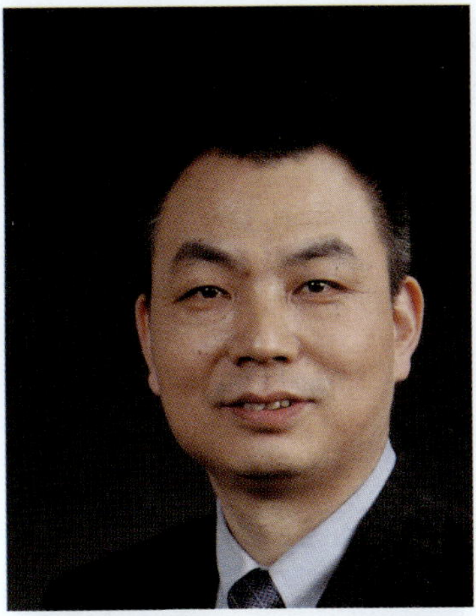

韩如泉，九三学社社员。现任首都医科大学附属北京天坛医院麻醉科主任，主任医师，教授，博士研究生导师。1993年毕业于首都医科大学临床医学专业，获学士学位，1996年获首都医科大学麻醉学硕士学位，2003年获麻醉学博士学位（导师为李树人教授）。2006—2007年受教育部国家留学基金资助在斯坦福大学医学院Rona Giffard实验室学习。1996年起在首都医科大学附属北京天坛医院麻醉科工作。近年来，先后以项目负责人身份承担各级科研项目十余项，主要研究方向为神经外科麻醉与脑保护。以第一作者或通讯作者在国内外专业期刊发表论文百余篇。主编、主译专业书籍5部，包括《神经外科麻醉手册》《临床麻醉系列丛书·神经外科麻醉

分册》《Cottrell & Young 神经外科麻醉学》《围术期神经系统监测》等。兼任第 12 届中华医学会麻醉学分会青年委员会副主任委员、中华医学会麻醉学分会神经外科麻醉学组副组长、中国医师协会麻醉学医师分会委员、北京医学会麻醉学分会第 12 届副主任委员兼秘书、北京医师协会理事、北京医师协会麻醉专科医师分会副会长、首都医科大学麻醉学系副主任，《中华麻醉学杂志》《国际麻醉学与复苏杂志》《临床麻醉学杂志》编委等职。

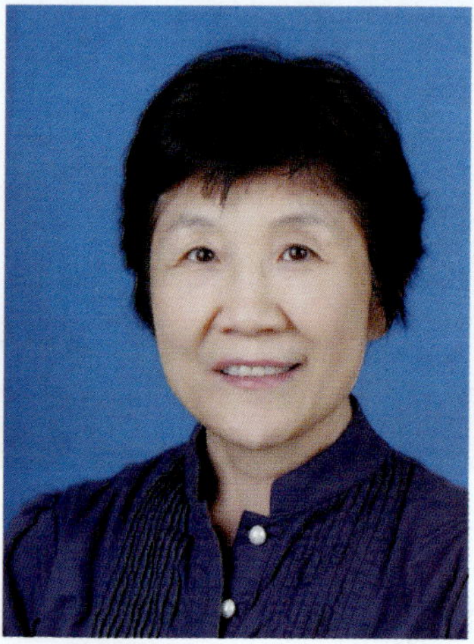

李淑琴，主任医师，教授。1982 年毕业于北京第二医学院。从事麻醉学临床、教学、科研工作近 40 年。尤其在神经外科麻醉、术后重症监测与治疗等方面积累了丰富的经验。参与承担多项省部级科研项目工作，发表专业论文数十篇。主编《临床麻醉系列丛书 · 神经外科麻醉分册》（第 1 版），参编、参译《神经外科麻醉学》（第 2、3 版）、《Cottrell & Young 神经外科麻醉学》《围术期神经系统监测》等。

第 2 版前言

2011 年 1 月《临床麻醉系列丛书 · 神经外科麻醉分册》第 1 版由北京大学医学出版社出版，问世后受到广大麻醉学专业读者好评。过去的 6 年，神经外科麻醉及相关领域神经外科学、神经生理学、神经影像学以及神经介入治疗技术出现了快速发展，新的技术、新的理念随之发生变化，保证患者术后的生存质量以及最大限度地回归社会生活成为首要治疗目标。为了体现近年来神经外科麻醉的发展变化，我们在第 1 版的基础上，对各章节做了大幅度调整：在原有章节体现知识更新的基础上，新增“神经药理学基础”“神经影像学基础”“微创神经外科技术”“麻醉前评估与准备”“脑动静脉畸形手术麻醉”“烟雾病脑血管重建手术及麻醉管理”“神经外科术后重症监测与治疗”7 个章节，并大幅更新“神经介入治疗的麻醉”一章。全书章节划分及排列更合理、内容更便于读者查询。

《临床麻醉系列丛书 · 神经外科麻醉分册》第 2 版作者全部来自临床一线，所撰写内容是在总结多年临床工作经验的基础上，查阅大量文献、临床指南或专家共识编写整理出来的，基本反映了神经外科麻醉的临床现状。希望本书再版能为神经外科麻醉医生提供有益的专业指导。

本书再版是在全体作者的共同努力下完成的，编写秘书李姝负责书稿整理和协调工作。北京大学医学出版社王智敏编辑倾注了大量精力。虽然经过全书仔细校对和反复讨论，难免有缺点和不足之处，衷心希望广大读者对本书的不足之处提出批评和建议，以便再版时更正。

韩如泉　李淑琴

2018 年 2 月

第 1 版前言

神经外科学从 1904 年创立至今，经历了经典神经外科、显微神经外科和微创神经外科三个发展阶段。近年来，神经外科学已经从传统的解剖学模式转变为现代解剖 - 功能模式，在尽可能切除病灶的同时最大限度地保护脑功能，大大提高了手术质量。神经外科学的发展与神经影像学、神经麻醉学、神经生理学、神经生物学等相关学科的飞速发展密不可分。麻醉学的迅速发展使得大量过去被认为是禁忌的疑难、危重病患者得到了及时的手术治疗，麻醉新药物、新方法、新技术、新理念有效提高了手术治疗效果，麻醉期间对生命功能的监测与调控以及血液保护、术后镇痛等不断普及，更在无形中推动了神经外科学的发展。

首都医科大学附属北京天坛医院是以神经科学为主的综合性医院，麻醉科始建于 1982 年，经过近 30 年几代人的不懈奋斗，麻醉科逐渐发展壮大，形成了以神经外科麻醉为特色的国内知名的麻醉学科。2009 年 8 月，我们在前期工作的基础上，本着强化特色、做专做精的学科发展思路，将主治医师以上人员按神经外科疾病种类细化为若干专业组。各专业组均制订了详细的、切实可行的各病种临床麻醉路径和管理规范，使得各专业组成员对本专业病种的麻醉特点掌握娴熟，同时积极开展相关临床及基础研究，逐步形成我们的临床特色和理论体系，推动科研与学科发展。

在神经外科麻醉专业分组近一年后，我科麻醉医生在总结多年临床工作的基础上，查阅大量文献后编写整理出来的《神经外科麻醉手册》最终面世。该手册内容包括神经外科麻醉相关学科基础知识和神经外科各种常见疾病的麻醉管理，并包括神经外科麻醉近年的新进展，如术中唤醒麻醉技术、磁共振手术麻醉管理、蛛网膜下腔出血后脑血管痉挛的预防与治疗、神经外科术后急慢性疼痛治疗等内容。希望能为神经外科麻醉医生提供有益的专业指导。

本书是在全体作者的共同努力下完成的。虽然经过仔细校对和反复讨论，书中难免有缺点和不当之处，恳请广大读者批评指正。

最后衷心感谢在全书编写和审阅中倾注了大量心血的各位作者，衷心感谢北京大学医学出版社对本书出版和发行的大力支持。

韩如泉　李淑琴

2010 年 7 月

目录

1 神经解剖学基础

梅弘勋　李淑琴

第一节　脑和脊髓的解剖结构

一、脑的解剖结构

脑的重量介于1200～1500 g，相当于体重的1/50～1/40。解剖学上将脑分为6个部分：端脑、间脑、中脑、脑桥、延髓和小脑。其中中脑、脑桥和延髓合称为脑干（图1-1）。临床上通常把颅腔分为幕上和幕下两部分。幕上空间内有大脑半球和间脑，幕下空间内有脑干和小脑。

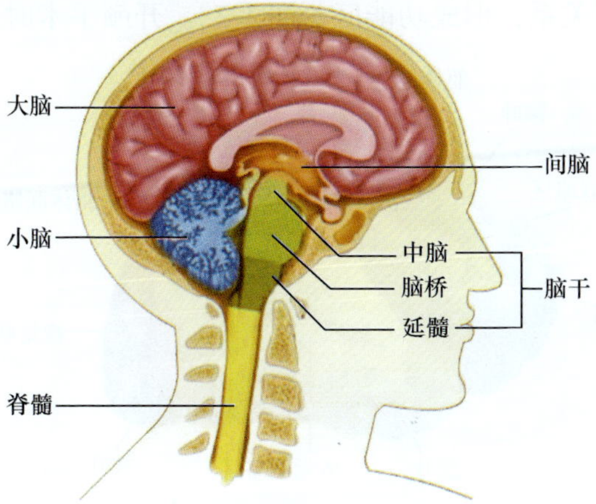

图1-1　脑的解剖结构

（一）端脑

1. 端脑的外形和分叶 端脑由左、右大脑半球通过胼胝体连接而成。大脑半球在颅内发育时，其表面积增加较颅骨快，而且大脑半球内各部发育速度不均，发育慢的部分陷入，发育快的部分则隆起，因而形成起伏不平的外表。凹陷处形成大脑沟，沟之间形成长短大小不一的隆起，称为大脑回。每侧大脑半球可分为额叶、颞叶、顶叶和枕叶。

2. 端脑的内部结构 大脑半球表层的灰质称为大脑皮质，深部的白质又称髓质，蕴藏在白质深部的灰质团块为基底核。大脑半球内的腔隙为侧脑室。

（1）基底核：位于白质内，位置靠近脑底，包括纹状体、片状体和杏仁体。

（2）侧脑室：左右各一，位于大脑半球内，延伸至半球的各个叶内。侧脑室经左、右室间孔与第三脑室相通。室腔内有脉络丛。

3. 大脑皮质功能定位 大脑皮质是高级神经活动的物质基础。大脑皮质为端脑的大部分，约为全脑的 40%，重约 600 g。机体各种功能活动的最高中枢在大脑皮质特定部位具有定位关系，形成功能区（图 1-2）。开颅手术时通常选择

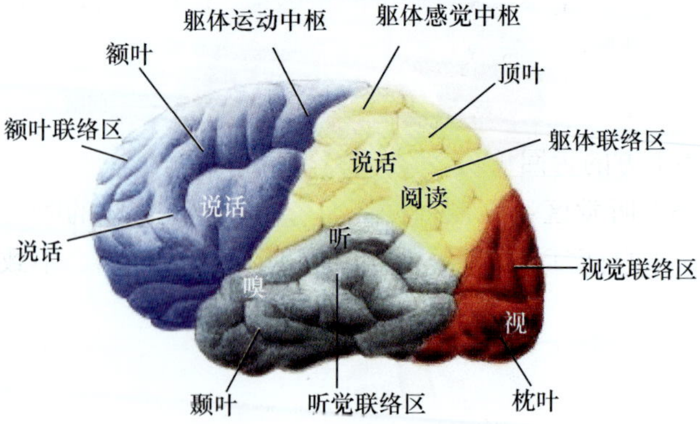

图 1-2 大脑皮质功能定位

避开功能区的入路。这些功能区只是执行某种功能的核心部分，例如中央前回主要管理全身骨骼肌运动，但也接受部分的感觉冲动；中央后回主要是管理全身感觉，但刺激它也可产生少量运动；因此大脑皮质功能定位概念是相对的。除了功能区外，还存在着广泛的脑区，它们不局限于某种功能，而是对各种信息进行加工和整合，完成高级的神经精神活动，称为联络区。

（1）第Ⅰ躯体运动区：位于中央前回和中央旁小叶前部（4、6区），该中枢对骨骼肌运动的管理有一定的局部定位关系，其特点为：①上下颠倒，但头部是正的；②左右交叉，但一些与联合运动有关的肌肉则受两侧运动区的支配，如眼外肌、咽喉肌等；③身体各部分投影区的大小与各部形体大小无关，而取决于功能的重要性和复杂程度。

（2）第Ⅰ躯体感觉区：位于中央后回和中央旁小叶后部（3、1、2区），接受对侧半身痛、温、触、压以及位置和运动觉，其特点为：①上下颠倒，但头部是正的；②左右交叉；③身体各部在该区投射范围的大小也取决于该部感觉敏感程度。

（3）第Ⅱ躯体运动和第Ⅱ躯体感觉中枢：均位于中央前回和后回下面的岛盖皮质，与对侧上、下肢运动和双侧躯体感觉（以对侧为主）有关。

（4）视觉区：在距状沟上、下方的枕叶皮质，即上方的楔叶和下方的舌回（17区）。

（5）听觉区：在颞横回（41、42区），每侧的听觉中枢都接受来自两耳的冲动，因此一侧听觉中枢受损，不致引起全聋。

（6）语言中枢：人类大脑皮质与动物的本质区别是进行思维和意识等高级活动，并进行语言的表达，所以在人类大脑皮质上具有相应的语言中枢，包括①运动性语言中枢：在额下回后部（44、45 区），又称 Broca 区，对语言的组成至关重要，损伤后可致运动性失语；②书写中枢：在额中回的后部（8 区），紧靠中央前回的上肢，特别是手的运动功能区；③听觉性语言中枢：在颞上回的后部（22 区），它能调整自己的语言和听取、理解别人的语言，损伤后可致感觉性失语；④视觉性语言中枢：又称阅读中枢，在顶下小叶的角回（39 区），靠近视觉中枢，几乎所有右利手者的语言中枢在左半球。在左利手者中，语言中枢仍在左半球的占 80%，而双侧均有或位于右半球的分别占 15% 和 5%。

（二）间脑

间脑位于中脑和端脑之间，除腹侧部的视交叉、视束、灰结节、漏斗、垂体和乳头体暴露于脑底外，间脑的其他部分被大脑半球所覆盖。间脑可分为背侧丘脑（或丘脑）、上丘脑、下丘脑、后丘脑和底丘脑 5 个部分。其中上丘脑位于第三脑室顶部周围，包括丘脑髓纹、缰三角、缰连合、松果体和后联合。间脑中间的矢状狭窄间隙为第三脑室，经中脑水管通第四脑室；两侧为背侧丘脑和下丘脑。

丘脑的体积不到中枢神经系统的 2%，但结构和功能相当复杂，是仅次于端脑的中枢高级部位，又称为“信息中转站”，除嗅觉外的所有感觉信息均经过丘脑传导，其与大脑皮质和小脑有着广泛的相互联系。丘脑在控制运动、觉醒以及感觉信息的处理方面有重要作用。损伤后可出现昏迷、震颤及其他运动障碍，并可有疼痛综合征等感觉异常。

下丘脑位于丘脑下方，通过漏斗与垂体相连。垂体位于视交叉的后下方，故垂体肿瘤可压迫视交叉，导致视力障碍（如典型的双颞侧偏盲）。下丘脑可调节垂体激素的分泌，影响自主神经运动及内脏功能，分泌抗利尿激素，对维持机体内环境的稳定至关重要。下丘脑还可调节体温、食欲和觉醒功能。

（三）脑干

1. 脑干的位置 位于后颅窝的前部，自下而上由延髓、脑桥和中脑 3 部分组成，是脑部所有重要神经传导束的共同通道，也称为生命中枢。延髓和脑桥的腹侧面邻接枕骨斜坡，背面与小脑相连。延髓、脑桥与小脑之间围成的腔隙为第四脑室，其向上经中脑水管通第三脑室，向下续为延髓和脊髓的中央管。脑干表面附有第 3 ～ 12 对脑神经根。

2. 延髓 在延髓的最下端有锥体交叉，听神经（一部分）、舌咽神经、迷走神经和副神经以及舌下神经自延髓出入，是支配呼吸、循环、心脏、胃肠道、吞咽、发音等重要功能的中枢。

3. 脑桥 在脑桥的前外侧有粗大的三叉神经根穿出，三叉神经根分上下两部分，上部较小为运动根，下部较大为感觉根。此外，出入脑桥的神经还有展神经、面神经和前庭蜗神经。

4. 中脑 中脑内有动眼神经和滑车神经发出。

5. 脑干的内部结构 脑干内部结构由灰质、白质和网状结构组成，但较脊髓更为复杂，与脊髓相比具有以下特征：

（1）脑干的灰质不像脊髓那样是一个连续的灰质柱，而是功能相同的神经元胞体聚集成团状或柱状的彼此独立的各种神经核。

（2）在延髓下部，除中央管逐渐移向背侧外，其余结构的分布与脊髓相似。但在延髓上部和脑桥，中央管向背面敞开形成菱形窝，与小脑共同围成第四脑室；原先围绕在中央管周围的灰质由后部向两侧展开，构成菱形窝表面的第四脑室底灰质，白质则移至脑干的腹外侧部。

（3）脑干灰质内的核团除含有与脑神经直接相联系的

脑神经核外，由于经过脑干的上、下行纤维束以及脑干与小脑之间联系的纤维束，有的终止于脑干，有的则在脑干内中继，所以又出现了许多与这些纤维束相联系的中继核。

（4）灰、白质之间的网状结构范围较脊髓明显扩大，结构和功能亦更为复杂，出现了许多重要的神经核团（网状核）及生命中枢，如心血管运动中枢和呼吸中枢等。

6. 脑干的功能 维持意识是脑干最具临床意义的功能。以脑干为中心的一整套核团相互联系构成调控意识水平的脑干网状结构。脑干重度损伤致使网状激活系统受损时，患者可出现昏迷。

呼吸中枢位于延髓和脑桥，参与控制呼吸节律，处理来自中枢和外周化学感受器以及肺部感受器所传递的信息。延髓局部损伤或水肿可引起呼吸骤停，足以致命。

当患者的面部与躯体出现的障碍不在同侧时（如右侧面瘫伴左侧肢体瘫痪），应高度怀疑脑干损伤。患者昏迷时，可借助神经反射来粗略评估脑干的功能。瞳孔对光反射（视神经、动眼神经）反映中脑功能。角膜反射（三叉神经、面神经）反映脑桥功能。吞咽反射（舌咽神经、迷走神经）反映延髓功能。呕吐反射通路经过延髓，是网状结构中某些神经元受刺激后，冲动下行到低位运动神经元，引起膈肌和腹肌收缩。

（四）小脑

1. 小脑的位置 小脑位于后颅窝、脑桥与延髓的背侧，被小脑幕覆盖，通过小脑角与延髓和脑桥相连。小脑幕是位于小脑上方的横向硬脑膜，将其与大脑半球的枕叶分隔开。小脑的上面平坦，下面中部凹陷，容纳延髓，小脑中间部卷曲称为小脑蚓，两侧部膨大称为小脑半球。近枕骨大孔上方，小脑蚓垂两侧的半球较膨出称为小脑扁桃体。当颅脑创伤或颅内肿瘤等导致颅内压增高时，小脑扁桃体可嵌入枕骨大孔，形成小脑扁桃体疝，压迫脊髓，导致呼吸循环功能障碍，危及生命。

2. 小脑的功能 小脑是重要的运动调节中枢，其功能主要是维持身体平衡，调节肌张力、协调随意运动和管理编程运动。这种功能也是单侧性的，但并非是交叉性支配，即右侧司理右侧，左侧司理左侧。

3. 小脑的内部结构 小脑的内部结构包括表面的皮质、深部的髓质和小脑核。小脑皮质为位于小脑表面的灰质。小脑表面有许多大致平行的浅沟，沟间稍隆起的部分称为小脑叶片，是小脑的结构单位。小脑皮质的神经元排成3层，由外向内分别是：分子层、梨状细胞层和颗粒层。小脑的传入纤维和中间神经元以梨状细胞为中心，构成了完成小脑皮质感觉运动整合功能的基本神经环路。

4. 小脑损伤与临床联系

（1）小脑损伤的典型表现：①小脑作为锥体外系的重要组成部分，其功能主要是调节肌张力、维持身体姿势和协调随意运动，而不是随意运动的发动和执行，故小脑的损伤不会引起随意运动丧失（瘫痪），更没有一般感觉障碍；②一侧小脑半球损伤时，运动障碍出现在同侧；③小脑损伤的典型体征：a. 共济失调，运动时，有控制速度、力量和距离上的障碍；b. 眼球震颤；c. 意向性震颤。

（2）原小脑综合征：典型表现为平衡失调、站立不稳、行走时两腿间距过宽、步态蹒跚，眼球震颤。

（3）新小脑综合征：患者表现有患侧肢体共济失调，指鼻试验阳性，辨距不良，不能做轮替动作；肢体运动不协调，意向性震颤；此外，患者还可表现肌张力低下和眼球震颤。

（五）脑室与脑脊液

在脑实质中有一些固有的腔隙，称为脑室，包括第四脑室、第三脑室和侧脑室（图 1-3）。

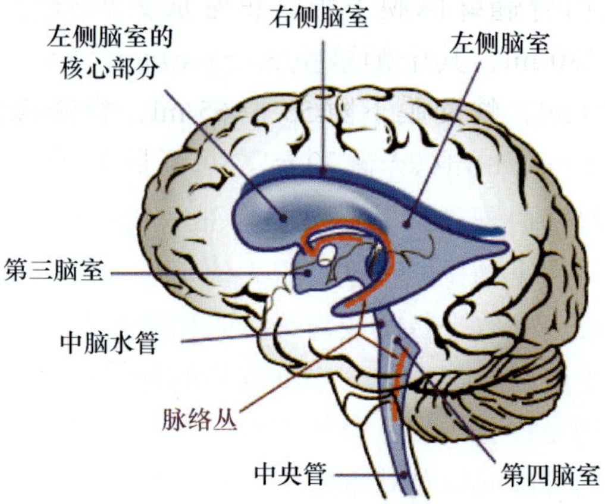

图 1-3　脑室系统

1. 第四脑室　第四脑室位于延髓、脑桥与小脑之间，上接中脑水管，下接脊髓中央管。脑室向两侧扩展为第四脑室外侧隐窝。第四脑室借其顶上的三个孔与蛛网膜下隙相交通。外侧孔系第四脑室外侧隐窝越过小脑下脚转向腹侧后的开口，中央孔系靠近菱形窝下角处的一个孔。第四脑室脉络组织为室顶的膜壁，外面覆盖着富含血管的软脑膜，血管与软脑膜突入脑室内构成第四脑室脉络丛。

2. 第三脑室　第三脑室系一垂直的狭隙，前方借左、右室间孔与侧脑室相通，后方借中脑水管连通第四脑室。在第三脑室中也形成脉络丛。

3. 侧脑室　侧脑室为大脑半球的室腔，其形状与半球形状相适应。侧脑室由中央部和由此伸出的三个角组成，中央部位于顶叶内，三个角由中央部伸入额叶、枕叶和颞叶。中央部和前角之间有室间孔通往第三脑室。

4. 脑脊液 脑脊液主要由脑室内的脉络丛分泌。脑脊液循环自侧脑室经室间孔到第三脑室，再经大脑导水管到第四脑室，经第四脑室的侧孔与正中孔到达小脑延髓池，一部分流向脊髓蛛网膜下隙。正常成人的脑脊液总量约为 140 ～ 180 ml，其中侧脑室 30 ～ 40 ml，第三和第四脑室 25 ～ 30 ml，蛛网膜下隙 55 ～ 65 ml，脊髓蛛网膜下隙约 10 ～ 15 ml，终池 20 ～ 30 ml。每天脑脊液的产生量约 500 ～ 600 ml。

（六）脑神经

共有 12 对脑神经，分别称为嗅神经（Ⅰ）、视神经（Ⅱ）、动眼神经（Ⅲ）、滑车神经（Ⅳ）、三叉神经（Ⅴ）、展神经（Ⅵ）、面神经（Ⅶ）、听神经（Ⅷ）、舌咽神经（Ⅸ）、迷走神经（Ⅹ）、副神经（Ⅺ）、舌下神经（Ⅻ）。第Ⅰ、Ⅱ、Ⅷ为感觉神经；第Ⅲ、Ⅳ、Ⅵ、Ⅺ、Ⅻ为运动神经；第Ⅴ、Ⅶ、Ⅸ、Ⅹ为混合神经，包括感觉、运动和自主神经纤维。

二、脊髓的解剖结构

（一）位置和外形

脊髓位于椎管内，上端平枕骨大孔处与延髓相连，下端在成人平第 1 腰椎体下缘（新生儿可达第 3 腰椎下缘平面），全长 42 ～ 45 cm，最宽处横径为 1 ～ 1.2 cm，重约 30 g，外包有 3 层被膜。

脊髓在外形上无明显的节段性，但每一对脊神经前、后根的根丝附着的范围即是一个脊髓节段，因为有 31 对脊神经，故脊髓也可分为 31 个节段：即 8 个颈节（C）、12 个胸节（T）、5 个腰节（L）、5 个骶节（S）和 1 个尾节（Co）。

脊髓有两个梭形的膨大，即颈膨大（C_4 ～ T_1）和腰骶膨大（L_1 ～ S_3）。这两个膨大的形成是因为内部的神经元数量相对较多，与四肢的发达有关。由于人类的上肢动作灵巧，解剖结构精细，所以支配上肢的臂丛神经就比较发达，颈膨大正相当于臂丛神经发出的节段。脊髓末端变细，称为脊髓圆锥，自此处向下延为细长的无神经组织的终丝，长约 20 cm，向上与软脊膜相连，向下在第 2 骶椎水平以下由硬脊膜包裹，止于尾骨的背面。

与脊髓相连的脊神经前、后根汇合形成脊神经，经相应的椎间孔离开椎管。由于自胚胎第 4 个月起，脊柱的生长速度比脊髓快，使脊髓的长度相对较短，脊髓节段的位置高于相应的椎骨，因此成人脊髓和脊柱的长度不等。因为脊髓比脊柱短，腰、骶、尾部的脊神经前后根要在椎管的硬膜囊下行一段距离，才能到达各自相应的椎间孔，这些在脊髓末端平面以下下行的脊神经根称为马尾。

病理情况下，脊髓下端因各种原因受制于椎管的末端不能正常上升，使其位置低于正常。它是多种先天性发育异常导致神经症状的主要病理机制之一，由此导致的一系列临床表现即称为脊髓栓系综合征。脊髓和脊柱末端的各种先天性发育异常包括如隐性脊柱裂、脊膜膨出、脊髓脊膜膨出、脊髓终丝紧张、腰骶椎管内脂肪瘤、先天性囊肿及藏毛窦等。腰骶部脊膜膨出术后粘连亦可导致脊髓再栓系发生。

脊髓外面包有三层被膜，最外为硬脊膜，中间为蛛网膜，内层紧贴脊髓表面为软脊膜。

（1）硬脊膜：位于最外层，质坚韧，上与硬脑膜相连，在枕骨大孔处与骨膜愈合；下端可达第 2 ～ 3 骶椎，在此处向下形成终丝外膜，附着尾骨的骨膜。硬脊膜与椎管骨膜间的狭窄的空隙称为硬膜外隙，腔内有疏松结缔组织和静脉丛。为硬膜外麻醉的注药处。

（2）蛛网膜：是一薄层、柔软的结缔组织，无血管，呈蛛网状，含有胶质弹力和网状纤维，其外面与硬膜间有窄隙，称为硬膜下隙，其内面与软脊膜间有宽大的间隙，称蛛网膜下隙，内容物为脑脊液。蛛网膜下隙上方与脑部蛛网膜下隙相通，下成盲端称为终池，终池内有马尾神经。蛛网膜与软膜间有许多小梁相连。

（3）软脊膜：是一层富有血管的膜，分为两层，内层紧贴脊髓表面并形成纤维隔进入脊髓，血管沿此隔进入脊髓，纤维隔还形成血管周围间隙的外壁，对胶状物质起屏障作用；外层是由胶原纤维束组成的网，与蛛网膜小梁相连。

（二）脊髓的内部结构

脊髓由灰质和白质两大部分组成。在脊髓的横切面上，可见中央有一细小的中央管，围绕中央管周围是“H”形的灰质，灰质外面是白质。在纵切面上，灰质纵贯成柱，在横切面上，这些灰质呈突起状称为角。每侧的灰质，前部扩大为前角；后部狭细为后角；在胸髓和上部腰髓（L_1 ～ L_3），前、后角之间还有向外伸出的侧角；中央管前、后的灰质分别称为灰质前连合和灰质后连合，又称中央灰质。灰质后角与感觉功能有关，如痛觉、位置觉、触觉、温度觉等。灰质前角的神经元与运动及脊髓反射有关。

白质包含有髓鞘和无髓鞘神经纤维。白质的下行运动传导通路位于脊髓的腹侧和外侧部，包括皮质脊髓束、前庭脊髓束和红核脊髓束。白质的上行感觉传导通路位于脊髓的后束，包括脊髓丘脑束和脊髓网状束。

（三）脊髓的主要功能

1. 脊髓灰质中有调控运动功能（除外面部、舌头和口腔）的神经通路，包括前角细胞核和相应的调控通路（反射弧）。

2. 脊髓接受外周神经的感觉传入信息，将其传递到上级中枢。上行传导束为脊髓后索和脊髓丘脑侧束。后索传导精细触觉、振动觉和本体感觉。脊髓丘脑侧束传导对侧痛觉和温度觉。痛觉传导纤维上行或下行 1 ～ 3 个节段后才在脊髓中更换神经元。

3. 脊髓白质中有大量下行传导束，通过直接刺激神经元或间接调节中间神经元增强或减弱信号，实现上级中枢的调控。其中最有临床意义的是来自大脑半球的皮质脊髓侧束，调节对侧的自主精细活动。

第二节　脑和脊髓的血液循环及血脑屏障

一、脑的血液循环

（一）脑的动脉

脑的血液供应很丰富，在静息状态下，仅占体重 2% 的脑，约需要全身供血量的 20%，所以脑组织对血液供应的依赖性很强，对缺氧很敏感。

脑的动脉来源于颈内动脉和椎动脉。以顶枕裂为界，大脑半球的前 2/3 和部分间脑由颈内动脉分支供应，大脑半球后 1/3 及部分间脑、脑干和小脑由椎动脉供应。故可将脑的动脉归纳为颈内动脉系和椎–基底动脉系。此两系动脉在大脑的分支可分为皮质支和中央支，前者营养大脑皮质及其深面的髓质，后者供应基底核、内囊及间脑等。

1. 颈内动脉（internal carotid artery，ICA） 在甲状软骨水平，颈总动脉分为 ICA 和颈外动脉（external carotid artery，ECA）。ICA 在颈动脉鞘内上行，起始处为梭形扩张的颈动脉窦，窦壁上有压力感受器，可感受动脉血压。颈动脉化学感受器是位于血管分支处的豌豆样结构，低氧血症和代谢性酸中毒时被激活。ICA 自颈部向上至颅底，经颞骨岩部的颈动脉管进入颅内，据其行程可分为 4 段：颈部、岩部、海绵窦部和前床突上部。其中海绵窦部和前床突上部合称虹吸部，是动脉硬化的好发部位。

ICA 供应脑部的主要分支有大脑前动脉、大脑中动脉、脉络丛前动脉和后交通动脉（图 1-4）。

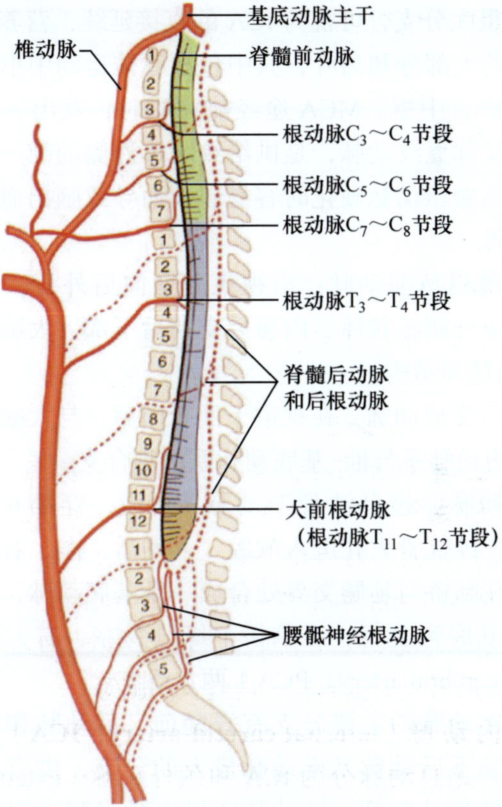

图 1-4 脊髓的血供

（1）大脑前动脉（anterior cerebral artery，ACA）：在视神经上方向前内延伸，进入大脑纵裂，与对侧的同名动脉借前交通动脉相连，然后沿胼胝体沟向后行。皮质支分布于顶枕沟以前的半球内侧面、额叶底面的一部分和额、顶两叶上外侧面的上部；中央支自大脑前动脉的近侧段发出，供应尾状核、豆状核前部和内囊前支。

（2）大脑中动脉（middle cerebral artery，MCA）：MCA 是 ICA 的最大分支，可视为 ICA 的直接延续，营养大脑半球上外侧面的大部分和岛叶，其中包括躯体运动中枢、躯体感觉中枢和语言中枢。MCA 途经前穿质时，发出一些细小的中央支，又称豆纹动脉，是供给纹状体外侧的唯一动脉。豆纹动脉在高血压动脉硬化时容易破裂而导致脑出血，出现严重功能障碍。

（3）脉络丛前动脉：沿视束下面向后外行，终止于脉络丛。供应外侧膝状体、内囊后支的后下部、大脑脚底的中 1/3 及苍白球等结构。

（4）后交通动脉：在视束下面行向后，与大脑后动脉吻合，是颈内动脉系与椎–基底动脉系的吻合支。

2. 椎动脉　起自锁骨下动脉第 1 段，穿第 6 至第 1 颈椎横突孔，经枕骨大孔进入颅腔，入颅后，左、右椎动脉逐渐靠拢，在脑桥与延髓交界处合成一条基底动脉，后者沿脑桥腹侧的基底沟上行，至脑桥上缘分为左、右大脑后动脉（posterior cerebral artery，PCA）两大终支。

（1）椎动脉的主要分支有脊髓前、后动脉和小脑下后动脉。小脑下后动脉是椎动脉最大的分支，供应小脑下面后部和延髓后外侧部。该动脉还发出脉络膜支组成第四脑室脉络丛。

（2）基底动脉的主要分支有小脑下前动脉、迷路动脉、脑桥动脉、小脑上动脉和 PCA。PCA 是基底动脉的终末支。

皮质支分布于颞叶的内侧面和底面及枕叶，中央支供应背侧丘脑、内外侧膝状体、下丘脑和底丘脑等。PCA 起始部与小脑上动脉根部之间夹有动眼神经，当颅内压高时，海马旁回钩移至小脑幕切迹下方，使 PCA 向下移位，压迫并牵拉动眼神经，可导致动眼神经麻痹。

3. 大脑动脉环（Willis 环） 由两侧 ACA 起始段、两侧 ICA 末端、两侧 PCA 借前、后交通动脉连通而共同组成。位于脑底下方，蝶鞍上方，环绕视交叉、灰结节及乳头体周围。此环使两侧颈内动脉系与椎–基底动脉系相交通，在正常情况下大脑动脉环两侧的血液不相混合，而是作为一种代偿的潜在装置。当此环的某一处发育不良或被阻断时，可在一定程度上通过大脑动脉环使血液重新分配和代偿，以维持脑的血液供应。据统计，国人约有 48% 的大脑动脉环发育不全或异常，不正常的动脉环易出现动脉瘤，前交通动脉和 ACA 的连接处是动脉瘤的好发部位。

（二）脑的静脉

脑的静脉壁薄而无瓣膜，不与动脉伴行，可分为两类，一是收集大脑血液的静脉，二是收集脑干和小脑血液的静脉。脑的静脉分为深（内）、浅（外）两组，两组之间相互吻合，最后汇入脑静脉窦，经颈内静脉（internal jugular vein，IJV）回流入心脏。胸膜腔内压升高可阻碍 IJV 的回流，使颅内压升高。

静脉引流是指将内外静脉引流入静脉窦。静脉窦是位于硬膜皱褶内的内皮化通路，与静脉内皮表面相延续。静脉窦内无瓣膜，壁上也无肌肉组织。静脉窦引流入 IJV，后者在颈静脉裂孔处与乙状窦连接。IJV 顶端有一膨大，即颈静脉球。在此水平回流入 IJV 的颅外组织静脉血量极少。测定颈内静脉球氧饱和度（oxygen saturation of internal jugular vein，$SjvO_2$）

有助于评价脑的氧饱和度。当前的证据提示，IJV 引流液中 70% 来自特定组织，3% 来自颅外组织，其余来自对侧半球。

（三）微循环

脑的微血管系统相当发达。脑组织表面的软膜血管发出小动脉，以适宜的角度穿插入脑组织。这些小动脉在各个层面发出毛细血管，交界区相互叠加构成局部柱状血流。这与神经元组织的柱状结构以及生理功能单位是一致的。成人毛细血管的密度与突触的数量相关，与局部的氧代谢水平也有密切关系。

二、脊髓的血液循环

（一）脊髓的动脉

供应脊髓的动脉包括脊髓前动脉、脊髓后动脉及根动脉（图 1-5）。

1. 脊髓前动脉 起源于双侧椎动脉颅内部分，在延髓腹侧合并为一支，沿脊髓前正中裂下行，供应脊髓全长前 2/3 的灌注，沿脊髓表面下行至终末段，沿途接受来自肋间动脉分出的根动脉的血液。脊髓前动脉吻合支少而供应脊髓面积相对较大，故脊髓血流障碍最易影响脊髓前动脉供应的区域，临床表现为运动功能损害。

2. 脊髓后动脉 左右各一条，起源于同侧椎动脉的颅内部分，在脊髓后外侧沟，供应脊髓的后 1/3，沿途同样接受根动脉的血液补充，不易发生缺血损害，一旦发生损害，在被损害的脊髓白质平面以下深部感觉丧失，在被损害后脊髓灰质平面以下皮肤感觉丧失，腱反射消失。

3. 根动脉 颈段来自颈部椎动脉的分支及锁骨下动脉的分支；躯干段来自主动脉及其分支肋间动脉和腰动脉。每个根动脉分成前根动脉与后根动脉，与脊髓前、后动脉构成脊

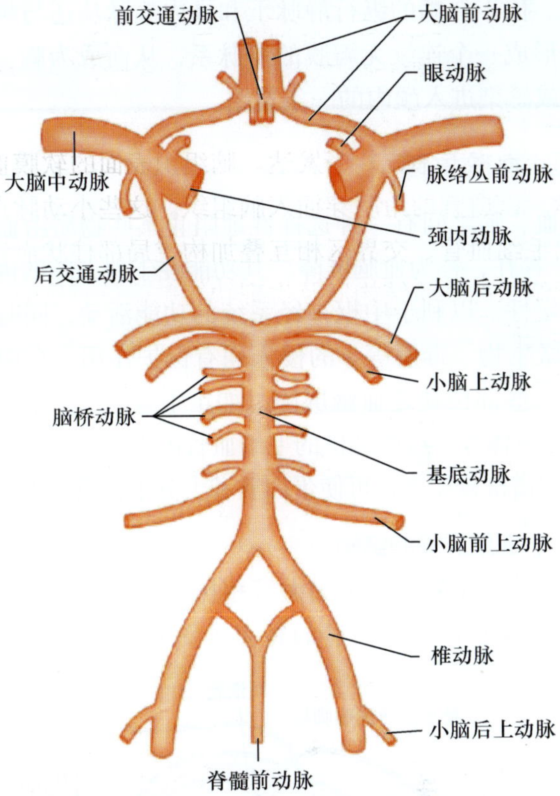

图 1-5　**Willis 环以及脑和脊髓的其他血供来源**

髓的冠状动脉环。根动脉供应 1/4 的脊髓，颈根动脉降支与胸根动脉升支在胸 4 脊髓节相交接，而胸根动脉降支与腰根动脉的升支在腰 1 脊髓节相交接。交接处的脊髓节段，血流供应最差，根动脉血流障碍，可导致胸 4 或腰 1 脊髓节段的缺血坏死而发生截瘫。

（二）脊髓的静脉

与相应节段的动脉伴行，然后注入硬膜外隙的椎内静脉丛，再经椎外静脉丛与节段性静脉和胸、腹、盆及其他静脉相交通。位于脊髓的纵行静脉干和椎内静脉丛还与颅内静脉相通，形成一个连续无瓣膜的静脉系，从而成为胸、腹、盆的肿瘤或感染进入颅内的一条通路。

三、血脑屏障

在血、脑之间有一种选择性地阻止某些物质由血入脑的“屏障”存在，称为血脑屏障，其功能在于保证脑的内环境的高度稳定性，以利于中枢神经系统的功能活动，同时能阻止异物（微生物、毒素等）的侵入而有保护作用。在中枢神经系统的某些部位缺乏血脑屏障，如正中隆起、脉络丛、松果体、神经垂体等。这些部位的毛细血管内皮细胞有窗孔，内皮细胞之间借桥粒相连，可使蛋白质和大分子物质自由通过。

（一）血脑屏障的结构

与其他组织器官的毛细血管相比，脑毛细血管及其邻近区域在结构上有一些明显的特点（图 1-6）：①脑毛细血管

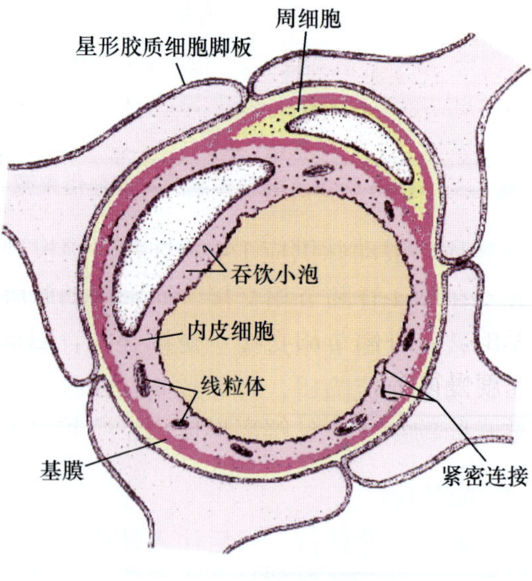

图 1-6　血脑屏障的结构

缺少一般毛细血管所具有的孔，或者这些孔既少且小；内皮细胞彼此重叠覆盖，而且连接紧密，能有效地阻止大分子物质从内皮细胞连接处通过。②内皮细胞被一层连续不断的基底膜包围着。③基底膜之外有星形胶质细胞的血管周足（终足）把脑毛细血管约 85% 的表面包围起来。

由此可见，物质由血液进入脑组织间液要穿越较多的层次，包括脂性的（质膜）和非脂性的（基底膜）膜的结构。其中，穿越毛细血管内皮细胞是关键性的步骤。

（二）物质通过血脑屏障的方式

物质可以通过扩散或载体转运的方式由血液进入脑组织，或从脑组织进入血液。

以扩散方式通过血脑屏障的物质最主要的是水和气体。水可以根据血浆渗透压的改变而自由进出脑组织。临床上采用静脉注入甘露醇一类的物质，提高血浆渗透压，可使脑组织脱水以降低颅内压，O_2、CO_2、N_2O 等气体以及挥发性麻醉剂亦可迅速扩散进入脑组织。脂溶性物质及脂溶剂容易透过亲脂性的质膜，因而也能迅速扩散入脑。

葡萄糖、氨基酸和各种离子是靠载体转运的。由于葡萄糖载体转运系统的立体特异性，只有 D- 葡萄糖才能进入脑，而 L- 葡萄糖则不能。各种氨基酸进入脑组织的快慢不同，这与有无相应的氨基酸载体以及载体的量与质（特异性）有关。必需氨基酸大都转运迅速，而难以越过血脑屏障的都是非必需氨基酸。各种离子的转运快慢也不同，但都比进出其他组织的速度慢得多。

可扩散入脑的物质一旦解离形成离子则越过血脑屏障的速度减慢。H^+ 的转运也很慢，与 CO_2 的迅速扩散呈鲜明对比。这对理解血液 pH 与脑组织 pH 的不一致很重要，即血液的二氧化碳分压（PCO_2）比血液 pH 更能反映脑组织的酸碱度。当用碱性药物（$NaHCO_3$）纠正酸中毒时要谨慎，因为 CO_2 的扩散比 HCO_3^- 的转运进入脑组织要快，这就有可能使脑组织的 pH 进一步下降。

（三）决定血脑屏障通透性的因素

1. 物质的脂溶性 血中溶质必须通过脑毛细血管的内皮细胞才能到脑组织，而内皮细胞膜是以类脂为基架的双分子层的膜结构，具有亲脂性，脂溶性物质容易通过。因此血中溶质的脂溶性越高通过屏障的速度越快。根据这一规律可将某些中枢神经系统药物加以改造，使之更容易进入脑组织以便更快发挥药效。例如，巴比妥是一种中枢麻醉药但其亲脂性弱，如改造成苯巴比妥，由于具有较强的亲脂性，能更容易通过血脑屏障进入脑组织，很快发挥其催眠麻醉效应。

2. 物质的亲水性 不论带正电荷还是负电荷的溶质，溶于水时即与水分子的氧原子形成氢键，溶质所带电荷越多形成氢键的能力越强，水溶性也越强，通过血脑屏障的能力也越差。

3. 与血浆蛋白质的结合程度 血浆中许多化合物是与血浆蛋白质结合的。小分子化合物（如激素）与血浆蛋白质结合后不容易透过血脑屏障，因此就无从发挥其生理效应；必须待其游离以后才能通过屏障发挥其效应。例如甲状腺素，在血浆中有 99% 以上与血浆蛋白质结合，游离的不到 1%；脑脊液中甲状腺素含量较低，但与血浆中游离的甲状腺素含量相近，故仍能满足生理的需要。

4. 载体运转系统 脑毛细血管内皮细胞有多种载体蛋白，能将血中物质运出内皮细胞。载体蛋白有较高选择性，一种载体蛋白常只能转运一种物质，脑血管内皮细胞特异性载体蛋白，可使一些难于通过血脑屏障的物质顺利转运迅速入脑，例如葡萄糖是脑组织代谢的主要能源，本来通过血脑屏障较慢，但借葡萄糖载体可以很快通过血脑屏障并及时满足脑代谢需要。

5. 生物转化作用 正常情况下中枢递质几乎都不能通过血脑屏障，这有利于维持脑内中枢递质水平的稳定，排除脑外刺激因素的干扰。这可能与脑毛细血管内皮细胞中的酶系统有关，已经发现其中含有单胺氧化酶，而多种中枢递质是单胺类化合物，如儿茶酚胺、5- 羟色胺、组胺等，都可被单胺氧化酶灭活，这种内皮细胞胞质内的生物化学转化作用加强了血脑屏障的功能，从而使脑组织内环境保持稳定，避免血液中有强烈生理作用的物质含量剧烈变动的干扰。

（四）病理情况下血脑屏障的变化

中枢神经系统疾病常引起血脑屏障结构和功能的剧烈变化。如新生儿核黄疸和血管性脑水肿，使脑毛细血管内皮细胞间紧密连接开放，屏障的通透性显著提高以致血浆白蛋白等大分子物质都可通过屏障。严重脑损伤导致血脑屏障的严重破坏，使血清蛋白也可通过屏障进入脑组织。随着损伤的修复，大分子物质入脑首先停止。完全恢复后小分子物质交换加快现象也会消失，此时血脑屏障功能已经正常。电离辐射、激光和超声波都可使血脑屏障的通透性增加。

推荐阅读

1. 朱长庚 . 神经解剖学 .2 版 . 北京：人民卫生出版社，2009.
2. 柏树令，应大君 . 系统解剖学 .8 版 . 北京：人民卫生出版社，2013.

2 神经生理学基础

李 锦

第一节 脑血流

一、脑血流及其测定

脑是人体内新陈代谢最旺盛的器官，氧需求量最大，成人脑重量约 1350 g，只占体重的 2%，但脑血流（cerebral blood flow，CBF）却非常丰富，占心排血量的 12% ～ 15%（750 ～ 800 ml/min）。脑局部的血流量差异很大（表 2-1）。

脑血流的测定有很多方法。N_2O 吸入法定量测定 CBF，为脑代谢和脑功能的研究奠定了基础；放射性同位素 ^{133}Xe 法可引起 ^{133}Xe 的污染和再循环，测得值大于实际 CBF；经颅多普勒超声技术使用方便，不需造影剂，无辐射，无不良反应，已在临床和科研中广泛应用；其他还有正电子发射断层显像（PET）、单光子发射计算机断层扫描术（CT）、氙增强 CT、动态 PET 和动态磁敏感对比磁共振成像（MRI）等方法。

二、脑血流的自动调节

脑血流的自动调节是指脑循环调整血管阻抗的能力，通过脑血管阻力变化来维持稳定的 CBF。正常情况下，大脑具有完善的维持脑血流稳定的机制，平均动脉压（MAP）在较大的范围内波动，但脑血流相对稳定。健康人群 MAP 自主调节能力的范围为 70 ～ 150 mmHg。当平均动脉压降低到 90 mmHg 以下时，开始是大血管，随后是小血管出现扩张以维持脑血流。自主调节的下限值广泛认定为 50 mmHg，人类不应小于 70 mmHg（考虑到个体差异）。超过自动调节的上限，可引起脑水肿和颅内压增高等症状；超过自动调节的下限，脑血流线性减少，出现脑缺血的症状。

影响脑血流自主调节的主要因素是体循环动脉压和脑血管阻力。正常人 MAP 在自动调节范围内波动时，机体可通过快速地调节颅内小血管内径，改变血管阻力，使脑血流保持稳定。高血压患者也存在脑血流的自动调节，但其自动调节的上限和下限相应升高。某些病理情况下如脑动脉硬化、高血凝状态、静脉回流受阻等情况下，脑血管壁摩擦力、血液黏滞性、静脉回流等因素就在脑血流的调节中起重要作用。颅内压波动超过一定范围时，也可使脑血流自动调节失灵。正常成人大脑生理学参数见表 2-1。

表 2-1　正常成人大脑生理学参数

CBF［ml/（100 g · min）］	50
灰质	60 ～ 100
白质	10
$CMRO_2$［ml/（100 g · min）］	3.5
CBF/CMR	15
ICP（mmHg）	5 ～ 12
PvO_2（mmHg）	＞ 35
能量消耗	
电活动	60%
基础代谢	40%

CBF，脑血流；$CMRO_2$，脑氧代谢率；CMR，脑代谢率；ICP，颅内压，PvO_2 静脉血氧分压

三、影响脑血流的因素

（一）动脉血氧对脑血流的调节

正常情况下，PaO_2 在 60 ～ 300 mmHg 范围内的改变对 CBF 几乎没有影响。低于 60 mmHg，CBF 迅速升高，在中度低氧下，自动调节对脑血流仍具有一定的调节作用。PaO_2 低至 25 mmHg 4 ～ 6 min 后，自动调节完全丧失。慢性低氧时，脑血管对低氧反应消失，脑血流不再增加。高压氧可使脑血管收缩，脑血流减少。

（二）二氧化碳分压对脑血流的调节

CO_2 是调节脑血流的最重要因素。压力正常时，$PaCO_2$ 在 20 ～ 80 mmHg 之间时，CBF 与 $PaCO_2$ 几乎呈线性反应（图 2-1）。$PaCO_2$ 每变化 1 mmHg，CBF 改变 2% ～ 4%。CBF 对 $PaCO_2$ 的变化十分敏感，当 $PaCO_2$ 接近极限，即 $PaCO_2$ 低于 25 mmHg 或高于 100 mmHg 该反应减弱，线性反应终止。因此，通过过度换气减少脑血流和脑容量来降低颅内压的作用，随着时间延续效果会降低，而且会造成脑缺血风险。临床上应避免过度换气将 $PaCO_2$ 降到 25 mmHg 以下，尤其是伴有阻塞性脑血管疾病和脑血管痉挛的患者。

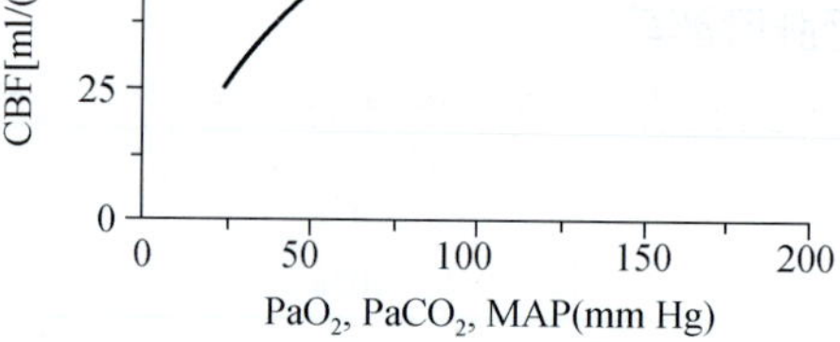

图 2-1　$PaCO_2$、PaO_2 和 MAP 分别引起的 CBF 变化（引自《米勒麻醉学》第七版 13 章）

（三）脑血流的神经调节

脑实质外血管受交感神经肾上腺素能神经支配，脑实质血管上的神经支配较少，交感神经兴奋使脑血管收缩；副交感神经兴奋时释放胆碱能神经递质扩张血管，也可通过抑制交感神经的缩血管作用达到扩血管作用；中枢神经系统如脑干和丘脑的一部分也参与了脑血流的反射性调节。另外还有一些受体如多巴胺受体、5-羟色胺受体、组胺受体、肽能受体等参与了血管的扩张和收缩，起到调节脑血流的作用。

四、麻醉药物对脑血流的影响

大多数麻醉药物可以剂量相关性改变血管反应性，见表2-2。

（一）吸入麻醉药

挥发性麻醉药浓度小于1.5 MAC时有明显的血管舒张作用，使脑血流增加，脑氧代谢率下降。在一定范围内，脑血流与吸入麻醉药浓度大致呈直线相关。麻醉浓度大于1.5 MAC时，挥发性麻醉药可以抑制CO_2反应性，或使脑血流-压力调节作用减弱。在五种吸入麻醉药中，氟烷的脑血管扩张效应最强，恩氟烷次之，氧化亚氮、七氟烷和异氟烷作用最弱。在1.5 MAC浓度下，氟烷和恩氟烷使脑血流增加，对脑血流的自动调节机制有损害，而异氟烷和七氟烷对脑血流几乎无影响，对自动调节机制影响甚微。

（二）静脉麻醉药

巴比妥类药物在$PaCO_2$正常时，剂量相关性抑制脑氧代谢率，降低脑血流，该抑制作用具有耐受性。严重低血压和（或）低氧血症时，巴比妥类药物对缺血或缺氧组织有保护作用，能减轻神经后遗症或延长存活时间，但严重缺血已造成脑功能活动消失时无脑保护作用。依托咪酯能够明显收缩

表 2-2　麻醉药对脑生理学的影响

	EEG	CMR	$CBF/CMRO_2$	CBF	CBV	ICP	CO_2 反应性	SEP	MEP
异氟烷	↓↓↓ 爆发抑制	↓↓↓	↑	0～↑	0～↑	0～↑	0～↑	↓	↓↓↓
地氟烷	↓↓↓ 爆发抑制	↓↓↓	↑	0～↑↑	0～↑↑	0～↑↑	0～↑	↓	↓↓↓
七氟烷	↓↓↓ 爆发抑制	↓↓↓	↑	0～↑	0～↑	0～↑	0～↑	↓	↓↓↓
巴比妥类药	↓↓↓ 爆发抑制	↓↓↓	0	↓↓↓	↓↓↓	↓↓	0	0	↓↓
丙泊酚	↓↓↓ 爆发抑制	↓↓↓	0	↓↓↓	↓↓↓	↓↓	0	0	↓↓
依托咪酯	↓↓↓ 爆发抑制	↓↓↓	0	↓↓↓	↓↓↓	↓↓	0	0	0～↓
阿片镇痛药	↓	0～↓	0	0	0	0	0	0	0～↓
苯二氮䓬类药物	↓	0～↓	0	0～↓	0～↓	0～↓	0	0	↓↓
阿曲库铵	0	0	0	↑	↑	↑	0	0	0
维库溴铵	0	0	0	↑	↑	0～↑	0	0	0
罗库溴铵	0	0	0	0	0	0	0	0	0

EEG，脑电图；CMR，脑代谢率；CBF，脑血流；$CMRO_2$，脑氧代谢率；CBV，脑血容量；ICP，颅内压；SEP，体感诱发电位；MEP，运动诱发电位

脑血管，剂量相关性降低脑血流、脑代谢和颅内压，使脑血流对 $PaCO_2$ 变化的反应性良好，对脑缺血具保护作用，是实施神经外科手术患者较好的全麻诱导药。苯二氮䓬类药物能降低人和动物的脑血流和脑代谢，其特异性拮抗剂氟马西尼能完全阻断咪达唑仑对脑血流的影响。氟哌利多对脑血流几乎无影响。氯胺酮是目前认为唯一的具有独特脑功能保护作用的静脉麻醉药，对脑血管具有直接扩张作用，迅速升高脑血流，但使用氯胺酮的麻醉机体仍能保持脑血流的自身调节机制的完整。

（三）麻醉镇痛药

麻醉镇痛药对脑血流和脑代谢的影响明显受联合用药的影响，脑血流轻度降低，脑氧代谢轻中度降低，但脑血流的自动调节机制完整。

五、血管活性药对脑血流的影响

麻醉实施过程中，要使用很多血管活性药物维持血流动力学稳定，血管活性药物本身影响脑血流，见表 2-3。

表 2-3　常用血管活性药对脑血流的影响

药物	脑灌注压	脑代谢率	脑血流
α_1 激动剂	↑↑↑	0	0
α_2 激动剂	↑↑↑	↓	↓↓
β_1 激动剂	↑或不变	0	↑或不变
β_2 激动剂	↑或不变	0	↑或不变
多巴胺	↑↑	0	↑或不变
硝酸盐	↓↓↓	0	↑↑～↓↓
硝酸甘油	↓↓↓	0	↑↑～↓↓

（一）全身性血管扩张药

大多数引起低血压的药物（包括硝普钠、硝酸甘油、肼屈嗪、腺苷和钙通道阻滞剂）都使脑血管扩张，CBF 升高或维持在低血压前期水平。与直接扩张血管相比，血管紧张素转化酶抑制剂依那普利对 CBF 的影响不明显。扩张脑血管的麻醉药物同样使 CBF 升高，同时使颅内压（intracranial pressure，ICP）增加。当低血压进展缓慢时麻醉药对 ICP 的影响很小。

（二）儿茶酚胺激动剂 / 拮抗剂

临床常用多种儿茶酚胺受体（α_1、β_2、β 和多巴胺）激动剂和拮抗剂。

1. α_1 受体激动剂 通常的观点认为麻醉管理中使用 α_1 激动剂（去氧肾上腺素、去甲肾上腺素）CBF 无显著变化。应用去甲肾上腺素在自主调节受损、超过自主调节的限值或血脑屏障（blood-brain barrier，BBB）异常时 CBF 升高。β 受体激动剂（去甲肾上腺素有 β_1 活性）引起脑代谢和 CBF 升高，当 BBB 破坏时一些药物可以大量进入脑实质，此种影响将更大。总之，只有当 BBB 遭破坏时去甲肾上腺素可引起脑血管扩张，人体循环中的 α_1 激动剂对 CBF 几乎没有直接影响。

2. β 受体激动剂 β 受体激动剂低剂量时对脑血管几乎没有影响。大剂量、生理性应激时可使脑代谢率（cerebral metabolic rate，CMR）和 CBF 升高。BBB 损伤等可增强 β 激动剂的效能，在这些情况下应用 β 激动剂才能使 CBF 和 CMR 升高。

3. β 受体阻滞剂 有研究报道 β 阻滞剂可引起 CBF 和 CMR 下降或不产生影响。普萘洛尔 5 mg、拉贝洛尔 0.75 mg/kg 分别静脉给药对 CBF 和脑血流速（cerebral blood flow velocity，

CBFV）没有影响。颅内肿瘤切除患者麻醉中出现紧急高血压时使用拉贝洛尔后 CBF 中度降低。很多证据都说明 β 阻滞剂对患者的颅内病理生理除了灌注压所致的改变外，不可能产生不良影响。

4. 多巴胺 多巴胺被广泛用于治疗血流动力学异常的情况，多巴胺对 CBF 和 CMR 的影响还未取得肯定的结论。现有的资料证实多巴胺在低剂量时有轻度血管舒张作用，对 CMR 影响轻微。当多巴胺用量达到 100 μg/（kg · min）时也未观察到脑循环的缩血管反应。非诺多巴是 DA_1 受体和 α_2 受体活性的多巴胺激动剂，可引起系统性血管扩张和血压下降，CBF 降低可能与非诺多巴的 α_2 活性有关。

5. α_2 受体激动剂 α_2 激动剂因其麻醉和镇静效应引起了很大重视，包括右美托咪定和可乐定。右美托咪定可使健康志愿者 CBF 下降，剂量依赖性地降低大脑中动脉血流速度，认为 CBF 的影响主要是由于 CMR 受抑制所致。可乐定只有很小的 α_2 激动剂效应。

第二节 脑代谢

脑代谢包括能量的产生和利用。脑组织中没有氧储存，氧化代谢底物完全来自脑血流，需要持续地从血中获取氧和葡萄糖，以维持正常神经功能。脑循环将血液精确地分布到局部脑组织，以适应神经元的代谢需要。局部脑代谢增加，相应的局部脑血流也增加，这种脑血流与脑代谢的关系称为血流–代谢偶联。中枢神经系统中所有的解剖和功能性亚单位都存在这种偶联关系，血流–代谢偶联的紊乱可以发生在整个大脑或局部脑组织。正常情况下，CBF 与实际的 CMR 需求密切相关。

一、脑代谢

在脑代谢中，约 60% 的能量用来维持神经生理功能，40% 用来维持中枢神经系统的结构完整性。其他的分解代谢过程包括结构蛋白、酶蛋白、脂质及碳水化合物降解。

1. 脑氧代谢和糖代谢 脑组织中没有氧储存，氧代谢完全来自脑血流，脑组织需要持续地从血中获得氧和葡萄糖。能量的产生主要来源于分解代谢过程，产生能量的主要物质是葡萄糖。葡萄糖主要来自肝糖原的降解，部分来自肌肉的肌糖原，一部分来自其他器官。当葡萄糖和氧充足的情况下，葡萄糖经过糖酵解途径和线粒体的有氧代谢，每个葡萄糖分子产生 30 ～ 35 个腺苷三磷酸（adenosine triphosphate，ATP）。正常的血糖水平对于维持大脑的正常活动很关键。

在无氧情况下，糖酵解过程通过无氧糖酵解途径完成，产生乳酸，细胞内 pH 下降，加重神经元损伤，每个葡萄糖只会产生 2 个 ATP，因此，缺血可导致葡萄糖供应中断。在胰岛素休克或者导致血糖下降的其他情况下，由于脑内葡萄糖水平下降，引起能量供应不足，最终导致意识丧失。

2. 脑中氨基酸和蛋白质代谢 脑中氨基酸含量较少，主要是非必需氨基酸，大部分是通过载体系统进入脑细胞，小部分是由脑中葡萄糖转化而来。脑内氨基酸是脑内氮的主要来源，是维持脑的功能和结构完整的基础，在特殊情况下也可提供能量。血中的氨基酸能迅速和脑中的氨基酸进行交换，它们存在自身调节机制。

蛋白质的合成主要在细胞体进行，轴突中也有少量合成。机体合成的氨甲基磷酸盐和谷氨酸盐，是非常重要的氮源，可为许多生物合成提供原料，并且在形成尿素、嘌呤、嘧啶等许多信息和功能产物其重要作用。

3. 脑中脂代谢 脂质是人脑的重要组成部分，参与人脑内重要结构的形成，是人脑正常功能活动不可缺少的物质。脑中脂质主要包括胆固醇、脑苷脂、磷脂酰乙醇胺和神经磷脂。胆固醇是人脑中含量最多的脂质，在中枢神经系统作用广泛，是类固醇激素和髓磷脂合成的前体，同时具有形成脂质膜功能区域的潜能。多不饱和脂肪酸是脑组织的重要组成部分，具多种生理功能，可调节信号传导、维持细胞生存、参与炎症反应。

4. 脑中核苷酸代谢 脑能储存核酸和传递遗传信息，并将这些信息翻译成蛋白质。核苷酸对维持脑组织正常生理功能起重要作用。细胞外核苷酸参与神经递质的一般调节和特殊调节。

二、影响脑代谢的因素

神经外科手术期间脑代谢受多种因素影响，包括神经系统功能状态、CO_2、低氧血症、麻醉药物和温度等。

1. 神经系统功能状态 睡眠时脑代谢降低，而感受应激、脑力工作或在某些原因的激惹状态时脑代谢提高。癫痫发作时脑代谢会极度增高，而颅脑创伤和全脑昏迷后局部脑代谢会降低。

2. 温度 温度每降低 1 ℃，脑代谢降低 6% ～ 7%。与麻醉药物相同，低温可使 EEG 完全受抑（约 18 ～ 20 ℃）。不同的是，温度下降引起的 EEG 抑制会进一步使脑代谢严重下降，主要原因是麻醉药物只引起与神经功能相关的脑代谢改变，而低温降低了电生理功能和维持基本结构完整两方面的能量代谢速率，并且这些降低都是成倍的。高温对脑生理有相反作用，37 ～ 40 ℃时脑血流和脑代谢增高，但高于 42 ℃脑氧耗会急剧下降，可引起蛋白（酶）变性。

3. 年龄、性别等 少年到成年后的成长过程是脑血流和脑氧代谢率渐进性减退的过程，可以反映出随着年龄的增长神经元渐进性地减少。

4. 麻醉药物对脑代谢的影响 参见麻醉药物对脑血流的影响，见表2-2。

第三节 颅内压

一、颅内压

颅内结构包括无伸缩性的脑组织、血流和脑脊液三种内容物。颅内压指颅腔内容物对颅腔壁产生的压力，以大气压为参照，正常值小于15 mmHg，但并不恒定，常有个体差异，并且随体位、牵拉和咳嗽等变化发生生理波动。当脑组织肿胀、颅内占位性病变或脑脊液分泌过多、吸收障碍、循环受阻或脑血流灌注过多导致颅内压持续保持在15 mmHg以上时称颅内高压（intracranial hypertension，ICH）。

二、颅内压的影响因素及生理调节

（一）脑脊液的调节

脑脊液循环：侧脑室脉络丛产生的脑脊液经室间孔流至第三脑室，与第三脑室脉络丛产生的脑脊液一起，经中脑水管流入第四脑室，再汇合第四脑室脉络丛产生的脑脊液一起经第四脑室正中孔和两个外侧孔流入蛛网膜下隙，然后脑脊液再沿此隙流向大脑背面的蛛网膜下隙，经蛛网膜粒渗透到硬脑膜窦（主要是上矢状窦）内，回流入血液中。促使脑脊液进入血管系统的动力是脑脊液压与静脉窦血压之差，蛛网膜绒毛对脑脊液流出阻力也可影响脑脊液进入血管。正常情况下脑脊液吸收速度与其产生速度相适应，颅内压维持于稳态。

脑脊液的产生与颅内压有关，仅受颅内压升高的轻微影响，但脑灌注压的变化可明显影响脑脊液的回流。脑脊液产生与脉络丛血流量和脑灌注压呈正相关，与脉络丛血管的静水压和阻力增加呈负相关。脑室内压力长期增高可限制脑脊液分泌。颅内压降低，脑灌注压和脉络丛血流量增加，脑脊液产生可增多。

（二）脑血流量和血容量的调节

脑血流量和血容量是影响颅内压的重要因素。在自动调节的范围内，血压升高，脑动脉血管收缩，脑血容量减少，脑血流不变；相反，血压降低，脑血管扩张，脑血容量增加，脑血流不变。在脑血管自动调节范围之外，两者变化一致。在颅内容积不能及时代偿时，脑血容量增加，颅内压升高，脑血容量减少，颅内压降低。而颅内压升高时，脑灌注压降低，脑血流减少，加之静脉血液被挤出颅腔，脑血容量也减少；颅内压降低时，脑灌注压升高，脑血流和血容量增加。

（三）脑组织体积的变化

正常情况下，脑组织体积几乎不变化。在病理状态下，如脑水肿或颅内占位时脑组织体积增加，可导致颅内压升高。急性颅内压增加，脑组织可出现移位与脑疝。慢性颅内压增加，脑组织可发生萎缩和水分减少。

三、麻醉对颅内压的影响

全身麻醉对颅内压的影响源于血容量的变化。通常全身麻醉药（全麻药）扩张脑血管，脑血流增多，血容量增加，颅内压升高。全麻药也能改变脑脊液的产生和吸收，从而影响颅内压。麻醉诱导后喉镜暴露和气管插管、上头架或切皮刺激、拔出气管导管等手术麻醉操作均可使患者的颅内压升高。因此，麻醉医师必须密切关注麻醉用药和相关操作对颅内压和颅内顺应性的影响，利于患者恢复。

四、颅内高压及其治疗

（一）形成颅内高压的原因

脑水肿：颅脑创伤、颅内血肿、颅脑手术后和脑膜血管意外等血管源性脑水肿引起的脑体积增加；脑缺血、缺氧，毒血症等细胞中毒性脑水肿；混合性脑水肿。

颅内血容量增加：二氧化碳蓄积，丘脑下部或脑干部位手术刺激血管运动中枢。

脑脊液量增加：脑脊液吸收障碍和（或）脑脊液分泌过多。

颅内占位性病变：颅内肿瘤、脓肿等，病变本身占有一定体积，同时病变周围脑水肿或阻塞脑脊液循环通路，可致梗阻性脑积水。

（二）临床表现

头痛，呕吐，视力障碍，意识障碍如烦躁、淡漠、迟钝、嗜睡，甚至昏迷。部分有癫痫或肢体强直性发作。出现血压升高，脉搏慢而洪大，呼吸慢而深三大主征变化。颅内压升高到一定程度，出现脑疝。常见脑疝有小脑幕切迹疝（颞叶沟回疝）和枕骨大孔疝（小脑扁桃体疝）两种，危及生命。

（三）辅助检查及确诊

腰穿测压，颅内压监测。脑血管造影、CT 和磁共振成像等可间接诊断颅内高压。

（四）治疗

颅内高压的治疗取决于病因、颅内高压的程度和持续时间。颅内高压的程度与颅内病变的部位和范围密切相关。因此，应尽快明确病因，从根本上解决颅内高压问题。

第四节 脑缺血

脑缺血系指释放到脑组织的氧缺乏，病因包括氧供异常，脑代谢需求增加，以及脑组织的摄取异常。脑血流、血红蛋白浓度和动脉血氧饱和度明显降低也可导致脑缺血。神经系统疾病、创伤性的脑损伤是脑缺血的重要原因。

正常情况下，脑血流维持于 50 ml/（100 g · min），降至大约 20 ml/（100 g · min）时表现出缺血的脑电图（EEG）特征，CBF 低于 15 ml/（100 g · min）的 CBF 是导致“脑电活动衰竭”的阈值，而低于 6 ml/（100 g · min）则是细胞膜衰竭的阈值，6 ～ 15 ml/（100 g · min）称为脑缺血阈值，持续达数小时可引发细胞膜不可逆损伤导致神经元死亡。临床上脑梗死患者的症状多突然发生，然而脑血管阻塞和 CBF 减少却是逐渐形成的，即脑血流减少和脑缺氧引发脑梗死有一定的阈值。当脑血流处于此两个阈值之间时，大脑表现为功能性的静息，而结构尚完整，这正是临床上脑梗死边缘区现象。临床上此现象为增加脑血流或采取其他措施以减缓这些部位的脑细胞的死亡并恢复其功能提供了依据。

一般来说，脑血流减少 40% ～ 50%，引发脑电图改变和脑组织酸中毒；脑血流减少 60% 导致脑电图的等电位；减少到 70% ～ 75%，诱发电位消失；脑血流减少到 80%，细胞的离子内环境衰竭，钾离子被挤出细胞，而钠、氯和钙离子则进入细胞内，引起渗透性水肿。

一、脑缺血分类

脑缺血可以分为全脑缺血和局部缺血，如心搏骤停引起全脑缺血，而局灶性脑卒中属于局部脑缺血。尽管两种缺血导致神经元损伤的机制可能相似，但它们之间也有明显不同。局部脑缺血有 3 个区域。第一个区域没有血流供应，这跟全脑缺血反应是一样的；第二个区域称为缺血半影区，这个区域接受侧支循环供血，属于部分脑缺血；第三个区域为正常灌注区。如果损伤持续时间较长，半影区神经元就会死亡。而当侧支循环增加，或者阻断的血管重新开放，再灌注及时建立时，半影区域更多的神经元就会存活。对于全脑缺血来说，循环再建立的时机非常关键。只有非常短的缺血时间（如几分钟）才可能使神经元存活。全脑缺血后，神经元存活主要取决于一定的神经元和脑区对缺血的敏感性不同。全脑缺血和缺氧后，常见学习能力和记忆功能丧失。

二、病理生理

（一）脑缺血性脑损伤

即使是短暂的脑缺血也会引起能量代谢异常，并由此引发脑血流恢复后一系列生化反应，导致神经元和血管的损伤。神经元损伤的特点是细胞内酸中毒，细胞膜功能失常，兴奋性神经递质释放，细胞内钙超载和细胞性水肿。血管损伤伴有因血小板积聚导致的血管阻力增加和血脑屏障的破损，可以引发血浆外渗（血管性水肿）。酸中毒会增加自由基的形成。ATP 依赖性的 Na^{+}/K^{+} 传递系统功能异常，细胞外的 Na^{+} 进入细胞内，而细胞内的 K^{+} 渗出到细胞外。细胞内钙离子的增加激活磷酸酶 A_2，由此引发细胞膜释放出游离脂肪酸，包括花生四烯酸。花生四烯酸氧化产生血栓素 A_2、白三烯和自由基。此外，兴奋性氨基酸和自由基在引发脑损伤方面也发挥重要作用。

钙离子可能是引发脑缺血病理生理系列改变的关键。钙离子可以通过许多途径进入细胞质，包括神经递质门控通道和电压门控通道。钙离子也可以通过第二信使的作用自细胞内内质网的储藏处释放。钙离子的正常浓度范围由能量消耗过程精密调控，可以将其排出到细胞外，送入线粒体或内质网，抑制钙离子自储存处释放的各种因素等。

发生脑缺血后，有两个有害因素同时干扰上述的正常调控过程。一是过多神经递质进入突触间隙，激活了各种钙离子进入细胞的通道；二是 ATP 供给衰竭，失去了将钙离子排出细胞的能量。

乳酸的形成是脑缺血病理生理过程的另一个有害因素。氧供中断导致葡萄糖的无氧酵解，产生大量的乳酸。pH 的降低进一步损害细胞内环境的稳定。脑缺血前高血糖会加重缺血后的脑损伤。

NO 也与缺血时的病理生理改变有关。NO 是弱酸，可以诱发产生更多的活性物质，被巨噬细胞用作“杀生物质”。在脑缺血中，NO 具有双重作用，即有益处又有害处。在局部脑缺血中，NO 的血管扩张作用有助于促进侧支的脑血流形成；然而，在缺血后期，却加重神经元的损伤。

心搏停止引起的完全性全脑缺血，与脑血管阻塞或严重低血压引起的局部不完全性脑缺血的病理生理改变不尽相同。在不完全性脑缺血中，残留的脑血流可以提供一些氧和葡萄糖，产生一定的能量，从而预防不可逆的膜损伤；提高了脑细胞的耐受性。但是对于高血糖的患者，这种残留的脑血流可能造成不良的后果，其主要原因是酸中毒和产生氧自由基。

（二）创伤性脑损伤的病理生理改变

即使在正常情况下能够耐受的低氧和低血压状态，但在脑创伤后，也会引发脑缺血。临床上严重的颅脑创伤患者，脑的氧代谢率通常受到抑制，脑血流明显减少，血管自动调节能力和对二氧化碳的反应性也发生异常改变。有些患者的脑血流下降系继发于脑氧代谢的降低，不仅脑血管的自动调节功能受损，而且升高脑灌流压并不能使脑血流恢复到正常水平。

生化反应对创伤性脑损伤有明显的影响，许多证据表明异常水平的兴奋性氨基酸释放并参与创伤性脑损伤的病理生理过程。实验性创伤性脑损伤增加了磷脂酶的活性，导致脑组织中前列腺素水平的升高。环氧化酶和脂氧化酶活性的增加导致了氧自由基的产生，并导致脑血管反应力受损以及脑血管内皮细胞损伤。自由基清除剂和环氧化酶抑制剂可以恢复血管内皮的损伤和脑血管的反应力，这也说明氧自由基在创伤性脑损伤和脑缺血中起到了重要的作用。

三、麻醉药物对脑缺血的影响

多项研究证实麻醉药对缺血后脑损伤有改善作用。目前的结论是，麻醉药降低神经元的活动和代谢率，降低能量的需求，增加能量供应，减轻缺血性脑损伤。然而，不同的麻醉药有其共同的作用，包括影响细胞内信号通路、离子传导和神经递质，这些作用可以解释它们对神经元损伤的不同影响。

（一）巴比妥类药物

巴比妥类药物是唯一在临床上证实有脑保护作用的麻醉药。这类药物有很高的特异性，其保护作用机制还不清楚。硫喷妥钠可以阻断 Na^{+}、K^{+}、Ca^{2+} 内流，清除自由基，阻断癫痫，改善局部血流，降低颅内压，所以具有缺血性损害的保护功能。但一般只有大剂量的巴比妥类药物才有效。

（二）依托咪酯和丙泊酚

与硫喷妥钠一样，依托咪酯和丙泊酚引起脑电爆发性抑制的剂量都会降低脑代谢率，但不具有硫喷妥钠的其他作用。在正常情况下，依托咪酯没有改善脑缺血缺氧性损伤的作用。动物实验表明丙泊酚可能减轻缺血性脑损伤，但作用不如硫喷妥钠显著。

（三）氧化亚氮

与其他麻醉药相比，氧化亚氮不利于脑缺血、缺氧后的功能恢复。在脑灌注不足的情况下，应尽可能避免使用氧化亚氮。

（四）苯二氮䓬类药物

麻醉中常用的苯二氮䓬类药物是咪达唑仑，通过增强神经递质 γ-氨基丁酸（gamma-aminobutyric acid，GABA）和 $GABA_A$ 受体的结合，增强神经系统神经元的抑制性，降低脑代谢率。大剂量咪达唑仑降低脑代谢率和脑血流，这一作用可以被苯二氮䓬类拮抗剂氟马西尼（flumazenil）所拮抗。要慎重使用氟马西尼，因为该药可以增加脑代谢率、脑血流和颅内压。

（五）吸入性麻醉药

异氟烷脑保护作用一直存在争议。分别与芬太尼-氧化亚氮麻醉相比，异氟烷不加重脑损伤，七氟烷改善脑缺血的作用更持久，七氟烷比异氟烷更具有脑保护作用。

四、治疗策略

（一）再灌注策略

改善栓塞性脑卒中最有效的治疗，是在卒中发生后一定时间内（＜3 h）给予溶栓药物［如组织凝血酶原激活物（tissue plasminogen activator，tPA）］或其他抗凝药物，及时恢复自发性脑灌注。上述治疗方案的主要副作用是脑内出血，甚至是致命性的。

除了药物溶解血凝块外，机械性血管再通也是有可能的。动脉溶栓和机械取栓局限在某些专科中心和临床试验阶段应用。普遍接受的治疗是在卒中 3 h 之内给予 tPA 溶栓。最近已将某些患者的治疗延长到 4.5 h。

（二）低温

深低温可以降低脑代谢，在没有脑灌注的情况下，使脑细胞存活的时间更长，中度低温也有脑保护作用，并发症比深低温要少见，在临床中很常用，但可能会产生心肌抑制。浅低温（32～34 ℃），能够改善院内心搏骤停后神经系统的预后，6个月的生存率增加。应该尽量避免体温升高。

（三）葡萄糖

葡萄糖是大脑神经元的主要能量来源。活体和临床研究却发现高血糖明显加重脑损伤，原因是高血糖增加细胞内酸中毒。临床建议维持正常血糖水平，治疗高血糖降低到正常范围。低血糖也会加重脑损伤，所以还应避免低血糖。

（四）药物

药物脑保护的理论基础是选择阻断特异性脑损伤通路的药物，阻断一种通路可能没有明显效果，有效的治疗可能需要多种药物同时阻断所有相制衡的通路。

治疗卒中的主要问题之一，多数动物研究在损伤前或损伤过程中就给予了脑保护药物，但临床卒中治疗时总会延迟用药，因此动物实验与人类研究结果相矛盾。那些在卒中治疗中无效的药物，如果用在患者手术之前可能会有效。

1. 钠离子阻断 在脑缺氧和缺血时阻断钠离子内流会促进功能恢复。给予不引起钠通道阻断剂量的利多卡因时，通过降低缺血缺氧时钠离子内流，延迟缺血缺氧时去极化，促进或改善神经元恢复。另外，利多卡因改善海马参与的认知功能，改善心脏手术患者的认知功能。

2. 钙通道阻滞剂 电压依赖性钙通道阻滞剂，如尼莫地平，可以改善蛛网膜下隙出血患者的预后。但不建议应用尼莫地平治疗脑缺血患者。

3. 自由基清除剂 利用自由基清除剂，如NXY-059、维生素E和N-tert-alpha-phenyl-butyl nitrone（PBN）可以改善动物的脑缺血。一氧化氮增加神经元的损伤，芦贝鲁唑（lubeluzole）是一氧化氮形成的拮抗剂，这种药物在动物实验中有很好的脑保护作用，但是还没有发现对脑缺血患者有效。

4. 抑制兴奋毒性 兴奋性氨基酸加重脑缺血、脑创伤和癫痫的脑损伤。

5. 抗凋亡药物 一些特异性阻断凋亡通路中半胱氨酸蛋白激酶和细胞凋亡的药物，可能会改善缺血、创伤和癫痫后的脑损伤。

6. 细胞因子和营养因子 细胞因子，如TNF-α、IL-1β的抗体可以减轻脑缺血性损伤。神经元有营养因子受体，如神经生长因子，神经营养因子（neurotrophic factor）和脑源性生长因子，是神经元存活所必需的。红细胞生成素通过激活抗凋亡通路中的营养因子，保护神经元免于凋亡。

（五）缺血预处理

心脏和脑组织的缺血预处理，是指预先短暂的缺血，恢复，使组织耐受更长时间的缺血期。但缺血预处理也可以导致潜在的损伤。麻醉药预处理在广泛应用之前必须经临床证实。在给有脑缺血风险的患者选择麻醉药时，选择那些在动物实验中有效的药物可能更谨慎。

（六）麻醉药物

麻醉药对神经元代谢、离子内流和膜电位有不同的作用。麻醉药有多种作用机制，在动物实验中，低温、利多卡因、硫喷妥钠和七氟烷对脑缺血有保护作用。

推荐阅读

1. Ronald D.Miller.Miller's Anesthesia.7th ed.Edinburgh：Churchill Livingstone，2009.
2. 王忠诚 . 神经外科学 . 武汉：湖北科学技术出版社，2005.
3. Cottrell.Young 主编 . 韩如泉，周建新主译 . 神经外科麻醉学 .5 版 . 北京：人民卫生出版社，2012.
4. 王恩真，熊利译，薛富善 . 神经外科麻醉学 .2 版 . 北京：人民卫生出版社，2012.

3 神经药理学基础

梅弘勋

神经外科手术理想的麻醉药物应具有以下特性：①苏醒迅速以利于早期神经功能评估；②维持完整的脑血管自主调节功能，保持脑血管对 CO_2 的反应；③降低脑代谢率，不改变脑血流 / 代谢偶联；④不增加颅内压；⑤无诱发癫痫作用；⑥对其他器官系统影响轻微。目前，临床上尚未有任何一种药物完全满足上述标准。

目前神经外科麻醉常用药物分为静脉麻醉药、吸入麻醉药、阿片类镇痛药、肌肉松弛药和其他辅助用药等。

第一节　静脉麻醉药

静脉麻醉药的优点为诱导快，对呼吸道无刺激，无环境污染，使用时无需特殊设备。神经外科麻醉常用的静脉麻醉药包括以下几种。

一、丙泊酚

丙泊酚为短效静脉麻醉药，具有镇静、催眠作用，有轻微镇痛作用。起效快，维持时间仅为 3 ～ 10 min，停药后苏醒快而完全，即便长时间输注后，也能较快苏醒，利于尽早进行神经功能评估。可降低脑血流量、颅内压和脑代谢率，维持脑血管自主调节功能；保持脑血管对 CO_2 的反应性。对心血管系统有显著抑制作用，主要表现为对心肌的直接抑制作用及血管舒张作用，导致血压明显下降、心率减慢、外周阻力和心排血量降低。当大剂量、快速注射，或用于低血容量、老年患者时，有引起严重低血压的危险。对呼吸有明显抑制作用，经肝代谢，重复注射或静脉持续输注时体内有蓄积，但对肝肾功能无明显影响。

丙泊酚是临床神经外科麻醉应用范围最广的诱导与维持药，具有抗惊厥作用，可用于控制顽固性癫痫，使用时需要注意其抑制心血管系统的作用，从而进一步降低脑灌注压。

二、依托咪酯

依托咪酯为短效催眠药，无镇痛作用，作用方式与巴比妥类近似。起效快，静脉注射后约 30 s 患者意识即可消失，1 min 时脑内浓度达峰值。可降低脑血流量、颅内压及脑代谢率，对缺氧性脑损害可能有一定保护作用。对心率、血压及心排血量的影响均很小；不增加心肌氧耗量，并有轻度冠状动脉扩张作用。因此，依托咪酯适用于冠心病、心功能较差及年老体弱者的麻醉。对呼吸的抑制轻于硫喷妥钠，但用量大或与麻醉性镇痛药伍用时，可使呼吸频率减慢及潮气量降低，并可引起一过性呼吸暂停。主要在肝代谢，对肝、肾功能无明显影响，但是严重抑制肾上腺皮质激素的合成，甚至使用单次剂量后便会发生，在有严重器质性疾病的患者中表现尤为明显，这在很大程度上限制了其在临床中的广泛应用。

三、苯二氮䓬类药物

苯二氮䓬类药物具有镇静作用，通过激动 $GABA_A$ 受体

上的 α 亚单位发挥作用。体内有两种亚型的苯二氮䓬类受体，分别为 BZ1 与 BZ2。其中 BZ1 主要分布在小脑、脊髓上，有抗焦虑的作用；而 BZ2 集中分布在脑皮质、海马区、脊髓上，起镇静、抗惊厥的作用。由于镇静作用时间长，限制了其作为神经外科麻醉诱导药的使用，但可作为术前用药。可轻度降低脑血流、脑代谢和颅内压；保持脑血管对 CO_2 的反应性；预防和控制癫痫发作。

氟马西尼是苯二氮䓬受体的竞争性拮抗剂，可完全拮抗苯二氮䓬类药物对中枢神经系统的作用，并可能诱发癫痫发作。

四、硫喷妥钠

硫喷妥钠为常用的超短效巴比妥类静脉全麻药，其水溶液呈强碱性。易透过血脑屏障，增强脑内抑制性神经递质 γ- 氨基丁酸（GABA）的抑制作用，从而影响突触的传导，抑制网状结构的上行激活系统。小剂量静脉注射有镇静、催眠作用，剂量稍大（3 ～ 5 mg/kg）时，20 s 内即可使患者入睡，作用时间约 15 ～ 20 min。

硫喷妥钠可降低脑代谢率及氧耗量，降低脑血流量和颅内压，使脑灌注压增加，对脑细胞有一定的保护作用。有直接抑制心肌及扩张血管作用而使血压下降，在合并低血容量或心功能障碍者，血压降低则更加显著。有较强的呼吸抑制作用，使潮气量降低和呼吸频率减慢，甚至呼吸停止。可抑制交感神经而使副交感神经作用相对增强，对喉头、气管或支气管的刺激，容易引起喉痉挛及支气管痉挛。主要在肝代谢，肝功能障碍者可能发生麻醉后苏醒延迟。可用于治疗癫痫和难治性颅内高压，但是长时间持续输注时，其代谢从一级消除转换为零级消除，此时由于药物分布容积很大，在脂肪组织中蓄积，并可再向脑内分布而使苏醒延迟。

五、氯胺酮

氯胺酮是 NMDA 受体拮抗剂，是静脉麻醉药物中唯一能够增加脑血流，脑代谢和颅内压的药物。氯胺酮主要抑制大脑联络径路和丘脑–新皮质系统，兴奋边缘系统，而对脑干网状结构的影响较轻，具有致幻和致抽搐作用，并引起脑电图相应的改变。镇痛作用显著，即使阈下剂量也有明显的镇痛效应。静脉注射后 30 ～ 60 s 患者神志消失，作用时间 15 ～ 20 min；肌内注射后约 5 min 起效，15 min 作用最强。可兴奋交感神经使心率增快、血压及肺动脉压升高；对低血容量及交感神经高度兴奋者呈现明显的循环抑制作用。对呼吸的影响较轻，但用量过大或注射速度过快，或与其他麻醉性镇痛药伍用时，可引起明显的呼吸抑制。可使唾液和支气管分泌物增加，对支气管平滑肌有松弛作用。主要在肝代谢，代谢产物去甲氯胺酮仍具有一定生物活性，最终代谢产物由肾排出。由于氯胺酮升高颅内压，严重限制了其在神经外科麻醉中的应用。

第二节　吸入麻醉药

吸入麻醉药的基本特性包括：可降低脑血管张力与脑代谢率，有直接脑血管扩张作用；尽管脑血流量增加，但血流能根据脑代谢的变化做出相应的调整和安排，达到血流代谢匹配；可降低脑血管自主调节功能［七氟烷除外，1.5 肺泡最低有效浓度（MAC）自主调节仍保持完整］；颅脑顺应性降低患者脑血流增加引起颅内压升高；剂量依赖性的抑制脑电活动。

一、七氟烷

七氟烷 MAC 值为 1.7% ～ 2.0%，血气分配系数为 0.63，故诱导快，苏醒快。七氟烷对气道的刺激非常小，对颅内压影响轻微，适合儿童或成人吸入诱导时使用。

吸入七氟烷时，脑电图会出现棘波和癫痫样改变。这种现象在服用抗癫痫药患者，有高热惊厥史患者，或者患者在高浓度七氟烷吸入诱导时尤为明显，但没有持久性后遗症。一般认为，只要不进行过度通气、维持吸入浓度低于 1.5 MAC，对癫痫发作倾向的患者使用七氟烷仍是安全的。与其他吸入麻醉药相比，七氟烷的血管活性作用最弱，吸入浓度低于 1 MAC 时，不增加脑血流；吸入浓度高于 1 ～ 1.5 MAC 时，会使颅内压升高，而脑血管的自主调节功能仍保存完整。对循环抑制轻，可降低冠状血管阻力。随麻醉加深呼吸抑制加重。可用于喘息患者的麻醉。有一定肌肉松弛作用。

七氟烷麻醉时，学龄前儿童术后躁动的发生率约 40%。而躁动有升高血压、脑血流和颅内压的可能。在关颅期改换静脉麻醉可较好地预防术后躁动的发生。

二、异氟烷

异氟烷 MAC 值在 31 ～ 55 岁是 1.15%，20 ～ 30 岁是 1.28%，55 岁以上是 1.05%。低温、妊娠、利多卡因和镇静药可降低异氟烷用量。血 / 气分配系数为 1.48。对中枢神经系统的抑制与用量相关。在 1 MAC 以内，脑电波频率及波幅均增高；超过 1 MAC 时，波幅增高，但频率减少；深麻醉时两者皆减。1.5 MAC 出现爆发性抑制，2 MAC 出现等电位波。吸入浓度低于 0.6 MAC 时，对脑代谢和脑血流的影响很小；当吸入浓度达到 1 MAC 时，脑血管的自主调节功能消失，颅内压进行性升高。1.6 MAC 时，脑血流量倍增。过度通气可防止颅内压升高。

异氟烷对心功能有直接抑制作用。随吸入浓度的增加，心排血量明显减少，血压下降。能减低心肌氧耗量及冠状动脉阻力，但并不改变冠状血管血流量。使心率稍增快，但心律稳定，对术前有室性心律失常的患者，应用异氟烷麻醉维持期间并不增加发生心律失常的风险。抑制呼吸与剂量相关，能降低通气量，且抑制对 $PaCO_2$ 升高的通气反应。异氟烷本身有良好的肌松作用。

三、地氟烷

优点是血 / 气分配系数低（0.41），麻醉诱导快、苏醒快、对循环功能影响小和在机体内几乎无代谢产物等特点。但是本品的刺激味及其呼吸道应激性减慢了本品的吸入。在油内溶解度低（19∶1）；地氟烷的 MAC 值为 6% ～ 7%。MAC 在婴儿体内较高，并随年龄增长而降低。地氟烷具有较强的扩张脑血管，增加脑血流和升高颅内压的作用。维持脑血管对 CO_2 反应的敏感性；抑制脑代谢作用比其他吸入麻醉药物强；对脑电图的影响与异氟烷相似，可以在较低吸入浓度时出现爆发性抑制。吸入浓度大于 1 MAC 时，脑血管的自主调节功能消失。浅麻醉（< 0.83 MAC）下心率无明显变化，深麻醉时心率增快；但能维持良好的血压和脑灌注压。地氟烷抑制呼吸，并降低机体对 $PaCO_2$ 增高的通气反应，其抑制作用与剂量有关。

在各种吸入麻醉药中，地氟烷是唯一一种能增加脑脊液生成的药物。增加脑脊液与脑血管扩张作用叠加，导致颅内压增加。这种作用在颅腔密闭时可能对患者不利，但是对开颅手术影响不大。

四、氧化亚氮

血 / 气分配系数为 0.47，麻醉诱导快、苏醒快。麻醉作用极弱，MAC 为 105。扩张脑血管，增加脑代谢和脑血流，升高颅内压，不影响脑血管的自主调节功能。过度通气或合用其他降低脑血流的药物（如丙泊酚、巴比妥类、咪达唑仑）时，其扩张脑血管的作用可减弱。颅内压增高的患者吸入氧化亚氮，会使颅内压进一步升高。因此，对颅内顺应性降低的神经外科患者应当慎用。对心肌无直接抑制作用，对心率、心排血量、血压、静脉压、周围血管阻力等均无影响。对呼吸道无刺激性，亦不引起呼吸抑制。氧化亚氮可溶性极差，能够弥散进入颅内空腔，扩大气体弥散空间，加重气颅。因此，对于颅内有积气（如二次开颅或脑创伤）的患者，应避免使用。

第三节　阿片类镇痛药及辅助用药

阿片类镇痛药物通过作用于中枢神经组织内的阿片受体而起效，是神经外科手术麻醉重要的辅助药物，除镇痛作用外，还有镇静作用，可以抑制伤害性刺激（如气管插管、气管内吸引和头架固定等）对脑血流动力学的不良影响。可降低交感神经张力，增加副交感神经张力，因此，大剂量会导致心动过缓，随后会出现低血压。可明显增强静脉麻醉药的镇静作用和心血管效应。神经外科手术中应避免使用大剂量阿片类药物（瑞芬太尼除外），以避免苏醒延迟。

一、芬太尼

芬太尼静脉注射后立即起效，2 ～ 3 min 后达峰，作用时间约 30 min。可产生剂量相关性的呼吸抑制作用，主要表现为频率减慢，剂量较大时潮气量也减少，甚至停止呼吸。对心血管系统的影响很轻，不抑制心肌收缩力，一般不影响血压，可引起心动过缓，此种作用可被阿托品对抗。可引起恶心、呕吐，没有释放组胺的作用。如反复多次注射，则可产生蓄积作用，其作用持续时间延长。注药后 20 ～ 90 min 血药浓度可出现第二个较低的峰值，与药物从周边室转移到血浆有关。快速静脉注射可引起胸壁和腹壁肌肉僵硬而致影响通气，反复注射或大剂量注射后，可在用药后 3 ～ 4 h 出现延迟性呼吸抑制。

二、舒芬太尼

舒芬太尼镇痛作用约为芬太尼的 5 ～ 10 倍，作用持续时间约为其 2 倍，对呼吸的抑制程度与等效剂量的芬太尼相似。对心血管系统的影响很轻，不抑制心肌收缩力，一般不影响血压。能引起心动过缓，可用阿托品对抗。没有释放组胺的作用，引起恶心、呕吐和胸壁僵硬等作用与芬太尼相似。易透过血脑屏障；与血浆蛋白结合率较芬太尼高，而分布容积则较芬太尼小。虽然其消除半衰期较芬太尼短，但由于与阿片受体的亲和力较芬太尼强，故不仅镇痛强度更大，而且作用持续时间也更长。舒芬太尼代谢物去甲舒芬太尼有药理活性，是舒芬太尼作用持续时间长的原因之一。

三、瑞芬太尼

瑞芬太尼是纯粹的 μ 受体激动药，临床上其效价与芬太尼相似。具有独特的药代动力学特性，可被组织和血浆中的非特异性酯酶迅速水解，并且其作用时间不随输注时间延长而延长，非常适合持续输注维持麻醉。瑞芬太尼与丙泊酚联合用，使易于控制的全凭静脉麻醉成为现实。清除率不受体重、性别、年龄和肝、肾功能的影响，即使在肝、肾衰竭的情况下，其药代动力学与健康人相比无显著差别，无需减少剂量，不会引起苏醒延迟和延迟性呼吸抑制。

瑞芬太尼可产生剂量相关的镇痛作用、呼吸抑制以及肌肉强直，但其停药后恢复很快，自主呼吸于停止输注后 3 ～ 5 min 恢复。对循环的抑制较轻，且与剂量无关。对脑电图的影响为频率减慢，幅度降低，最大效应时产生 δ 波。不引起组胺释放。

神经外科手术中须避免术中呛咳和体动，或要求不使用肌肉松弛药时（如听神经瘤切除术中需要面神经监测时，脊髓肿瘤切除术中监测动作诱发电位时），瑞芬太尼是与镇静催眠药联合使用的理想药物，能有效抑制患者的呛咳反应和体动。与长效阿片类药相比，其术后镇静、恶心、呕吐的发生率低，但是由于镇痛作用消失快，停药后需及时给予充分的术后镇痛。

四、纳洛酮

纳洛酮是阿片类药物的竞争性拮抗剂，对 μ 受体有很高的亲和力，同时也竞争性拮抗 α 和 δ 受体，但作用较弱。不仅可拮抗吗啡等纯粹的阿片受体激动药，而且可拮抗喷他佐辛等阿片受体激动-拮抗药。亲脂性很强，易于透过血脑屏障，静脉注射后脑内药物浓度可达血浆浓度的 4.6 倍，因此起效迅速，拮抗作用强。对脑血流和脑氧代谢影响轻微。可以逆转阿片类药物引起的镇静和呼吸抑制作用，但是同时也会拮抗阿片类药物的镇痛作用，如果使用不当，可能会导致疼痛、高血压、心律失常、心肌缺血，甚至颅内出血。因此，在神经外科手术后的苏醒期，应尽量避免使用纳洛酮。即便使用也应小心，每次给予小剂量（约 1.5 μg/kg），逐渐达到拮抗作用。单次使用纳洛酮，其作用时间仅为 20 ～ 30 min，对于使用过长效阿片类药物的患者，有可能会重新进入麻醉状态。

五、右美托咪定

右美托咪定为一种高选择性 α_2 肾上腺素能受体激动剂，这类药物可以产生镇静、镇痛和抗焦虑作用，同时降低交感神经张力、不抑制呼吸，是一种良好的麻醉辅助用药。右美托咪定对 α_2 受体的选择性（α_2：α_1 为 1620：1），远高于可乐定（α_2：α_1 为 220：1），半衰期约为 2 h（可乐定为 6 ～ 10 h），效价比可乐定高 3 倍。右美托咪定降低脑血流，但不影响脑氧代谢。

右美托咪定对血流动力学的影响受剂量和给药速度的影响。快速给予负荷剂量 1 μg/kg，可引起短暂的高血压并反射性地降低心率，这种反应在年轻、健康的人群中更明显。负荷量的给药时间超过 10 min，可以减弱这种反应。在其后的持续输注阶段，由于中枢性抗交感和增加迷走活性的作用以及类似外周神经节阻滞剂的作用，血压和心率可发生中度下降。右美托咪定引起的低血压和心动过缓，可以通过补液、使用麻黄碱、阿托品等药物得到纠正；对于存在低血容量或心脏传导阻滞的患者，需谨慎使用。

对全身麻醉下行颅内肿瘤切除术的患者，给予右美托咪定可减少开颅期及麻醉苏醒阶段的血流动力学的波动，减少麻醉药物及阿片类药物的用量。对于病变涉及特殊的功能区域、需要在术中唤醒，进行神经生理学检查的手术中，应用右美托咪定可发挥其同时具有镇痛和镇静作用、没有呼吸抑制并容易被唤醒的特点，比复合应用丙泊酚、咪达唑仑及短效阿片类药物等并发症少，患者配合程度高。对于开颅行皮质成像立体定位、放置大脑深部刺激器以及颈动脉内膜剥脱术等手术，给予右美托咪定实施监护麻醉，能达到适度镇静、轻度镇痛、避免不适当体动的目的。

第四节 肌肉松弛药

肌肉松弛药（肌松药）是选择性地作用于神经–肌肉接头，阻断脊髓前角运动神经元持续发放的冲动，从而产生骨骼肌肉松弛的一类药物。根据阻断神经–肌肉兴奋传导机制的不同，肌松药分为两大类：即非去极化肌松药和去极化肌松药。

一、非去极化肌松药

大多为季铵类，包括两大类：甾类（泮库溴铵、维库溴铵、罗库溴铵和哌库溴铵等）和苄异喹啉类（阿曲库铵、美维库铵等）。非去极化型肌松药通过释放组胺对脑血管产生影响。组胺可引起血压降低，导致脑灌注压降低，同时颅内压升高（脑血管扩张）。筒箭毒碱释放组胺的能力最强。目前常用的非去极化肌松药释放组胺很少，包括维库溴铵、罗库溴铵、顺式阿曲库铵等。

（一）罗库溴铵

罗库溴铵是一种非去极化神经肌肉阻滞剂，与其他非去极化药物一样，它竞争性地与运动神经末梢突触上的胆碱能受体结合，以拮抗乙酰胆碱的作用。罗库溴铵作用快，并存在剂量依赖性。在非去极化神经肌肉阻断剂中，本品起效最快，一般在静脉注射 60 s 后就能为插管提供极好的条件，在进行快速气管内插管时，本品可以替代琥珀胆碱。静脉麻醉药不影响本品的神经肌肉阻断作用，也不影响作用时程。成人 ED95 为 0.3 mg/kg，气管插管的起始剂量是 0.6 mg/kg，按 2 ～ 3 ED95（0.6 ～ 0.9 mg/kg）的剂量给药，注药后 60 ～ 90 s 即可作气管插管。其作用强度为维库溴铵的 1/7，时效为维库溴铵的 2/3。不释放组胺，不升高颅内压，不影响血压和心率。主要以原型或代谢产物从胆汁排出。在老年和肝、肾衰竭患者，用药量应适当减少。

（二）维库溴铵

维库溴铵是一种中效单季铵类固醇、非去极化肌松药，维库溴铵能竞争胆碱能受体，阻断乙酰胆碱的作用，其作用可被新斯的明等抗胆碱酯酶药所逆转。维库溴铵的肌肉松弛作用比泮库溴铵强 1/3，但产生肌肉松弛作用的潜伏期短，初期相同剂量所产生的肌肉松弛持续时间比泮库溴铵短，恢复快。静脉注射 0.08 ～ 0.1 mg/kg，1 min 内显效，3 ～ 5 min 达高峰，肌肉松弛作用维持时间约为泮库溴铵的 1/3 ～ 1/2，即为 15 ～ 30 min，但随剂量增加，维持时间延长。其肌肉松弛效应为泮库溴铵的 1.2 ～ 1.7 倍，与某些吸入麻醉药如安氟烷、异氟烷合用，肌肉松弛效应增强，无明显阻滞神经节及迷走神经的作用，也不干扰去甲肾上腺素的再摄取，无组胺释放作用，故不影响心率和血压，也不影响颅内压，适于神经外科手术的麻醉。没有或仅有轻微的蓄积作用。主要经肝代谢，在肝功能衰竭患者作用时间延长。

（三）阿曲库铵和顺阿曲库铵

阿曲库铵和顺阿曲库铵均为中效非去极化肌松药，在体内不依赖肝肾代谢，通过独有的 Hoffmann 消除降解。阿曲库铵有轻微的组胺释放作用，快速静注大剂量时出现组胺释放引起的低血压和心动过速，现已较少使用。顺阿曲库铵是阿曲库铵的同分异构体，其强度是阿曲库铵的 4 倍，无明显组胺释放作用，对心血管系统影响小，对肝、肾功能不全以及老年、心脏病和危重患者，建议选用顺阿曲库铵。

（四）泮库溴铵

泮库溴铵是一种长效的非去极化肌松药，肌松作用可达 120 min，半衰期 50 min 左右，临床应用不引起组胺释放，但是有轻度解迷走神经作用和儿茶酚胺释放作用，可致心率增快、血压升高和心排血量增加。主要以原型从肾排出，部分经肝代谢。对于肾功能不全、严重高血压和冠心病患者应慎用。

二、去极化肌松药

目前临床上应用的去极化肌松药只有琥珀胆碱一种，此药有起效快，作用迅速完善，时效短等特点。因持续静注或长时间反复间断静注易引起Ⅱ相阻滞而造成术后恢复困难，现临床上只用于麻醉诱导，不用于术中维持。因其可升高颅内压和血钾，对神经外科患者极为不利，预注小剂量非去极化型肌松药，可以预防，但这并不比单用非去极化肌松药诱导有更多优点。

三、新型肌松药拮抗药

Sugammadex 是甾体类肌肉松弛药的新型特异性拮抗药，能以一分子对一分子的比例选择性、高亲和性地包裹罗库溴铵或维库溴铵，然后经肾排泄，从而使患者血液和组织中的罗库溴铵或维库溴铵浓度迅速下降、神经肌肉接头功能恢复正常。Sugammadex 可明显降低术后残留肌肉松弛作用，显著提高罗库溴铵和维库溴铵的安全性。由于 Sugammadex 只能逆转甾体类非去极化肌肉松弛药的肌肉松弛作用，临床适用范围存在一定的局限性。

Calabadion Ⅰ是一种新型的在研肌肉松弛药拮抗药，能够快速逆转甾体类和苄异喹啉类肌肉松弛药的肌肉松弛作用，而且安全性好、无蓄积性。现正在进行临床试验，若日后能获准上市，将有利于提高肌松药临床应用的安全性。

第五节　神经外科常用药物

一、抗癫痫药物

常用的抗癫痫药物有卡马西平、奥卡西平、丙戊酸钠和托吡酯等。

苯妥英钠和苯巴比妥过去常于治疗癫痫大发作，是细胞色素酶 P-450 的强效诱导剂。苯妥英钠可以从静脉给药，但是这种给药方式会增加发生低血压或严重心律失常的风险。苯妥英钠因其抗癫痫谱窄，治疗量和中毒量相近，对认知影响大，药物间相互作用明显，对胎儿有致畸作用等，近年来已基本不用。由于苯巴比妥会产生明显的镇静作用，现在临床上也已不用。

卡马西平常用于治疗癫痫、三叉神经痛和其他慢性疼痛综合征，是肝酶诱导剂，和三环类抗抑郁药有相似的结构和副作用，可以导致电解质紊乱（如低钠血症），皮疹和白细胞减少，致畸作用相对苯妥英钠和丙戊酸钠小。奥卡西平与卡马西平相比，有更好的耐受性和较小的肝酶诱导作用。

丙戊酸钠常用于治疗癫痫、偏头痛和双相抑郁。无肝酶诱导作用，但是有肝酶抑制作用。优点是抗癫痫谱广，过敏反应少，对认知影响小。缺点是肝损害，致畸作用明显，抑制凝血功能，纤维蛋白原减少，血小板减少等。丙戊酸钠会增强全麻药的镇静作用，使苏醒时间延长。

托吡酯为一种新型的广谱抗癫痫药，优点是既不诱导肝酶也不抑制肝酶，与肌松药之间无相互作用。

长期服用抗癫痫药物的患者在神经外科比较常见。这类患者对麻醉药物的反应与其他患者不同，主要是对非去极化型肌松药产生耐药。主要经肝代谢的甾体类肌松药受到的影响最大，苯妥英钠和卡马西平的表现最为明显。不依赖于肝代谢的苄基异喹啉类肌松药受到的影响较小。这种药物间相互作用的机制包括：①肝药酶诱导剂使肌松药的代谢和消除加快；②苯妥英钠有轻微的神经肌肉阻滞作用，使乙酰胆碱受体上调；③影响肌松药的蛋白结合率；④作用于突触前的乙酰胆碱受体。

二、糖皮质激素

糖皮质激素属甾体类化合物，受下丘脑-垂体-肾上腺皮质轴调节。下丘脑分泌促肾上腺皮质激素释放激素（CRH）进入垂体前叶，促进促肾上腺皮质激素（ACTH）的分泌，ACTH 调节肾上腺束状带合成分泌糖皮质激素，后者对下丘脑 CRH 有负反馈调节作用。人体内源性糖皮质激素最主要的是氢化可的松（皮质醇），其次是可的松（皮质酮）；外源性糖皮质激素包括泼尼松、泼尼松龙、甲泼尼龙、倍他米松和地塞米松等。可的松和泼尼松需在肝转化为氢化可的松和泼尼松龙后才能发挥其作用。

糖皮质激素在机体内对三大代谢——糖代谢、脂肪代谢和蛋白质代谢有重要影响，是正常人体内的重要生理物质。糖皮质激素具有抗炎、抗休克、抗过敏和免疫抑制等药理作用。神经外科常用的有：地塞米松、泼尼松龙、甲泼尼龙、倍他米松和氢化可的松等，多用于脊髓损伤、脑创伤、神经系统肿瘤等疾病的治疗中。

脊髓损伤的机制可分为神经通路的立即断裂和继发性损伤两方面，其中继发性损伤是造成脊髓损伤最主要的因素。糖皮质激素可保护损伤的脊髓：①抑制脂质过氧化，减少病理损伤；②促进受损伤脊髓的血流循环，保证局部足够的血氧供应；③维持细胞内外钙离子平衡，维持神经纤维正常的兴奋性和传导作用。甲泼尼龙是目前临床治疗急性脊髓损伤的首选药物。

脑创伤后糖皮质激素使用的主要目的是减轻神经损伤、脑水肿，促进神经功能恢复。但其效果一直有较大争议。支持者认为，脑创伤后应用糖皮质激素，尤其是早期大剂量应用具有显著的脑保护作用。但是，大量的临床和实验研究证明，糖皮质激素对于脑创伤及创伤性脑水肿没有治疗作用，加之糖皮质激素本身具有较多的副作用，特别是长期、大剂量应用更易发生。因此对重度脑创伤，特别是伴有明显颅内高压者，不应使用大剂量糖皮质激素。

糖皮质激素在神经系统肿瘤的治疗中扮演重要角色，可作为肿瘤化疗、放疗和手术治疗的辅助用药。地塞米松是抗脑水肿的首选药物，有着较强的抗炎作用，同时减少水钠潴留。脑部恶性肿瘤常导致严重的脑水肿，在围术期给予大剂量的甲泼尼龙冲击疗法，可使机体的应激状态提高，减轻脑组织水肿，降低毛细血管通透性，减少颅内肿瘤周围水肿，改善局部脑组织血流和葡萄糖代谢，从而减轻临床症状和体征，促进患者的恢复。

长期使用糖皮质激素，可能抑制机体的免疫反应，导致感染扩散，加重患者症状。因此，采用糖皮质激素治疗神经外科疾病时，应结合临床实际情况，掌握适当的治疗时间、剂量和疗程，合理使用糖皮质激素，提高治疗效果。当患者存在以下情况时最好避免使用糖皮质激素：全身的真菌感染，活病毒疫苗接种后，活动性结核，肾上腺皮质功能亢进症，严重高血压，应激性溃疡，糖尿病，原因不明的高热等。

三、脱水药

（一）甘露醇

甘露醇为高渗透压性脱水剂，无毒性，作用稳定。用于治疗各种原因引起的脑水肿，降低颅内压，防止脑疝。常用一次剂量为 0.25 ～ 0.5 g/kg，20% 甘露醇快速静脉滴注 15 ～ 30 min 滴完，一般在静脉注射后 20 min 内起效，2 ～ 3 h 降颅压作用达到高峰，可维持 4 ～ 6 h。

甘露醇静脉注入机体后，血浆渗透压迅速提高，主要分布在细胞外液，仅有一小部分（约为总量的 3%）在肝内转化为糖原，绝大部分（97%）经肾小球迅速滤过，阻碍肾小管对水的再吸收；同时它能扩张肾小动脉，增加肾血流量，从而产生利尿作用。所以甘露醇对机体的血糖干扰不大，对患有糖尿病的患者仍可应用。由于血浆渗透压迅速提高形成了血浆与脑组织之间及血浆与脑脊液之间的渗透压差，水分从脑组织及脑脊液中移向血循环，从而缩小脑容积和减少脑脊液，达到减轻脑水肿、降低颅内压的目的。

由于脑脊液中甘露醇的清除速率低于从血中的清除速率，因此停药后甘露醇在脑脊液和血中的渗透梯度会短暂逆转，导致颅内压较治疗前增高，形成反跳现象。另外，甘露醇可透过损伤区血脑屏障进入脑组织，吸收血管内水分使局部脑组织水肿加重，这也是反跳现象发生的原因。全量甘露醇更容易发生反跳现象，且引起血尿素氮（BUN）升高的副作用更加明显，使用半量并且间隔时间不超过 4 h 为宜。

（二）呋塞米

呋塞米为袢利尿剂，其利尿迅速、强大。主要是通过快速增加尿量提高血浆渗透压而起到降颅压作用。其主要是用于辅助高渗性脱水剂的降颅压作用，可以减轻心脏负荷，促进代谢产物排泄，减少甘露醇用量，减少肾功能损害和反跳作用。使用过程中应注意防止水电解质平衡紊乱。

推荐阅读

1. 中华医学会麻醉学分会 . 肌肉松弛药合理应用的专家共识（2013）. 中华医学杂志，2013，96（25）：1940-1943.
2. Miller RD，Eriksson LI，Fleisher LA，et al. Miller's Anesthesia.7th ed.Philadephia：Churchill Livingstone Inc，2009：341-360，859-911.
3. 欧阳葆怡，杭燕肖，吴新民，等 . 肌肉松弛药合理应用的专家共识（2009）. 中华麻醉学杂志，2009，29（12）：1061-1065.

4 神经影像学基础

周　剑　高培毅

第一节　颅脑创伤

一、脑挫裂伤

脑挫裂伤是临床最常见的颅脑损伤之一。包括脑挫伤和脑裂伤，二者常同时存在。病理上多为片状表浅出血伴水肿。往往发生于受力部位或受力的对冲部位。多见于皮质及皮质下表浅部位，以颞前叶底部、侧裂旁皮质、额底部最为多见。严重者可累及脑干、胼胝体等深部结构。影像检查手段以计算机断层扫描术（CT）为首选检查方法。怀疑存在脑干损伤，不能确定的后颅窝脑损伤，或临床可疑弥漫性轴索损伤者，建议应用磁共振成像（MRI）检查，MRI 检查推荐应用 T2*GRE 序列或 SWI 序列，以便检出小的微出血灶。

1.CT 表现　片状低密度伴其内多灶性高密度病灶，随时间发展可见密度变化。

2.MRI 表现　病灶内表现为水肿与出血信号。水肿表现为 T1WI 低信号，T2WI 高信号。出血信号随时间变化而不同。亚急性期出血表现为短 T1 长 T2 高信号。T2*GRE 序列与 SWI 序列对出血信号敏感，急性期及慢性期血肿表现为低信号。

二、硬膜外血肿

硬膜外血肿是位于颅骨与硬脑膜之间的出血。可能致命，临床需尽快确认，尽早治疗。不到 50% 的患者可能出现典型的“中间清醒期”，即昏迷–清醒–再昏迷。

1.CT 平扫 急性期可见颅板下梭形或双凸镜形高密度影。亚急性至慢性期可见密度减低。邻近脑组织及蛛网膜下隙可见受压征象，严重者可继发脑疝。1/3 ～ 1/2 伴有其他病灶，骨折最常见，也可合并硬膜下血肿，脑挫裂伤等。注意“漩涡征（swirl sign）”，血肿表现为不均匀高低密度，多意味着存在活动性出血。必要时复查观察血肿变化。

三、硬膜下血肿

硬膜下血肿位于硬脑膜与蛛网膜之间，或硬脑膜与脑实质之间的出血，是颅脑损伤常见的继发性损害。多为颅脑创伤时，脑皮质动静脉损伤或桥静脉损伤所致。

1.CT 表现 典型急性期：颅板下新月形高密度影；亚急性期：近等密度；慢性期：可见等密度，低密度病灶，其内可见分层或分隔。

2. 亚急性硬膜下血肿可能与脑组织密度近似而难于分辨

外伤患者要注意观察脑灰白质交界区是否有移位，中线结构是否移位，脑沟裂是否于颅板下方消失等征象。

四、蛛网膜下隙出血（SAH）

出血位于蛛网膜下隙，急症，可引起死亡及严重残疾。致死率约为 32% ～ 67%。最常见原因为颅脑创伤，其次为动脉瘤破裂。CT 检查是主要手段，可确认超过 95% 的病例，发病一周后敏感性下降。MRI 在 SAH 发病 24 ～ 48 小时内不敏感，亚急性期较 CT 敏感。

1.CT 表现 脑沟裂池内多发高密度影，接近脑挫伤、骨折或受力部位。

2.MRI 表现 T1WI 可见“Dirty”CSF，脑脊液信号呈不均匀稍增高。FLAIR 序列脑沟裂池内可见稍高信号。T2*GRE 序列对急性期出血及慢性期含铁血红素沉积敏感，可见脑沟裂池内多发低信号。DW 序列可见脑沟裂池内弥散受限改变。可合并脑实质内或脑室内出血。

五、颅骨骨折

约 1/3 严重脑损伤的患者颅骨骨折。颅骨骨折按形态可分为线性、凹陷性、分离性等。CT 为颅骨骨折的主要检查手段。需应用骨算法重建，骨窗观察，能更好地观察骨质结构形态。线性骨折表现为边缘清楚锐利的透亮影，多伴邻近软组织肿胀。凹陷性骨折表现为局部骨质向颅内凹陷改变，可压迫邻近脑组织，可合并脑实质损伤。分离骨折表现为骨缝增宽，可伴 / 不伴线性骨折。婴儿及儿童常见，成人多见于人字缝，可累及静脉窦，引起静脉窦硬膜外血肿。颅底骨折可累及血管、硬膜、脑神经，常合并脑脊液鼻漏、脑脊液耳漏。颅骨骨折需要与骨缝、血管沟、静脉湖、蛛网膜颗粒等进行鉴别。邻近血管走行区的骨折要注意是否有大动脉或静脉窦受累。乳突及鼻旁窦积血是颅底骨折的间接征象，需要仔细寻找相应部位的骨折。约 10% ～ 15% 严重外伤可合并寰枢椎骨折。

六、影响麻醉插管、椎管内麻醉的疾病

（一）脊柱骨折

脊柱骨折是一种严重创伤，其发生率占全身骨折的 5% ～ 7%。胸腰椎骨折多见，可合并严重并发症。患者常有脊

柱受外力或从高处坠落史，可伴发脊髓损伤。临床表现常见脊柱区域疼痛或运动障碍。严重者可合并完全或不完全瘫痪或大小便功能障碍。所有临床怀疑有脊柱骨折的患者，均应进行 X 线检查，部分观察不清的部位或怀疑局部线性骨折的进一步行 CT 三维重建检查，怀疑脊髓损伤者需进行 MRI 检查。

1. X 线检查　基本可确定骨折部位及类型。常规摄脊柱正侧位片，必要时加照斜位片。可见椎体形状改变（如压缩变扁）、密度改变（压缩骨折局部高密度）、关节脱位，椎体序列不稳及滑脱，并可对骨性椎管形态进行评价，也可显示明显的软组织肿胀。寰枢椎、下部颈椎及上部胸椎可能由于其他组织重叠显示不清，腰椎可能受到腹部肠道积气的影响，对细微线性骨折显示不佳。

2. CT 检查　CT 扫描层厚薄，具备多种图像后处理重建技术，可清晰显示椎体附件的细微结构，有利于对细微骨折的观察，骨折检出率明显高于 X 线检查。对骨折碎片移位压迫椎管硬膜囊显示也更好，还可观察由骨折、滑脱等继发的椎间盘突出。多层面重建技术（MPR）在显示微小骨折方面较好，而容积重建技术（VR）在显示骨折的位置、形态、范围及移位方面较好。

3. MRI 检查　可清晰显示椎体的压缩变形，局部信号异常。对周围的软组织肿胀显示较好

（二）寰枢椎脱位

寰枢椎脱位是上颈椎最常见的严重损伤。若不及时治疗，脱位程度可进行性加重，可导致延髓受压危及生命。临床表现差异较大，轻者可仅表现为颈痛，重者可见不同程度瘫痪。

1. X 线检查　X 线检查在诊断寰枢椎脱位中有一定的应用价值。除了常规摄片外需加开口位。开口位可见齿状突与

寰椎两侧侧块距不对称，侧位片可见齿状突与寰椎前弓间距增宽，可合并齿状突骨折移位。寰枢椎旋转脱位时，可见寰椎两侧侧块向前旋转及靠向中线，棘突偏离中线。

2. CT 检查 骨折显示为不规则线状透亮影，冠状位及矢状位 MPR 重建对寰枢椎之间的关系显示更佳。较 X 线检查可更清晰观察寰枢椎骨折，脱位，椎管狭窄及骨折碎片移位情况，对韧带、合并脊髓损伤显示欠佳。

3. MRI 检查 脱位表现为关节间距增宽，可观察到合并的横韧带、黄韧带损伤断裂，表现为低信号影中断，局部可见不规则高信号影，脂肪抑制序列显示更佳。MRI 对合并的软组织损伤显示好，对怀疑颈髓损伤的患者是主要检查手段。

（三）脊髓损伤

脊髓损伤是一种严重的致残性损伤，是由于各种原因直接或间接引起的脊髓功能性或器质性损害。脊髓最易受损的部位依次是下颈段、中胸段和胸腰段。临床可见损伤相应节段的运动、感觉、括约肌和自主神经等功能障碍。外伤是最重要的病因，是脊柱骨折最严重的并发症。脊髓损伤影像诊断主要依靠 MRI 检查，X 线及 CT 检查对脊髓损伤诊断基本没有诊断价值。MRI 可显示脊髓损伤早期的水肿、出血，并可显示脊髓损伤的各种病理变化如脊髓压迫、脊髓横断、脊髓不完全性损伤、脊髓萎缩或囊性变等。

MRI 检查 脊髓水肿表现为髓内长 T2 长 T1 信号。出血信号随时间变化不同，亚急性期可见 T1WI 及 T2WI 均呈高信号。T2*GRE 序列出血表现为低信号影。另外，对脊柱脊髓损伤合并的椎间盘损伤显示较好。可见椎间盘与终板分离，终板撕脱骨折，韧带撕裂及外伤性椎间盘突出。

值得注意的是椎管内麻醉也可导致脊髓损伤。脊髓前根动脉损伤或严重低血压情况下可导致脊髓缺血，MRI 检查损伤部位髓内可见长 T2 长 T1 信号，边界清楚。极少见情况下，可见蛛网膜下隙出血表现。

第二节　中枢神经系统先天畸形

一、脊髓栓系

脊髓栓系是指由于先天或后天的因素使脊髓受牵拉受制于椎管的末端，圆锥位置低于正常，由此而导致的下肢感觉、运动功能障碍或畸形、大小便障碍等一系列临床表现称为脊髓栓系综合征。正常成人圆锥末端不低于 L_2 水平。脊髓圆锥变细移行为终丝。

1. X 线平片　仅能显示骨质异常，可了解有无脊柱裂、脊柱侧弯及椎体畸形，不能直接显示脊髓栓系。

2. CT 检查　CT 平扫对脊髓的显示不如 MRI 检查，可见圆锥位置低，对合并的脊椎畸形、脊柱裂等显示较好，也可发现明显的椎管内肿瘤或脊髓空洞。CT 脊髓造影能显示脊髓圆锥，但属有创性检查，敏感性和可靠性不如 MRI。

3. MRI 检查　可清楚显示脊髓圆锥的位置和形态，是诊断脊髓栓系综合征的主要方法。可见脊髓圆锥受牵拉变细，位置下移，圆锥下端位于 L_2 椎体下部终板平面以下。轴位观察 L_5 ～ S_1 椎体水平终丝短而粗，直径大于 2 mm。并可见低位脊髓在硬膜囊内向背侧移位。可同时发现椎管内（外）脂肪瘤、脊髓空洞症、脊髓纵裂及其他合并畸形或合并的先天性肿瘤。推荐应用脂肪抑制序列。

二、小儿颅缝早闭

颅缝早闭是指各种原因导致颅骨骨缝过早闭合。额缝在 2 ～ 3 岁时闭合，其他颅缝在 30 ～ 50 岁开始闭合，闭合程度与年龄无关。颅盖部按矢状缝、冠状缝、人字缝顺序先后闭合。CT 检查为主要检查手段，也可应用 X 线平片进行筛查。MR 对骨质情况显示欠佳，仅能显示颅脑形态异常、颅内压增高表现和合并的其他脑内畸形或病变。

1. X 线平片 可用于颅骨受压情况和颅面畸形的筛查，除在常规的正侧位中观察外，必要时可加拍斜位片。

2. CT 检查 螺旋 CT 容积扫描结合三维重建，可从任意角度清晰地观察到颅缝闭合的部位及程度。还可显示脑内结构情况，推断颅缝早闭的病因。

3. 原发性颅缝早闭可见由于颅内压增高所致的颅骨内板多发脑回状压迹。还可合并颅底下陷。

三、寰枕畸形

属颅颈交界区畸形。颅颈交界区骨质包括枕骨、寰椎及枢椎。此区域骨质畸形包括颅底凹陷症、扁平颅底、寰椎枕化、枢椎畸形等。

1. 颅底凹陷 以枕大孔为中心的颅底骨组织内陷，导致枕大孔前后径缩短，后颅窝腔变小，从而压迫延髓小脑及牵拉神经根产生症状，可见椎动脉受压供血不足表现。常合并其他畸形，如寰枕融合，小脑扁桃体下疝，颈椎融合，寰枢关节脱位。X 线、CT 或 MRI 检查可见齿状突上移。

2. 扁平颅底 蝶骨体长轴与枕骨斜坡构成的颅底角异常增大。可合并颅底凹陷。单独出现时临床意义不大，无须治疗。

3. 寰椎枕化 寰枕骨质局部融合，寰枕间隙显示不清。

4. 枢椎发育畸形 枢椎分节不良：寰枢椎或枢椎 C_3 融合；齿状突发育不良，齿状突分离：齿状突完全缺失，部分缺失或未与枢椎椎体融合。

第三节 脑肿瘤

一、星形细胞瘤

星形细胞瘤（astrocytoma）是颅内最常见的肿瘤之一，起自星形细胞，约占颅内肿瘤的 12% ～ 17%。星形细胞瘤可发生在任何年龄组及脑内任何部位，但成年人多发生在大脑半球，儿童则以小脑半球最为多见。

1. CT 表现 浸润性生长的星形细胞瘤 CT 平扫表现为低密度区，其 CT 值多为 20 Hu 左右，肿瘤与周围水肿不易区分。病变的边缘多不规整，占位效应和病变范围大小有关。肿瘤体积越大，其占位效应越明显。此类肿瘤分化较好，内部的血管结构亦较完整，故静脉注入对比剂后一般无增强。大约 15% 的星形细胞瘤内可见斑点状钙化灶。

2. MR 表现 MR 检查见肿瘤呈长 T1 和长 T2 信号表现，即在 T1 加权像上为低信号强度，在 T2 加权像上为高信号强度。肿瘤信号的均匀程度视其内部结构而定，可均匀或不均

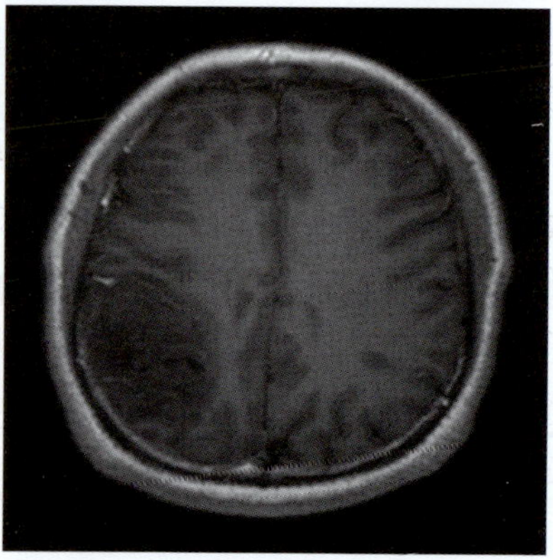

图 4-1 右颞顶枕星形细胞瘤

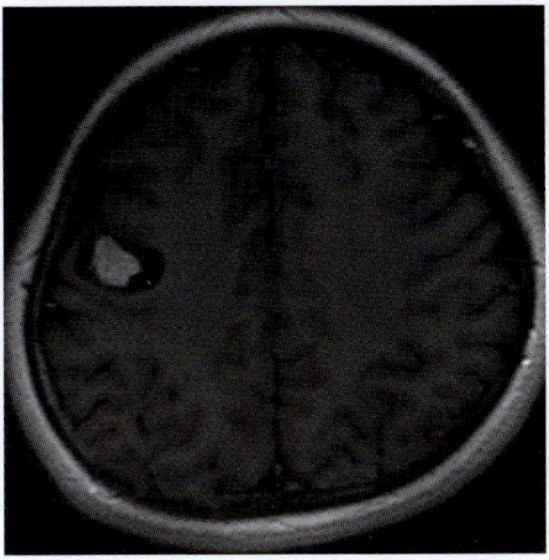

图 4-2　右颞顶星形细胞瘤，瘤内发生囊变

匀。静脉注入对比剂后，浸润性生长的星形细胞瘤一般无增强或仅有轻微的斑点样增强（图 4-1）；囊性星形细胞瘤则可见肿瘤实性部分明显增强（图 4-2）。

二、间变性星形细胞瘤

间变性星形细胞瘤（anaplastic astrocytoma）属低度恶性，占星形细胞肿瘤的 35% 左右，仅占颅内肿瘤的 6%。此类肿瘤可发生在任何年龄，但以中青年最多见。

1. CT 表现　非增强扫描见肿瘤多表现为不规则形低密度区，密度尚均匀，邻近脑室、脑池或脑沟可见受压变形，病变的边缘多欠清晰。静脉注入对比剂后可见环形或非完整的环形增强影，环壁尚薄和均匀。偶见高密度钙化影。

2. MR 表现　MR 检查见肿瘤呈长 T1 和长 T2 信号强度影，肿瘤内部信号多不均匀，偶有小灶性囊变或坏死。肿瘤周围可见中度的水肿，邻近的脑室常常受压变形。静脉注入对比剂后可见肿瘤呈完整或不完整的环形增强。间变性星形细胞瘤增强的壁一般较薄，厚度也较均匀。

三、胶质母细胞瘤

胶质母细胞瘤（glioblastoma）又称多形胶质母细胞瘤，多发生于幕上，占颅内肿瘤的 10% ～ 15%。此肿瘤以中、老年人多见，男性明显多于女性，男女之比为（2 ～ 3）：1。胶质母细胞瘤位于皮质下，呈浸润性生长，常侵犯几个脑叶。肿瘤侵犯深部结构，并沿胼胝体向对侧额叶侵犯比较常见。小脑胶质母细胞瘤罕见。

1.CT 表现 平扫多表现为混杂密度影，肿瘤内部常见囊变、坏死的低密度区，亦可见斑块状高密度出血灶。肿瘤边缘模糊不清，瘤旁水肿明显，占位征象多比较严重。静脉注入对比剂后一般呈不规则花环样增强，环壁厚薄不均。

2.MR 表现 平扫时，胶质母细胞瘤表现为信号不均匀、形态不规整、边缘欠清楚的长 T1 和长 T2 异常信号影。瘤旁水肿一般比较重，邻近脑室可见明显的受压变形以及移位。肿瘤内灶性坏死和出血比较常见。静脉注入对比剂后肿瘤多呈不规则花环样增强（图 4-3，4-4）。

四、室管膜瘤

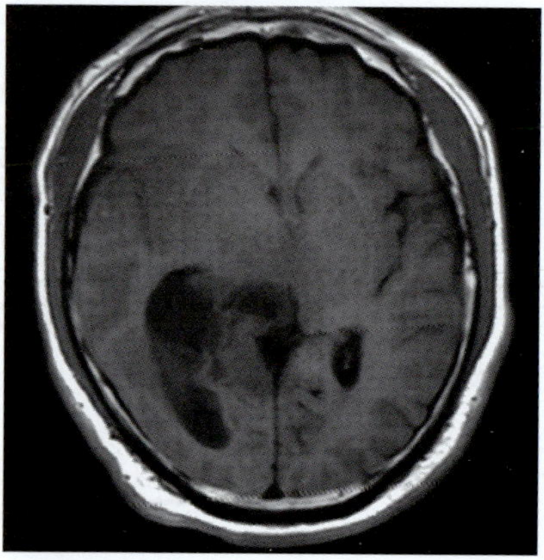

图 4-3 **MRI T1** 右顶枕胶质母细胞瘤

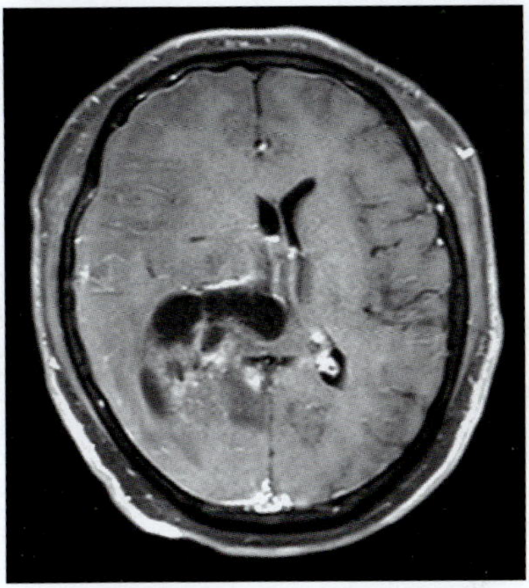

图 4-4 **MRI T1 增强右顶枕胶质母细胞瘤，肿瘤不规则增强，瘤内大片坏死，混杂信号**

室管膜瘤（ependymoma）以青少年多见，约占颅内肿瘤的 8%。男性多于女性，男女之比为 1.9∶1。该肿瘤可起源于脑室系统的任何部位，幕下占 60%，幕上占 40%。其好发部位按发生频率从高到低依次为第四脑室、侧脑室、第三脑室和导水管。大脑半球和桥小脑角区较少。

1.CT 表现 非增强扫描见肿瘤多呈菜花状的混杂密度区，偶见高密度钙化影。脑室形态依肿瘤的位置而有所不同。当肿瘤位于第四脑室时，一般在瘤周可见残存的脑室（低密度脑脊液影）。侧脑室肿瘤则可引起脑室局部扩大。静脉注入对比剂后多呈非均匀性中度增强。部分室管膜瘤可发生脑实质内，以顶枕叶为多见。其 CT 特征为较大的实性肿瘤伴一较大的囊变区。注药后扫描，肿瘤实性部分呈中度增强。

2. MR 表现 MR 检查见室管膜瘤多呈圆形等 T1 或稍长 T1 以及长 T2 信号影。肿瘤内小囊变坏死较常见。静脉注入对比剂后肿瘤多为非均匀性中度增强。偶见室管膜瘤位于脑实质内，且常常位于顶枕叶。肿瘤一般为实性，常常伴有囊变。囊变区即可位于瘤内，也可位于瘤外。静脉注入对比剂后，肿瘤的实性部分呈中度增强。

五、脑膜瘤

脑膜瘤（meningioma）较常见，约占颅内肿瘤的 19%，中年女性多见。脑膜瘤起源于中胚层结缔组织，发生在蛛网膜颗粒。好发部位包括上矢状窦旁、大脑镰旁、大脑凸面、幕切迹、前中后颅窝底和桥脑小脑角区等。脑室内及第三脑室后亦可发生。肿瘤多为单发，偶见多发。

1. CT 表现　CT 平扫见脑膜瘤多为椭圆形稍高密度影，肿瘤以广基与骨板或脑膜密切相连，瘤旁水肿或多或少，有明显占位表现。骨窗像多见骨板受压变薄或局限性骨质增生，偶见骨破坏。脑室内脑膜瘤一般较大。个别脑膜瘤可呈扁平状沿脑膜生长。注入对比剂后见肿瘤均匀一致性中度增强。

2. MR 表现　典型的脑膜瘤多数呈质地均匀、边缘清楚的等 T1 和等 T2 信号强度影，少数表现为稍长 T1 以及稍长 T2 信号影。当肿瘤质地坚硬时可表现稍长 T1 和短 T2 信号强度。T2 加权像常常见肿瘤边缘有一低信号边缘带，这多为肿瘤纤维包膜或肿瘤血管所致。静脉注入对比剂后，脑膜瘤多呈中度或明显增强。邻近脑膜多有增强，即“鼠尾”征。

六、神经鞘瘤

神经鞘瘤（neurinoma）是颅内常见肿瘤之一，好发于中年人，男女无大差异，约占颅内肿瘤的 10%。颅内最常见的神经鞘瘤为听神经鞘瘤，其次为三叉神经鞘瘤。

1. CT 表现　CT 平扫见肿瘤多为实性等密度影，边缘清楚。肿瘤体积越大，其内部低密度囊变、坏死区越多见。注药后见病灶呈均匀性或非均匀性中度增强。听神经鞘瘤为桥脑小脑角区最常见的肿瘤，常引起内听道扩大或骨破坏。CT图像上可见一“蒂”伸入内听道。少数听神经鞘瘤可完全位于内听道以外，内听道大小完全正常。听神经鞘瘤多位于内听道开口处，瘤体与骨板夹角呈锐角关系，这点有助于和脑膜瘤的鉴别。约有 20% 的肿瘤在平扫呈不规则低密度区或囊变区，注药后无增强。微小听神经瘤（＜1 cm）的 CT 常规检查可无阳性发现，经腰穿内听道气脑造影 CT 扫描可发现病灶。三叉神经鞘瘤的 CT 表现与听神经鞘瘤表现相似。所需作鉴别的是该部位的脑膜瘤。脑膜瘤增强幅度高于神经鞘瘤，可有低密度坏死区，骨改变以增生为多见。应该强调的是，当 CT 检查疑为神经鞘瘤时，观察骨窗像是十分必要的。

2. MR 表现　神经鞘瘤多为长 T1 和长 T2 信号影，肿瘤边缘清楚，肿瘤旁一般无水肿。由于囊变坏死和出血较常见，因此肿瘤信号常常不均匀。静脉注入对比剂后见肿瘤实性部分呈中度增强。肿瘤较大时，脑干、小脑和第四脑室可受压变形，并可出现梗阻性脑积水。

七、垂体腺瘤

垂体腺瘤（pituitary adenoma）较常见，占颅内肿瘤的 15% ～ 18%。根据有无激素分泌而分为功能性和无功能性两类；影像学上又将小于 1 cm 的肿瘤称为微垂体腺瘤小于 1 cm。

1. CT 表现　CT 平扫见蝶鞍扩大，鞍内及鞍上池内有圆形等密度或稍高密度影，边缘清楚，肿瘤内部可见低密度囊变、坏死区。鞍上池部分或全部闭塞。

2. MR 表现　垂体瘤多数位于鞍内，可向上、向两侧、向下生长，从而产生各种影像学表现。如果肿瘤很小，在 MR 上，蝶鞍外形可正常。肿瘤继续生长，则可出现蝶鞍扩大，表现为鞍内圆形、椭圆形或分叶形实性肿块影，边缘光滑锐利。近来的研究将垂体瘤的各种信号特点归为三型：在各扫描序列中均类似于灰质者为“实质型”；在各扫描序列中均有高于灰质的信号者为“出血型”；在 T1 加权像为低信号，T2 加权像为高信号者为“含水增多型”。

第四节　脑血管病

一、颅内动脉瘤

动脉瘤是指动脉壁因局部病变（可因薄弱或结构破坏）而向外膨出，形成永久性的局限性扩张。颅内动脉瘤多因脑动脉管壁局部的先天性缺陷和在腔内压力增高的基础上引起。高血压、脑动脉硬化、血管炎与动脉瘤的发生与发展有关。动脉瘤是造成蛛网膜下隙出血的首位病因。颅内动脉瘤可分为囊状、梭形和夹层 3 种类型。大多数先天性动脉瘤起自 Willis 环或大脑中动脉分叉处，33% 位于前交通动脉，33% 位于颈内动脉近后交通动脉起始部，20% 位于大脑中动脉分叉处，5% 位于基底动脉顶端，5% 位于小脑上动脉、小脑前下或后下动脉，1% ～ 3% 位于其他部位（例如脉络膜前动脉、胼胝体周动脉）。

1. DSA（“金标准”） 动脉瘤的直接征象，多为浆果样，可规则或不规则；血管痉挛（通常蛛网膜下隙出血后 1 ～ 2 周最明显）；如果病灶多发，最大的动脉瘤最有可能出血。

动脉瘤破裂引发蛛网膜下隙出血的患者 DSA 血管造影表现正常。值得注意的是，2% ～ 5% 的病例即使很精确的 DSA 血管造影也可为阴性。动脉瘤（或隐匿性血管畸形）可能会自发形成血栓。

2. CT 表现 CTA 可显示 2 ～ 5 mm 或者更大的动脉瘤，

但是必须与血管袢或血管扩张鉴别。部分或者完全栓塞的动脉瘤，表现为边缘钙化、平扫时局部呈高密度、残腔明显强化等。

3. MR 表现 未闭合、血流快的动脉瘤表现为 T1WI/T2WI 均呈低信号或“血管流空”，无流动补偿序列时会出现搏动伪迹，涡流时可见不均匀低信号或等信号。部分血栓形成的动脉瘤信号复杂，表现为管腔内见血管流空，层状血块周围各层（高铁血红蛋白呈高信号，含铁血黄素呈低信号），动脉瘤周出血或水肿。MRA 能检出直径 3 ～ 4 mm 的动脉瘤。

二、动静脉畸形

颅内动静脉畸形是脑血管畸形的一种类型。Russell 等将颅内血管畸形分为四类：动静脉畸形（AVM）、静脉血管畸形、毛细血管扩张症、海绵状血管瘤。脑实质内动静脉畸形多为先天性，是脑血管畸形中有症状的最为常见的一种类型，可发生在任何部位（70% ～ 93% 为幕上）。病理上表现为迂曲的、紧密包裹的扩张血管团块、扩张的引流静脉、无毛细血管、畸形血管内无正常脑组织和周围脑实质多有萎缩和胶质样变。AVM 可合并有出血。

脑实质型 AVM 的 DSA 表现包括紧密包裹的扩张的供血动脉团块、迂曲增粗的引流静脉、动静脉分流（“早期引流静脉”），常从邻近血管“盗血”，7% ～ 9% 伴发动脉瘤（继发于高血流状态）。

1. CT 表现 可见蜿蜒状的等密度或高密度病灶，出血和周围脑实质萎缩常见；注射对比剂后明显强化。

2. MR 表现 图像见紧密包裹的蜂窝样异常蜿蜒的“血管流空现象”；常为混杂信号，血栓形成或血流速度慢的血管有局灶信号增强。伴出血灶时可见不同演变阶段的出血和含铁血黄素低信号环。MRA 能很好地显示 AVM。

推荐阅读

1. 王拥军 . 血管神经病学 . 北京：科学出版社，2015.
2. 杨正汉，冯逢，王霄英 . 磁共振成像技术指南——检查规范、临床策略及新技术应用 . 北京：人民军医出版社，2007.
3. Anne G.Osborn. 脑血管造影诊断学 . 李松年，译 . 2 版 . 北京：中国医药科技出版社，2000.
4. 冷冰 . 神经系统血管性疾病 DSA 诊断 . 北京：人民卫生出版社，2010.

5 神经功能监测方法

陆 瑜 刘 强

第一节 脑血流监测

足够的脑血流量（cerebal blood flow，CBF）对于保持中枢神经系统功能的完整性十分重要。绝大多数测量CBF的技术是以Fick原理为基础的，即首先选择脑组织中或外源物质做示踪物，然后检测该示踪物在脑组织和血管中的浓度变化，最后，根据变化值推算出CBF。目前为止能够定量监测CBF的方法都不能在术中使用，而一些间接测量CBF的方法已经逐渐引入手术中，例如经颅多普勒（transcranial doppler，TCD）、激光多普勒血流测量仪（laser doppler flowmetry，LDF）等。

脑血流监测方法众多，基本上可分为直接法和间接法两种，直接法又可分为清除法和有创监护技术两大类。

一、直接法

（一）清除法

1. ^{133}Xe 清除法 ^{133}Xe 清除法是吸入氙气或将Xe溶于生理盐水中静脉注射。应用位于颅外的探测器记录脑组织的Xe清除曲线，同时有探测器记录呼气末Xe的清除曲线，通过特定的计算机软件比较两条曲线而计算出 15 min 内的 CBF。该方法获得的 CBF 准确性高，但繁琐、耗时。这种方法主要评估了皮质血流，但是难以排除脑外结构的影响。

2. Xe-CT 法 Xe-CT 法是患者吸入 30%Xe 和 70%O_2 的混合气体 4.5 min 后行 CT 扫描，然后应用特定的计算机软件进行图像分析和 CBF 计算。该方法获得 CBF 比较直观。由于对幕上病变的检查，每次最多可扫 3 个不同层面、且相互间距不超过 20 mm，故不能全脑测量。对幕下病变，由于人工伪影，测量结果不够准确。这种方法 X 线照射剂量较大，且 Xe 价格较贵。

3. 氢清除法 氢清除法大都应用于实验研究。

（二）有创监护技术

1. 激光多普勒血流测量仪（LDF） LDF 可以持续实时监测局部微循环血流，将一个 0.5 ～ 1 mm 直径的纤维激光探头放置在脑组织表面或其内部，将反射光传导进入流量感受器的光探测仪中。尽管 LDF 被认为是评估局部脑血流持续实时监测和相对改变的完美技术，但是它也存在不足。这项技术的主要缺点表现在，它是有创的，不能反映脑血流绝对值的大小，只能监测局部脑组织的血流（1 ～ 2 mm）。由于患者体动或探头放置不合适造成伪差，限制了其在临床上的应用。

2. 热扩散流量计 大脑皮质热量的传导率和 CBF 改变成一定比例，皮质表面热扩散的测量能用来测定 CBF。该监测仪包括两个小的热敏电阻，通过监测两个热敏电阻间温度的不同来计算 CBF。热扩散流量计有可能用于脑组织灌注的临床监测，但是它是有创的，还需要更多的临床实验来验证它的有效性。

二、间接法

1. 颈静脉氧饱和度（$SjvO_2$） 间断颈内静脉球部采血

测氧饱和度或应用带有光纤探头的 $SjvO_2$ 测定导管，经皮穿刺逆行插入颈内静脉球部。通过连续测量 $SjvO_2$，间接反映大脑半球的 CBF 和脑氧代谢。研究发现其可信度只有 50%，故须与其他方法结合应用。

2. 经颅多普勒（TCD） 其原理是以低频脉冲超声波经颅骨对颅底大血管进行扫描，由于部分超声波被红细胞反射及流体的多普勒效应，发射波与接收波之间有一定的频移差。经计算机对频移差值大小及方向进行分析处理后可以获得受检血管血流状况的各项指标。TCD 测定具有无创，价廉，操作简单并能实时动态显示病理生理情况下的颅内血流状态，而且具有测量结果可重复等优点。其缺点是测量结果受颅骨密度、声窗大小、待测部位、探头方向、取样深度、操作者熟练程度及血流信号强弱的影响。另外，由于部分老年女性的颞窗为盲窗或因颅骨造成超声波的过度衰减，颅内血流信号微弱或不能被探测到。脑底动脉环为 CBF 侧支代偿主要结构。国内外数千例尸检资料证实，脑底动脉环异常占 48%，闭锁型 91.5% ～ 94.3%，开放型 3.7% ～ 8.5%。随年龄老化逐渐暴露脑底动脉环潜在血液减少危险，使 TCD 诊断的准确性受到影响。

3. 近红外光谱监测技术（near infrared spectrophotometry，NIRS） 波长 650 ～ 1100 nm 范围的近红外光能穿透头皮、颅骨及脑组织达数厘米。光谱仪通过测定入射光强度和透射光或返回的散射光强度，可获得光在颅内衰减的有意义信息。透射性 NIRS 通过检测入射光和透过光的强度（适用于小儿），反射性 NIRS 在头颅同侧检测入射光和返回的散射光强度（适用于成人）。经 Beer-Lambert 定律换算求得氧合血红蛋白（HbO_2）和还原血红蛋白（HbR）浓度（引起光在颅内衰减的主要物质是 HbO_2 和 HbR。以 HbO_2 和总血红蛋白（HbT）浓度之比作为局部脑血氧饱和度（$rScO_2$），在此基础上检测动脉血氧饱和度（SaO_2）变化引起的 HbO_2 和 HbR 浓度改变可推算出 CBF 和脑血容量（CBV）。依据 Fick 公式可得到：$rScO_2=SaO_2-k/CBF$，[$k=0.75\cdot(CMRO_2/1.34\cdot Hb)$]，由此可知：血红蛋白（Hb）及脑氧代谢率（$CMRO_2$）稳定时，$rScO_2$ 的改变可以反映 CBF 的变化。由于头皮等非脑组织透光性差及散射性的影响，NIRS 得的 CBF 值往往偏低，且变异较大，需多次测量取平均值。但其具有无创性、无放射性、可床旁操作、避免搬动患者等优点。

4. 正电子发射断层扫描（PET） 其原理是将人体代谢所必需的物质（如葡萄糖、蛋白质、核酸、脂肪酸等）标记超短半衰期的放射性核素（^{11}C、^{13}N、^{15}O、^{18}F 等）制成显像剂（如氟代脱氧葡萄糖，FDG）注入人体后进行扫描显像。由于人体不同组织的代谢状态不同，标记物质在人体不同组织的分布也不同。应用于 CBF 监测的是用正电子核素标记的水、氨、氟甲烷和丁醇。它们能以分子形式迅速通过血脑屏障进入脑组织，有效测量 CBF。其优点主要有高分辨率、高准确性、非有创性、危险性小等。采用的放射性核素均为人体生命的基本元素，且均为超短半衰期的放射性核素，适合于快速动态研究，不仅能进行 CBF 的定量测定，也可获得代谢方面的参数，被称为 CBF 监测的金标准。其缺点主要是价格昂贵，且所用同位素半衰期短，必须就近配置，故难以推广使用。

5. 单光子发射断层扫描（single photon emission computed tomography，SPECT） 其原理是注入或吸入能够放射 γ 光子的放射性核素或药物，显像仪探头收集所要检查部位或脏器发出的 γ 射线，再通过光电倍增管将光电脉冲放大转变成电信号。SPECT 脑显像是将注入体内的放射性核素在脑内的聚集进行扫描并显示其立体分布图像。由于显影剂进入脑组织的量与局部 CBF（rCBF）和脑细胞的代谢功能成正比，经过断层扫描得到脑组织各个层面的影像后.可据此进行 CBF 定量测定及代谢研究。目前常用放射性核素 ^{99m}TC 标记六甲基丙烯胺肟（hexamethylpropylen eamine oxime，HMPAO）和 L，L- 乙基半胱氨酸二聚体（L，L-ethyl cysteinate dimer，ECD）。

6. 微透析法 是将半透膜导管植入脑组织，通过检测脑组织间液的电解质、乳酸、葡萄糖、NO 等物质而间接反映 CBF 和脑氧代谢。

第二节 颅内压监测

尽管监测颅内压不能直接提供 CBF 的相关信息，但可以用于计算脑灌注压（cerebral perfusion pressure，CPP），充足的 CBF 必须有适宜的 CPP。CPP 定义为平均动脉压（MAP）和颅内压（ICP）之差。换言之，它是推动血流在脑血管内流动的净压力（假设 ICP 大于右房压）。CPP 和 CBF 不一定成比例，因为决定 CBF 的还有其他因素。事实上，在生理 CPP 范围之内，CBF 应保持相对的稳定。CPP 很低时会导致脑缺血，而很高时会导致脑充血。

一、有创颅内压监测技术

按传感器和颅腔的关系分植入法和导管法；按传感器的种类分液压和非液压法；按传感器和导管的安置部位分脑室法、硬膜下法、蛛网膜下法、硬膜外法、腰穿法、无损伤前囟门测定法、脑组织法。

（一）脑室法

与末端在脑室内的导管相连的外部压力传感器能够进行直接压力测量，这一测量方法也一直被认为是 ICP 测量的金标准。这一装置还具有脑脊液引流和定期外部校准的优点。然而，脑室内导管的插入可能会有困难，有进展性脑肿胀的患者是禁忌的，监测 3 天后感染的风险显著增加。应当注意的是，当通过开放的脑室外引流（EVD）进行测量时，此时不能有效地解释 ICP 读数，因为 EVD 是开放的，EVD 应该关闭至少 15 min 以进行测量。

优点：①压力准确性高，其值是“金标准”，其他监测方法所测得值必须与其相比，判断准确与否；②安装技术简单；③引流易保持通畅；④可行脑脊液引流减压；⑤可取脑脊液化验；⑥可行脑室造影；⑦脑室内用药；⑧测定颅内顺应性。缺点：有颅内感染、穿刺失败、引流管阻塞、并发颅内血肿等可能。

（二）硬膜外腔、蛛网膜下隙测压法

硬膜外腔测压法过去是用螺丝套筒旋入颅内使传感器贴合于硬膜上测压，安装技术要求高。20 世纪 80 年代后研制的光纤和电子探头，只需直接置于颅骨下，操作简单。

硬膜外隙测压法优点：①不易感染；②无导管阻塞危险；③可避免脑室穿刺失败的弊病；④压力基本反映颅内真实压力。缺点：①如传感器位置变化，影响压力准确性；②长期测压，硬膜增厚影响准确性；③钻孔止血不彻底，影响准确性；④不能测定颅内顺应性。资料表明，硬膜外腔测压法与脑室法测定值差别无显著意义。近年来，硬膜外腔测压法因有创小、操作简单等优点优于脑组织法而渐受重视。

蛛网膜下隙测压法优点：①可避免向脑室穿刺；②可测定颅内顺应性。缺点：有不易操作、导管阻塞、因导管部分阻塞致读数偏低、感染的可能。

二、无创颅内压监测技术

（一）经颅多普勒技术

无创性ICP监测技术中报道最多的是经颅多普勒（transcranial Doppler，TCD）。TCD通过观察高颅压时的脑血管动力学改变来估计ICP。

1.TCD监测ICP的病理生理基础 脑灌注压（CPP）为全身平均动脉压（mean systemic arterial pressure，mSAP）减去ICP。脑血流（CBF）与CPP成正比，与脑血管阻力（cerebrovascular resistance，CVR）成反比，即CBF=（mSAP－ICP）/CVR。当脑血管自动调节功能存在时，ICP升高，CPP降低，脑小动脉扩张，CVR减小以保持脑血供恒定，此时舒张压（diastolic blood pressure，DBP）比收缩压（systolic blood pressure，SBP）下降明显，故脉压增大，而反映脉压差的搏动指数（pulsatility index，PI）、阻力指数（resistance index，RI）增高。当ICP持续增高时，脑血管自动调节功能减退，脑循环减慢，CBF减少，收缩期血流速度（systolic velocity，Vs）、舒张期血流速度（diastolic velocity，Vd）、平均血流速度（mean flow velocity，Vm）均降低。

2.TCD监测ICP的优缺点 较之其他方法，TCD具有以下优点：①能反映脑血流动态变化；②可观察脑血流自身调节机制是否完善。TCD监测ICP有以下缺点：①TCD测量流速而非流率指标，脑血管活性受多种因素（$PaCO_2$、PaO_2、pH值、血压、脑血管的自身调节）影响时，ICP和脑血流速度的关系会发生变化，用TCD准确算出ICP有一定困难；②在创伤和其他颅内疾病中还存在一些特殊情况，如在颅脑创伤后急性期的患者可出现不明原因的PI和ICP不同步的波动；③脑血管痉挛时的流速增加须与脑充血相鉴别。

（二）闪光视觉诱发电位

1.f-VEP 和 ICP 的相关性 对 23 例颅脑创伤患者（无明显占位性病灶）做 f-VEP 和硬膜下 ICP 监测的对照研究发现，随 ICP 升高，N_2 潜伏期持续延长，N_2 潜伏期与 ICP 呈正相关（γ=0.183），同时与 CPP 呈负相关。用得出的回归方程式来判断另一组患者的 ICP，与实测值相近。Mark 对 36 例脑积水和颅脑创伤患者的研究证实了以上结论，硬膜下 ICP 和 f-VEP 的 N_2 潜伏期呈线性相关，这一关系在 ICP ＞ 300 mmHg 时尤其明显（γ=0.90）。Frederik 在体外循环新生儿中发现，随着自身循环恢复时 ICP 升高，f-VEP 的 N_{70} 和 P_{100} 延长，ICP 和 N_{70} 潜伏期 γ=0.184。Davenport 报道，在暴发性肝衰竭昏迷患者血液透析过程中，随着 ICP 增高，f-VEP 的 N_2，P_2 波潜伏期均延长，与 P_2 的 γ=0.174。且随着 ICP 升高，CSF 的 pH 值下降，乳酸浓度增高，提示 f-VEP 波延长的病理生理基础是，ICP 升高时，CPP 降低引起的脑缺血和缺氧。

2.f-VEP 监测 ICP 的优缺点 f-VEP 监测 ICP 具有独特的优点：f-VEP 本身就是危重患者脑功能监测和随访的有效方法，对判断颅内压增高疾病的预后和脑死亡有一定帮助。但此方法也有以下局限性：① f-VEP 易受与脑代谢有关因素的影响，如 $PaCO_2$、PaO_2、低血压、pH 值等。某些疾病引起的全身代谢紊乱也能影响 f-VEP，如肝性脑病。②严重视力障碍和眼底出血等眼部疾病对 f-VEP 存在影响。③颅内占位性病灶压迫和破坏视觉通路时，f-VEP 对 ICP 的反应将受影响。④部分深昏迷患者和脑死亡者 f-VEP 不出现波形。

（三）鼓膜移位法

声音反射中声音刺激沿听骨链传入耳迷路，由第八对脑神经传入脑干，引起镫骨肌收缩反应，最终导致鼓膜移位（tympanic membrane displacement，TMD）。40 岁以前的正常人群有 90% 耳迷路导管开放，此时鼓膜周围的液体压力直接反映颅内脑脊液的压力。ICP 变化引起外淋巴液的压力变化可产生静止状态镫骨肌和卵圆窗的位置改变，继而影响听骨链和鼓膜的运动。通过 ICP 改变时的 TMD 值和正常 TMD 值的差别可估算 ICP。

1.TMD 的监测方法 Samuel 等和 Reid 等描述了 TMD 的监测方法。在检查前受试者首先必须满足以下条件：①中耳压力正常；②镫骨肌反射正常；③耳迷路导管开放。如体位改变时（由卧位变为坐位）TMD 值随颅内压变化。测量时整个外耳道用形状大小相配的耳塞密闭，以确保外耳道压力恒定。此时，鼓膜移位将由测量装置（超敏气流感受器）上的探测隔膜的配合移位反映出来。声音刺激强度、频率、持续时间恒定，取数次声音刺激后的平均值。根据 TMD 值和实际 ICP 值的相关关系推算 ICP 值。

2.TMD 估算 ICP 的优缺点 TMD 法能在一定范围内较精确地反映低颅压，这是 TCD、f-VEP 和 AFP 等方法所不具有的。在高颅压和低颅压所引起头痛等症状不易区分时，TMD 能较准确区分。但也有一些缺陷：①患者不能过度暴露于声音刺激中，因其可引起暂时性音阈改变而影响测量值；②有脑干和中耳病变的患者，因镫骨肌反射缺陷，而不能应用此项检查；③不适用于连续 ICP 监测；④不安静、不合作的患者不宜行此检查；⑤不适用于老年人（耳迷路导管已闭）。

（四）经视网膜静脉压检测 ICP

早在 1925 年 Baurmann 提出可用视网膜静脉压来评价 ICP。在正常情况下，由于视网膜静脉经视神经基底部回流到海绵窦，视网膜中央静脉压≥ ICP。ICP 影响视网膜静脉压的部位为视神经基底鞘部。ICP 增高将导致视神经乳头水肿和视网膜静脉搏动消失。Firsching 等利用脑室内放置导管监测 ICP，同时利用吸杯负压式视网膜血管血压测定法测定视网膜中央静脉压，比较了 22 例患者的 ICP 和视网膜中央静脉压的关系，结果显示：两者有明显的线性相关性。所有患者的视网膜静脉压高于 30 mmHg，相应的 ICP 高于 15 mmHg。Motschmann 等利用此法观察了 31 例患者的 ICP 和视网膜中央静脉压，结果亦显示两者有明显的线性相关性。视网膜动脉压测定为瞬间测定 ICP 提供了方便、实用的检测方法，可以容易地重复测定，并且使用范围广，但不适合长期监测。

（五）影像学方法评价 ICP

ICP 增加时，头颅 CT 可发现颅内占位性病变伴中线移位、严重脑积水或脑水肿伴基底池模糊不清。Falcao 等（1995）利用蛛网膜下隙导管监测 100 例急性脑创伤患者的 ICP，并同时评价患者的 Glasgow 昏迷评分（Glasgow Coma Scale，GCS）、头颅 CT 扫描和死亡率，发现 GCS（3 ～ 5）与颅内压增高水平显著相关，亦与头颅 CT 扫描的局灶性病变相关。

（六）临床评价 ICP

ICP 增加可导致患者出现意识障碍，包括嗜睡、昏睡和昏迷。GCS（3 ～ 5）与颅内压增高水平显著相关。患者可出现高血压，伴有或无心动过缓；可出现头痛、恶心、呕吐和展神经麻痹等体征；眼底可出现视神经乳头水肿。严重者可出现脑疝、生命体征不稳定等体征。

第三节　脑氧供需平衡监测

维持患者适宜的脑氧供需平衡保证脑组织新陈代谢是围术期麻醉管理核心任务之一。脑氧饱和度监测技术用以评估脑组织氧供与氧耗，及氧供与脑灌注间的平衡，现已广泛用于神经外科、心血管外科围术期麻醉管理及ICU床旁监测等。本节就三种脑氧饱和度监测技术各自原理、临床应用、不足及进展等进行阐述。

一、颈静脉球部氧饱和度监测

颈静脉球部氧饱和度监测（jugular venous oxygen saturation monitoring，$SvjO_2$）技术是最早应用于临床床旁脑氧饱和度监测的方法，现有被其他新型监测技术取代的趋势。

（一）基本原理

其原理是根据血红蛋白携氧的比例及脑部血运循环会使血氧饱和度降低，通过放置于颈静脉球部的纤维导管抽取血样间断或持续地测定颈静脉球部血氧饱和度，再通过Fick公式计算脑组织氧代谢情况来表示全脑氧饱和度，是维持适宜脑灌注非定性监测方法。

（二）临床应用

颈静脉球部氧饱和度监测最早用于神经重症监护室，后广泛用于心脏外科、神经外科，用于监测颅脑创伤（traumatic brain injury，TBI）、蛛网膜下隙出血（subarachnoid hemorrhage，SAH）后脑灌注受损情况，指导维持脑灌注压及过度通气的治疗。正常值范围是55%～75%，降低可能表示脑灌注压（CPP）降低或出现低碳酸血症，或脑氧耗增加使氧供需失衡，增高则可能表示相对充血或动静脉瘘，还可能与病理性动静脉分流、脑死亡有关。

（三）优势、不足及应用进展

其优势在于可以实时监测全脑血氧饱和度变化情况。缺点是 $SvjO_2$ 为介入性操作，会随着监测时间延长有出现血肿、形成静脉血栓等风险，对局部脑组织缺血不敏感，假设用稳定的脑氧代谢率（cerebral metabolic rate for oxygen，$CMRO_2$）计算脑血流变化，可能会遗漏脑部关键区域缺血。由颈静脉球部氧饱和度监测衍生的颈动-静脉氧浓度差及其他衍生变量现已被广泛地用于评估脑血流量（CBF）。

二、近红外光谱监测技术（NIRS）

近红外光谱仪衍生的脑血氧定量法是目前唯一非有创式的床旁脑氧饱和度监测技术，是现今应用最广泛的脑氧饱和度监测方法。

（一）基本原理

近红外光谱监测系统是基于近红外光的传输和吸收（波长范围 700 ～ 950 nm）通过组织，一些发色团生物分子在近红外光谱中具有不同的吸光度，它们的相对吸收光波长范围可以确定它们的浓度。从临床角度看，氧合血红蛋白和还原血红蛋白是最常用的测量生色团，细胞色素 c 氧化酶（cytochrome-c oxidase，CCO），电子传递链的复合体，越来越多的研究将它们作为细胞新陈代谢的标记，可能与提高临床诊疗更加密切。在成年人中，近红外光不能通过整个头部，因而近红外光光源和检测设备都位于脑部同侧之间相隔几厘米，可以检测表层皮质。NIRS 可透过动脉、静脉和毛细血管血液，所以局部脑组织氧饱和度（regional cerebral oxygen saturation，$rScO_2$）值代表测定这三个隔室加权后组织氧饱和度。$rScO_2$ 值也受一些生理变量的影响，包括动脉氧饱和度、$PaCO_2$、血压、血细胞比容、脑血流量（cerebral blood flow，CBF）、脑血容量、脑氧代谢率（cerebral metabolic rate for oxygen，$CMRO_2$）和脑动脉：静脉比（a：v）。

（二）临床应用

近年来围术期脑血氧定量应用显著增加，特别是在心脏和颈动脉手术，以及沙滩椅体位的手术。虽然急性脑损伤（acute cerebral injury，ABI）继发缺血性损伤很常见，低 $rScO_2$ 值与不良结局相关，ABI 患者在 ICU 管理中使用 NIRS 的数据也是有限的，没有以 NIRS 为导向治疗相关的已发表的研究结果。NIRS 作为非有创监测脑自动调整新兴技术，使用标准的信号处理技术及新颖的慢波振荡多模式监测分析技术。NIRS 也被用于在创伤性脑损伤患者中确定适宜脑灌注压（cerebral perfusion pressure，CPP）。因为细胞色素 c 氧化酶（CCO）在线粒体代谢中的关键作用，监测 CCO 浓度除了反映氧合变量，还有助于后缺血阈值的测定，提供额外的细胞代谢状态的信息。

ABI 后应用 NIRS 的一大挑战是颅内血肿，脑水肿或蛛网膜下隙可能使 NIRS 算法基于的一些假设失效。$rScO_2$ 正常范围 60% ～ 75%，但个体间存在较大变异，因此基于 NIRS 的脑血氧定量法被认为是监测趋势。虽未验证 $rScO_2$ 指导的缺血阈值，但临床研究和管理流程常以绝对 $rScO_2$ 值小于或等于 50% 或从基线下降大于或等于 20% 作为启动改善脑氧合的触发点。

NIRS 为导向治疗影响预后的唯一证据来自接受心脏手术的 3 个随机对照试验。小型研究认为心脏手术术后认知能力下降与术中脑血氧饱和度下降相关，但近期的一项系统回顾得出结论，只有低级别证据显示术中脑氧合下降与术后神经系统并发症有关。预防干预或治疗 $rScO_2$ 降低是有效预防卒中或心脏手术术后认知功能障碍的证据仍不足。一项关于儿科先天性心脏病患者接受手术治疗系统性回顾也得出结论，没有证据表明 $rScO_2$ 监测和管理改善该患者人群短期临床神经方面结局。

在颈动脉手术中监测脑缺血时与其他常用的监测方法相比脑血氧定量法也有相似的精度，且简单性方面有优势。脑血氧定量法与其他方法相比具有较高的时间和空间分辨率，因此在颈动脉手术时常用于指导处理系统生理功能降低大脑缺氧 / 缺血的风险。最近，时间分辨光学成像系统的使用，可以同时采集来自 32 个区域的数据，不同模式下观察同侧大脑皮质血红蛋白和氧合血红蛋白的变化，表明非有创式光学成像脑组织血流动力学监测在颈动脉手术过程中可能具有一定的作用。

沙滩椅体位手术的患者在麻醉后发生低血压相关性脑缺血的风险增高，故此类手术围术期脑血氧饱和度监测十分重要。近期一项纳入 50 名（位）沙滩椅位行肩部手术的研究指出（患者）围术期脑氧饱和度下降的发生率为 18%。$rScO_2$ 从术前基线平均下降最大达 32%，平均持续时间超过 3 min。在该研究中研究人员表示脑去氧饱和的高负担令人担忧，但不足在于他们没有确定去氧饱和与术后神经认知功能障碍间的关联。

至今仍没有证据表明全身麻醉下其他类型的手术早期监测脑氧饱和度以指导有针对性的干预措施可以改善围术期的术后结局。

（三）优势、不足及应用进展

近红外光谱仪（NIRS）监测技术具有灵敏、快速、实时、持续、无创等特点。NIRS 的临床应用仍有一些待解决的问题，特别是颅外组织的信号干扰，颅外循环可能会污染脑氧合监测，设备间缺乏具体行业标准，尚缺乏具体的 NIRS 监测脑缺血 / 缺氧的临界值，当前设备只能监测脑氧的相对变化等。近红外光谱仪（NIRS）衍生的脑血氧定量法是目前唯一非有创式的床旁脑氧饱和度监测技术，是现今应用最广泛的脑氧饱和度监测方法

三、脑组织氧分压监测（brain tissue oxygen tension monitoring，$PtiO_2$）

近年来直接监测脑组织氧分压（$PtiO_2$）呈上升趋势，尤其是在患者需要监测颅内压（intracranial pressure，ICP）时。$PtiO_2$ 监测是充分基于脑氧饱和度的监测方法，现认为是床旁监测脑氧饱和度的金标准。其对理解急性脑创伤患者病理生理改变及多模式神经功能监测有重要意义。

（一）基本原理

$PtiO_2$ 监测是基于病灶测量的技术方法，监测导管探针与颅内压监测导管大小相似，通过钻孔或开颅放置于大脑皮质下白质并用螺栓固定。探针目标区域大小约 17 mm^2，其放置位置至关重要但定位有一定风险，必须通过 CT 引导确认合适的探针定位并使读数准确。对于颅内出血（Intracerebral hemorrhage，ICH）和脑挫裂伤患者，探针应放置于病灶周围；对于动脉瘤蛛网膜下隙出血患者，则建议探针放置于出血血管附近。而疏忽病灶内有风险的定位放置区域会出现无用的干扰信息。在正常脑组织尤其是前额叶放置探针可以有效地监测全脑组织氧饱和度并指导维持未损伤脑组织正常生理功能。

（二）临床应用

$PtiO_2$ 监测最初主要用于严重颅脑创伤患者重症监护室的管理，现已广泛用于 ICU 床旁监测和围术期麻醉管理。美国神经重症监护学会近期指南指出 $PtiO_2$ 监测可用来指导实

施个体化脑灌注压（cerebral perfusion pressure，CPP）目标、动脉血二氧化碳分压目标、动脉血氧分压目标、血红蛋白浓度目标，亦可用于指导合并颅内压监测时颅高压的管理。脑创伤协作组指出监测及管理 $PtiO_2$ 是重症颅脑创伤患者以颅内压 / 脑灌注压为导向治疗的补充，也是延迟性脑缺血（delayed cerebral ischemia，DCI）、低级别蛛网膜下隙出血患者监测指标。

$PtiO_2$ 是一个复杂且动态的变量，表示脑氧供与氧耗及组织氧扩散梯度方面的相互作用。颅内因素和系统性因素均会影响颈静脉球部氧饱和度，系统性因素主要有动脉血氧饱和度、动脉血二氧化碳饱和度、吸入氧分压、心肺功能、血红蛋白水平。脑特异性因素主要有脑灌注压和颅内压、脑血流量、脑血管痉挛、脑自动调节水平、脑组织氧分压扩散梯度、探针周围微血管的组成及与动静脉的相对关系。

脑组织正常 $PtiO_2$ 范围是 20 ～ 35 mmHg（2.66 ～ 4.66 kPa），临床研究表明 $PtiO_2$ 低于 10 mmHg（＜ 1.33 kPa）是严重脑缺氧的指征，然而，至今仍未界定低 $PtiO_2$ 治疗临界值，建议当 $PtiO_2$ 低于 20 mmHg（≤ 2.66 kPa）或 15 mmHg（≤ 2.0 kPa）开始治疗，上述治疗临界值来源于患者结局临床研究而不是细胞水平缺血损伤的病理生理学证据。大量的研究证实低 $PtiO_2$ 与颅脑创伤或蛛网膜下隙出血不良预后间关系较为确定，但其他情况证据较少。此外，有证据表明增加干预措施如提高脑灌注压、提高吸入氧浓度、输注红细胞等可以改善颅脑创伤后 $PtiO_2$，但改善预后的重要证据仍是缺失的。

（三）优势、不足及应用进展

$PtiO_2$ 监测装置在置入后需要运行约 1 h 才能正常工作，这在一定程度上限制了在术中的应用。$PtiO_2$ 现被认为是反映细胞功能的生物学指标而不是单一的监测缺血缺氧的指标，这使其成为一个适当的靶向治疗监测指标。虽然 $PtiO_2$ 被认为是床旁监测脑氧饱和度的金标准，也对理解急性脑创伤患者病理生理改变及多模式神经功能监测有重要意义，但至今以 $PtiO_2$ 为导向的治疗改善预后的重要证据仍是缺失的。需要更大的Ⅲ阶段临床研究去确认在颅脑创伤和其他类型的脑损伤中以 $PtiO_2$ 为导向的治疗对患者是否会产生潜在的受益结果。

脑氧饱和度表示脑氧供需间的平衡，二者不匹配会导致大脑缺氧 / 缺血及其他不良结局的发生。现有的监测脑缺氧 / 缺血的技术工具，每个都有固有的优缺点。虽然有大量的证据支持脑缺氧 / 缺血与不良预后间关系，仍有待探究是否恢复脑氧合会改善预后，也需要大型随机前瞻性研究来解决目前方法的不确定性。

推荐阅读

1. Murkin JM，Arango M.Near infrared spectroscopy as an index of brain and tissue oxygenation.Br J Anaesth，2009，103（Suppl 1）：i3-i13.
2. Grinspan ZM，Pon S.Multimodal monitoring in the pediatric intensive care unit：new modalities and informatics challenges.Semin Pediatr Neurol，2014，21（4）：291-298.
3. Oddo M1，Bösel J.Monitoring of brain and systemic oxygenation in neurocritical care patients.Neurocrit Care，2014，21 Suppl 2：S103-120.
4. Feldman Z1，Robertson CS.Monitoring of cerebral hemodynamics with jugular bulb catheters.Crit Care Clin，1997，13（1）：51-77.

6 神经外科常见手术体位与手术入路

吴胜田　刘丕楠

第一节　患者体位

开颅手术时患者的体位一般有仰卧位、侧卧位、侧俯卧位、俯卧位、坐位等。小脑幕上开颅手术一般采用仰卧位、侧卧位或侧俯卧位。小脑幕下开颅手术一般采用侧卧位、侧俯卧位或坐位等。其基本原则是达到最良好的暴露，方便手术及麻醉操作，发生某些意外情况时便于抢救。

因颈部和颅内静脉无静脉瓣，颅内静脉压力水平高低的主要依据头部与右心房水平之间的高度，以及基础脑静脉压水平。因此当开颅时，头位过高可造成静脉负压，当静脉破裂时形成空气栓子；头位过低时可造成手术出血增加。一般常采用轻度头高脚低位。

一、仰卧位

仰卧位适用于单、双侧额部开颅或单侧额颞部开颅。患者取平卧位，头下放一头圈或以头架固定，偏一侧的手术可取头转向健侧的仰卧位，升高床头使头部高于身体平面20°，上肢绑血压计袖带，上下肢体均要约束，并用包布将患者肢体与手术台及托盘等金属物品隔开，防止术中使用电刀时灼伤患者皮肤。

二、侧卧位

侧卧位适用于颞、顶、枕、后颅窝开颅术和脊髓手术。患者取侧卧位，一般患侧在上，头架固定头部。健侧腋下垫一软枕，以免腋动脉及臂丛长时间受压造成肢体功能障碍。健侧的大粗隆及髂嵴部亦要垫以气垫或软枕，以免长时间手术造成皮肤压伤。肩部用拉肩带固定，并将拉肩带向背部后下方牵拉固定在手术台旁，使之与手术台呈45°角。臀部、膝关节部各用一腿带固定，如为高颈髓手术及后颅窝手术，应尽量使头颈部靠近手术台头架边缘，额部向前低，下颌内收，以使切口暴露更清晰。贴床侧上肢绑血压计袖带，放于托手板上。

三、侧俯卧位

患者侧卧，头颈部屈曲、下垂并向对侧旋转，用头架固定。这种体位适合于做脑桥小脑三角、侧脑室后部和松果体区病变的手术。

四、俯卧位

俯卧位适用于各段脊髓手术、枕部手术及后颅窝切口。患者于全麻后平稳翻转180°呈俯卧位，胸部略抬高，胸下及耻骨会阴部各垫一大号海绵垫，双侧上肢自然放于身体两侧，用宽布带固定。小腿放在中号海绵垫上，膝关节部用腿带固定。头下置头圈或以头架固定，这样不仅有利于切口暴露，还可保护呼吸道通畅。要注意骨突部位垫海绵或棉垫，如颧骨、眼眶等，以防皮肤压伤的发生。

五、坐位

此体位需要特制的手术椅，虽然有显露清楚、出血量少的特点，但不利之处在于头部位置明显高于右心房水平，容易发生静脉空气栓塞，出血严重时容易造成脑缺血。

神经外科手术体位是手术成功的重要因素，好的体位才能有好的显露，由于手术时间较长，显微手术术中不能变更体位或较难按摩骨突部，患者在术中易发生皮肤压伤。这就要求医师及巡回护士术前须根据手术部位及患者的特点（如年龄、身高、体重等）选择合适的体位及翻身用具，包括头圈、腿带、束手带、体位垫、拉肩带、托手板、棉垫、头架等。摆体位时动作要轻柔，体位垫的放置及约束带松紧要合适。注意保护好气管插管及导尿管，以防拔出。患者的体位要舒适平坦、干燥。手术中麻醉医师及巡回护士要密切观察患者情况，注意气管插管、静脉通道及导尿管等联通装置有无松动、滑脱，以确保手术顺利进行。

第二节　常用的手术入路

一、一般开颅技术

首先以幕上颅盖部大脑表面或皮质下病变为例，介绍一般开颅技术。

（一）体位

根据病变部位不同，额、颞部病变一般采用仰卧位，头向健侧旋转；顶、枕部采用侧卧位或侧俯卧位。

（二）切口

幕上开颅术切口种类很多，一般根据手术部位、需显露的范围及术者习惯有所不同，选择切口的原则为：以较短的距离抵达病变部位，容易操作，暴露良好，能尽量避开颅内重要结构，保证头皮软组织血供，对外观影响最小。最常用的切口为基底向下的马蹄形切口。

（三）皮肤准备和消毒铺巾

患者体位安排妥当后，审视头皮毛发是否剃净，然后用甲紫或亚甲蓝溶液将头部重要解剖标志如冠状缝、矢状缝、侧裂及中央沟划出，再根据各标志定位病变部位，划出切口，以碘酒涂抹固定。术野消毒范围应广泛，幕上开颅应消毒整个头部，前至眼眶上缘，后至颈部，两侧包括耳部。先以 3% 碘酒消毒 1 次，再以 75% 乙醇脱碘 2 ～ 3 次。术野准备完毕后即可铺盖消毒敷料被单，仅暴露切口，切口周围敷料应以消毒切口塑料膜贴附或缝合固定，以免术中移动而污染术野。

（四）头皮浸润麻醉

全麻患者附加局部麻醉可减少疼痛反应，有利于头皮-腱膜瓣的分离，减少血管丰富的头皮软组织在手术时的出血。局部麻醉的原则是麻醉区域内各层软组织都由麻醉溶液所浸润，一般用 0.25% 的普鲁卡因作为麻醉剂。为减少头皮出血，可在每 150 ～ 250 ml 药液中加入 0.1% 的肾上腺素 0.5 ml。沿切口线分层注入皮内、皮下和帽状腱膜下层，一面注射麻醉溶液，一面向前推进，直至整个头皮-腱膜瓣隆起为止。

（五）头皮切开和止血

沿切口线两侧铺以纱布块，术者及助手以手指紧按切口线两侧，以达到切开时暂时止血的目的。沿切口线将皮肤与腱膜层分段切开，以头皮夹或血管钳钳夹止血；腱膜层如有明显出血点，可电凝止血，头皮皮肤及皮下一般不用电凝止血，以防愈合不良。然后，将头皮-腱膜瓣与其下组织分离，可钝性分离，也可锐性分离，但要注意切勿损伤头皮-腱膜瓣的供血动脉主干。将头皮-腱膜瓣内表面出血点电凝止血后翻向颅底侧，其下垫以纱布团，防止皮瓣内的血管因屈曲过度而受压闭塞，然后以盐水纱布覆盖。

（六）骨瓣形成

目前，一般多行游离骨瓣，按骨瓣形状弧形切开颅骨骨膜，以骨膜剥离子将骨膜推起，如骨瓣有颞肌附着，在颞肌切开翻起时应在骨瓣上保留肌筋膜条，以利于骨瓣复位时缝合固定。如欲行带蒂骨瓣，在切开颞肌及骨膜时应注意使肌-骨膜蒂不小于 5 cm，以保证血供。

设计钻孔位置，一般 2 ～ 4 个，各钻孔间的间距为 5 ～ 7 cm，在颅骨较厚的部位或靠近硬脑膜窦的部位可缩小骨孔间隔。钻好各孔后，以刮匙或硬膜剥离器取出各骨孔颅骨内板碎片，在线锯或铣刀走行方向适当分离骨孔周围硬膜同颅骨内板的粘连，注意观察脑膜及其下方脑组织表面是否有大的血管走行。

以铣刀或线锯连接各孔，其顺序原则是首先锯开远离大血管静脉窦或粘连较轻的部位，最后处理容易出血或造成硬膜破损的部位，以防处理骨瓣早期即发生严重出血或硬膜破损，从而影响进一步操作。翻起骨瓣时应注意颅骨与硬脑膜的粘连，必要时以硬膜剥离子伸入骨瓣下分离。

骨瓣翻起后，骨窗边缘以骨腊封闭止血，硬脑膜小出血点可以明胶海绵片压迫止血，也可以电凝止血，但需防止过度电凝造成脑膜皱缩；大的出血点或脑膜动脉主干出血可电凝或缝扎止血；蛛网膜颗粒或硬脑膜窦表面出血一般以明胶海绵压迫处理。硬膜与骨窗缘间垫明胶海绵，硬脑膜外层悬吊于颅骨骨膜或骨缘的骨孔，以防止术中及术后的硬膜外出血。

（七）硬膜切开

仔细观察硬脑膜表面有无异常，确定其紧张度，如颅内压明显升高，应静脉输注甘露醇、过度通气或穿刺脑室的方法使颅内压降低后再行硬膜切开。硬膜切开无一定方式，主要依据手术入路、部位及手术目的而定，一般有弧形、十字形、Y 形等方式切开。硬脑膜边缘出血可用电凝或银夹止血，硬膜翻起后必要时加以悬吊，注意以盐水棉条保护以防脑膜皱缩。

颅内操作依据病变性质、位置及手术目的而异，一切以病变切除、减少损伤及完善止血为原则，此不叙述。

（八）关颅过程

硬脑膜关闭前，应将血压升至适当水平，观察止血情况，反复冲洗。硬脑膜以细丝线或可吸收缝合线间断或连续缝合，针距 3 ～ 5 mm，可根据硬膜厚度及紧张程度做适当调整，应以水密缝合（water tight）为原则。如硬膜有缺损或因硬膜皱缩而张力过高，应以自体筋膜、骨膜或人工脑膜修补。缝合时注意保护脑膜下的脑组织勿被划伤，硬膜缝合完成前需向硬膜下冲水以尽量冲出积血并排出气体。

硬脑膜外止血确切后，回纳骨瓣，以丝线或颅骨固定装置固定，如渗血较多或骨瓣面积大，可在骨瓣下放置引流以防止发生硬膜外血肿。后逐层缝合头皮各层。

二、常用颅底手术入路

（一）额底入路

1. 适应证　前颅窝底肿瘤：嗅沟脑膜瘤，鞍结节脑膜瘤，前床突脑膜瘤；鞍区肿瘤：垂体瘤，颅咽管瘤，生殖细胞瘤；鞍上池囊肿；上斜坡肿瘤：脊索瘤；视神经管开放性手术；继发于前颅窝底骨折的脑脊液漏修补等。

2. 体位及切口　患者取仰卧位，根据病变位置头部可向病变对侧旋转 10° ～ 30°，在发际内行弧形切口，起自患侧颧弓中点上方发际内，沿发际向对侧走行，止于对侧颞部发际内。切口设计的原则是第一保证美观，切口圆滑无张力；第二要保证皮瓣翻起后能够充分暴露到额底水平。

3. 额底入路容易发生的问题

（1）头皮止血不彻底发生失血。

（2）损伤面神经颞支造成额纹消失。

（3）损伤眶上神经造成额部感觉减退。

（4）额窦封闭不确实产生术后脑脊液漏。

（5）游离骨瓣过程中撕破硬膜。

（6）单侧或双侧嗅束损伤。

（7）前颅底缺损造成脑脊液漏。

（二）额颞入路（翼点入路）

1. 适应证 颈内动脉及其分叉部位动脉瘤；基底动脉上部及其分叉部位动脉瘤；前颅窝底肿瘤；蝶骨嵴脑膜瘤；鞍区肿瘤：包括鞍上、鞍旁、鞍后部肿瘤；视交叉前后部肿瘤；斜坡区肿瘤；脑桥前部肿瘤。

2. 体位及切口 患者取仰卧位，头部偏向对侧约 45°，稍下垂 20°，使颧突部处于最高点，以利于脑的额叶因重力作用离开眶顶，以头架固定。切口起自耳前颧弓上缘，与颧弓垂直于发际内弧形向前上，越过颞嵴，止于中线旁 2 ～ 3 cm。根据手术需要显露额底及颅中窝的程度，确定切口的大小和弧度。在额底部需要较大显露时，手术切口可多向中线延长；当颞部及颅中窝要求较大显露时，切口弧度可向颞后部适当加大。切口下缘标出颞浅动脉的主干，避免损伤。

3. 额颞入路容易发生的问题

（1）分离软组织过程中损伤颞浅动脉主干或面神经颞支。

（2）损伤颞肌血运或关颅缝合颞肌时张力不够造成术后颞肌萎缩。

（3）中颅底及颞极前方硬膜止血不彻底或悬吊不牢固造成硬膜外出血。

（4）蝶骨嵴磨除程度不够，影响侧裂深部及鞍区显露。

（5）术中操作欠轻柔造成脑神经麻痹。

（三）枕下经小脑幕入路

1. 适应证 三脑室后部及松果体区肿瘤：生殖细胞瘤、畸胎瘤、脑膜瘤、表皮样囊肿等；小脑幕脑膜瘤；中脑顶盖胶质瘤；部分小脑上部肿瘤。

2. 体位及切口 患者取侧俯卧位，术侧在上，以头架固定。一般采用马蹄形切口，基底位于横窦，起自枕外粗隆，沿中线向上约 5 ～ 7 cm 向外侧走行，向外约 6 cm 转向下，止于横窦投影处乳突基部后方。根据病变部位或大小可适当调整皮瓣高度或宽度，遵循创伤最小化及暴露最大化的原则。

3. 枕下经小脑幕入路容易发生的问题

（1）开颅过程中损伤静脉窦造成出血。

（2）枕叶挫伤或静脉回流障碍造成术后视力视野损害。

（3）静脉窦血栓造成的梗死。

（4）小脑幕内有变异的发达静脉窦，止血困难。

（5）剪开小脑幕切迹缘时损伤滑车神经。

（6）切开蛛网膜或切除病变过程中损伤大脑大静脉。

（7）术后因静脉窦表面渗血造成硬膜外血肿。

（四）枕下乙状窦后入路

1. 适应证 桥小脑角区病变：听神经瘤，胆脂瘤，脑膜瘤等；斜坡肿瘤：脑膜瘤，脊索瘤；岩尖病变：三叉神经鞘瘤等；功能性疾病：三叉神经痛及面肌痉挛的微血管减压。

2. 体位与切口 患者取侧卧位或侧俯卧位，使乙状窦投影位于高点，下颌略收以充分暴露枕下区域。切口为枕下直切口，于乳突后方，由上项线上 5 cm 到颈 4 平面。也可行乳突后 S 形切口及倒钩形切口，以能充分暴露横窦与乙状窦交角及其后下方骨窗为准。根据病变的部位及大小，考虑暴露需要，切口可向下方及外侧作适当调整。

3. 枕下乙状窦后入路容易发生的问题

（1）分离肌肉过程中枕动脉出血。

（2）切口下端深方静脉丛出血及椎动脉损伤。

（3）游离骨瓣过程中静脉窦破裂大出血。

（4）骨窗范围不充分，在乙状窦后残留骨檐影响镜下操作。

（5）乳突气房封闭不严密造成术后脑脊液漏及颅内感染。

（五）枕下后正中入路

1. 适应证 小脑蚓部病变：胶质瘤、转移瘤、血管性病变；小脑半球偏内侧病变；四脑室肿瘤及寄生虫；枕大孔区病变：脑膜瘤等。

2. 体位及切口 患者可取坐位、侧卧位或侧俯卧位，目前一般较多采用侧俯卧位，头部略俯屈，以头架固定。切口上起自枕外粗隆上 2 cm，沿后正中线向下止于第四颈椎水平。

3. 枕下后正中入路容易发生的问题

（1）分离肌肉过程中偏离中线，造成肌肉大量渗血。

（2）向两侧过度分离或骨质咬除过度，损伤椎动脉及其分支。

（3）枕外粗隆骨质较厚，铣刀通过困难。

（4）横窦及窦汇出血。

（5）剪开硬膜时划伤小脑表面。

三、内镜下经单鼻孔蝶窦入路垂体瘤切除术

1. 适应证 鞍内肿瘤，包括垂体微腺瘤；明显侵犯蝶窦向下生长的垂体腺瘤；瘤体向鞍上扩展的非哑铃形肿瘤；向

侧方生长一定程度侵蚀海绵窦的肿瘤。

2. 体位 患者取仰卧位，头部后仰 15° ～ 30°，向术侧旋转 15° ～ 30°。麻醉插管固定于左侧口角，便于术中操作。

3. 经单鼻孔蝶窦入路垂体瘤切除术容易出现的问题

（1）鼻腔内粗暴操作造成黏膜广泛渗血影响进一步操作。

（2）鼻中隔黏膜切开时造成鼻中隔穿孔。

（3）咬除鞍底骨质或开放鞍底硬膜时损伤侧方海绵窦造成出血。

（4）损伤前海绵间窦造成出血。

（5）鞍上池蛛网膜过早下降造成侧方及前上方肿瘤残留。

（6）蛛网膜破损脑脊液漏。

（7）术腔止血不彻底造成术后鞍内出血。

推荐阅读

1. 赵继宗 . 微创神经外科学 .2 版 . 北京：人民卫生出版社，2008.
2. 王忠诚 . 王忠诚神经外科学 . 武汉：湖北科学技术出版社，2005.

7 微创神经外科技术

焦玉明　曹　勇

微创神经外科（minimally invasive neurosurgery）以生命科学为基础，结合先进的工程技术而发展起来，它融合了信息科学、生命科学、材料科学和医学工程学，使外科手术达到微创化，功能化、智能化和数字化的程度。微创神经外科要求在患者的诊治过程中具有最佳内环境稳定状态、最小的手术切口、最轻的全身炎症反应、最小的瘢痕愈合。微创应包括两个方面：一是手术工具、入路和技艺的改进，将医疗介入给患者带来的损伤减少到最低；二是在器官、组织、细胞和基因调控的不同水平，干预人体对重大创伤的反应，使其趋向微小化。“微创”不仅是指尽可能小的显露范围，以使对病变区域的损伤达到最低限度，更要尽可能地保护手术入路路经的所有解剖结构，其实质是达到既安全又能全切病变的目的。

当代神经外科要求，治疗结果不只是预防和降低手术后并发症，还包括解剖复位，以及尽量恢复患者的神经和心理功能。微创神经外科学的内涵丰富，是全部外科治疗活动中追求的目标，而不单单局限于某种治疗方法、某种手术方式或应用了某种手术工具，微创神经外科的概念应该贯穿在整个医疗活动中，包括神经外科手术的每个步骤术前、术中以及术后过程。微创神经外科学包括六个方面的内容：影像引导神经外科学，微骨窗手术入路，神经内镜辅助手术，血管内治疗，立体定向放射外科学；分子神经外科学。

第一节　影像引导神经外科学

影像引导神经外科学（image-guided neurosurgery）又称神经导航（neuro-navigation），或无框架立体定向外科，是当前微创神经外科的重要组成部分，是多领域高技术的结合。它以强大的计算机技术和图像处理软件为核心，利用卫星定位技术的理论，通过红外线遥感技术获取术中患者头部和手术进程的位置信息，对比 CT、MRI 等高清晰度的图像资料，计算并显示手术的实时进程、病变准确位置和周围结构的关系。按照导航设备的物理学原理，可将其分为红外线导航和电磁导航。

一、神经导航的组成

以红外线导航为例介绍导航系统的组成。目前国际上常用的有 Brainlab 系统、Stealth Station 系统和 Caize 系统等，但其原理和结构大同小异，主要由以下几部分组成：

1. 照相机　阵列红外线发射器与照相机集成在一起，可向术野方向发射红外线，可被聚光反射标记反射至照相机。照相机捕捉并量化红外线信号，将数字信息传入计算机工作站，进一步在系统进行处理。

2. 计算机工作站　是一套功能强大的计算机。以强大的三维图像处理软件为核心，加上 DICOM 编译软件及脑、脊髓、功能神经外科导航软件共同组成。

3. 参考环　是导航系统的必需组成部分，可通过与框架立体之间相同的技术，在数据注册后根据患者的活动，与术前扫描相匹配。

4. 导航探针 导航探针包含激活的 LED 或反应区域，由此发出或将红外光反射到摄像区。使用者可以利用导航探针术前确定肿瘤位置、肿瘤边缘、重要的解剖、切口位置和开颅切口的大小。

二、神经导航操作规范

不同的手术导航系统在操作上不尽相同，但基本原则大同小异。我们以 Brainlab 系统为基础介绍导航操作规范。

1. 影像学资料扫描 应符合导航系统薄层轴位扫描，并将标准 DICOM 格式影像数据资料刻录入光盘。对于靠近功能区的病变，同时可行 fMRI 及弥散张量成像（DTI）扫描，脑动静脉畸形患者可行 MRA 检查。

2. 影像资料的处理 将患者的 MRI 资料录入导航系统工作站；分别进行头皮、病变、血管及脑室等结构的三维建模，根据 fMRI 及 DTI 进行功能区及功能纤维束的三维重建，根据 MRA 的结果进行三维血管重建，设计手术入路。

3. 设备连接注册 患者插管全麻后，安装头架，以连接支架将头颅参考环安装于头架上。校对照相机的角度及距离，利用扫描仪对于患者进行扫描注册，扫描应主要利用眶周及鼻部进行注册。

4. 手术切口设计 利用导航描出病变投影边界，据此设计手术切口。最大限度缩小切口面积。对于经典手术入路，如翼点入路、桥小脑角（CPA）入路也可按照常规设计手术切口，探针可帮助确定病变的方向及深度。

5. 导航下病变切除 头皮常规消毒铺巾后，安装消毒的头颅参考环，更换无菌探针。手术过程中，应多次使用探针实时导航，不断验证手术入路的正确性。

三、神经导航系统在神经外科的应用

神经导航系统使手术定位更准确，在尽可能小的损伤功能区及纤维束的基础上尽可能彻底地切除病灶。这种微创技术越来越广泛应用于脑血管病、肿瘤、活检、异物取出、功能神经外科、脊髓及脊柱病变等手术。

第二节　微骨窗手术入路

任何一种手术入路，均会产生相应的组织创伤，需要的是在技术条件允许的情况下将医源性损伤尽可能降低。采用显微神经外科技术，利用头皮小切口、微骨窗入路（keyhole approach），改变了传统开颅方式，尤其是神经导航技术为微骨窗入路的广泛应用提供了可靠的技术保证。微骨窗入路的内涵并不是单纯强调切口小，而是将手术创伤降至最低，保障病灶处理最佳。

1. 各类微骨窗入路　包括个体化开颅和脑沟入路；翼点微骨窗入路；眶上微骨窗入路；颞下微骨窗入路：纵裂微骨窗入路；乳突后微骨窗入路；枕下正中微骨窗入路；椎板开窗微骨窗入路等。可根据不同的病变位置进行个体化选择。

2. 微骨窗入路的优点　缩小头皮切口和骨窗，减少暴露和干扰正常脑组织范围；手术损伤小，降低与传统开颅有关的并发症，如术后癫痫、术后血肿等，提高了手术的安全性；缩短了开、关颅时间，减少了手术出血；保持患者外貌良好；患者术后康复快。尤其适用于脑深部病变，如颅底肿瘤、鞍区肿瘤、脑桥小脑三角肿瘤、颅内动脉瘤等。微骨窗入路是以显微手术技术为基础，要求术者必须具备丰富的显微手术经验和扎实的显微手术基本功，能独立处理术中可能发生的意外。对于巨大颅底肿瘤、动静脉畸形和出血急性期动脉瘤

不宜采用此入路。

第三节　神经内镜辅助手术

神经内镜（neuroendoscope）亦称脑室镜，始于 20 世纪初，可以辅助神经外科手术，缩小开颅范围，放大手术野内解剖结构图像，增强局部光照，提高手术效果，属微创神经外科重要技术之一。

一、神经内镜的基本操作方式

Perneczky 在 1998 年提出了“内镜辅助显微神经外科”（endoscopic-assisted microneurosurgery）的概念，将神经内镜操作分为了以下四种操作方式：

1. 内镜神经外科　所有的手术操作完全通过内镜完成，它需要使用专门内镜器械通过内镜管腔完成手术操作。常用于脑积水、颅内囊性病变和脑室系统病变。

2. 内镜辅助显微神经外科　在显微神经外科手术中用内镜辅助完成术中难以发现的死角部位的操作。对显微镜直视术野以外的区域进行观察，不但能增加手术野的暴露避免遗漏病灶，同时也减轻了对脑组织的牵拉，降低手术后并发症，用于动脉瘤夹闭手术、三叉神经减压术以及 CPA 区胆脂瘤切除术。

3. 内镜控制显微神经外科　在内镜影像的引导下借用内镜的光源及监视系统，使用常规显微神经外科手术器械完成显微神经外科手术。

4. 内镜观察　是指在神经外科操作中利用内镜进行辅助观察，不进行其他操作。目前主要用于颅内动脉瘤结构，CPA 区或其他颅底肿瘤的观察。

二、神经内镜的优点

内镜视管本身带有侧方视角，可消除术中视野盲区。在神经内镜直视下操作可避免盲目穿刺导致的出血。同时，借助立体定向或神经导航技术可精确定位，能处理常规手术难以达到的部位，对脑深部或中线部位病变手术尤为合适。在较深的术野，手术显微镜的光源亮度出现衰减，而神经内镜系近距离照明，虽然图像的立体感较显微镜略有差距，但是深部术野的清晰程度明显优于手术显微镜，可增加局部照明，光线更加柔和。神经内镜更适合用微骨窗入路，手术侵袭性小，有助于更好地显示病灶或颅内重要结构。

三、神经内镜的应用范围

1. 颅内动脉瘤夹闭术 其优势在于：①有角度的内镜可以显示手术显微镜所无法达到角落的视野；②增加局部照明；③放大图像，对病变进行“特写”，尤其是在狭小间隙内进行深部病变操作（如基底动脉瘤）。

2. 经单鼻孔切除垂体腺瘤 经单鼻孔神经内镜下切除各种类型垂体腺瘤，具有并发症少、手术时间短、肿瘤切除彻底等优点。

3. 切除脑室内微小病灶 神经内镜下不仅能看清楚脑室内形态、结构，术者还能明确脑室内病变的位置、多发病变的数目，避免盲目操作。在切除脑深部病变的过程中可以切除显微手术盲区、阴影区的残留肿瘤。

4. 神经内镜辅助导航手术 立体定向神经内镜组织取材做病理检查，以内镜为导航探针确定手术入路，手术中实时导航，使两者的微创优势得以发挥。

5. 恢复脑脊液正常循环

6. 其他 利用微骨孔手术入路神经血管减压术治疗三叉

神经痛等。

第四节　血管内治疗

介入神经放射学（interventional neuroradiology）是指在X线监测下，经血管等途径借助导引器械（导管、导丝等）递送药物或其他特殊材料进入中枢神经系统病变区域，以达到栓塞、溶解、扩张、成形和抗肿瘤等治疗目的的一种治疗方法。

一、适应证及禁忌证

适应证：①颅内动脉瘤（特别是巨大型动脉瘤）；②脑动静脉畸形（AVM）特别是巨大、深在、高血运 AVM，尤其近期有出血，造影见畸形结构中存在出血因素（如动脉瘤）者；③脑动静脉瘘（AVF）；④ Galen 静脉动脉瘤样扩张（VGAD）；⑤脊髓血管畸形；⑥颈动脉海绵窦瘘（CCF）；⑦硬脑膜动静脉瘘（DAVF）；⑧头、颈和颅内高血运肿瘤术前栓塞。

禁忌证：①病情危重濒死，如颅内压过高或脑疝不能耐受者；②有严重心、肝、肾等重要器官功能障碍者；③碘过敏；④高龄患者、血管硬化迂曲、导管难以到位者；⑤穿刺部位存在感染、创面或肿瘤者；⑥患者及其家属拒绝接受介入治疗者。

二、介入神经放射治疗的技术规范

1. 麻醉　所有的介入神经放射操作都应有确实的麻醉保障，血管内治疗应在神经安定、镇痛麻醉甚至插管静脉麻醉进行，脑动脉瘤的介入治疗最好能在后者下进行。

2. 全身肝素化 所有的介入神经放射操作都应在全身肝素化情况下进行，其主要根据有：①神经介入治疗使用的导管、微导管、导丝、同轴系统多，如不抗凝这些系统中极易形成血栓，如不慎推入脑血管，很可能造成脑梗死；②脑血管病的治疗复杂、精细，脑血管及导管纤细迂曲，操作时间较长；③脑血管病患者中老年患者居多，有出血史者往往已经使用了大量的止血药物，因此多已处于“高凝状态”，有血栓形成的倾向；④脑血管易于痉挛，特别在蛛网膜下隙出血的情况下更是如此。

3. 入路尽量应用股动脉经皮穿刺插管入路。如需同时观察交叉充盈情况及插入双套导管时，可同时做两侧股动脉穿刺入路。只有在必要时才做颈动脉穿刺入路。经静脉窦栓塞时多取股静脉穿刺。

4. 导管操作 ①脑血管病介入治疗的导管、微导管多为同轴系统，管内间隙甚小，如血液反流，久之极易形成血栓。除了脑梗死的风险外，如推进过程中用力过大，极易造成出血。因此，须在导管鞘与导管、导管与导管之间应用袋装生理盐水在同轴导管系统加压持续滴注。②向导管内注射时，特别注意导管与注射器之间不能存在气泡，注射时注射器尾部抬高并回抽。③任何导丝在体内导管内停留时间不宜过长，退出导丝后，应适当回血，排除气泡和可能形成的微小血栓。④任何导管插入拔出时均应注意动作轻柔，切忌大进大出，粗暴草率。微导管要循序渐进，不应过多盘曲于血管及导管内。

5. 导管及栓塞材料的选用 根据现有条件及诊疗技术，制定相应器材和材料使用“清单”，分清主次顺序以供临床使用。理解和熟悉每一种材料的性能、操作方法及其局限性，特别要清楚其应用范围。

第五节　立体定向放射外科学

立体定向放射外科（stereotactic radiosurgery）使用外部电离辐射束（γ 射线，X 射线或荷电离子束）和立体定向系统的精确定位，将高能量射线单次照射，并在短时间内聚焦于某一靶区域内，摧毁该区域内的所有组织，或引起所需要的生物学效应，达到类似外科手术的效果。靶区域外围的放射剂量呈梯度锐减，周围组织免受损伤或呈轻微的可逆性损伤。其中立体定向伽马刀技术使用最为广泛。

一、伽马刀照射后的放射生物学改变

根据临床及实验室相关研究，肿瘤接受伽马刀治疗后发生的病理性改变可分为三期：

1. 坏死期　一次性接受 200 Gy 极量照射后，3 ～ 4 周即可观察到受照组织内出现坏死和急性退行性反应改变。

2. 吸收期　这一期以细胞活动为其特点。吞噬细胞自病变中心开始清除坏死碎片，同时胶质瘢痕开始形成。坏死区周围有胶质细胞增生，偶尔还可见到巨核细胞。病灶边缘还可见到慢性炎性反应、新生毛细血管形成和血管内充血、圆细胞增生。此期大约持续 1 年以上。

3. 晚期　此期的特点是永久性瘢痕形成，病灶处于稳定状态，炎性反应消退。

二、伽马刀治疗的适应证

应根据病灶的性质、大小、部位，与邻近重要结构的关系以及患者的年龄、全身状况等因素综合进行判定。一般来说，颅内中小直径的病变，如 AVM、颅内良性肿瘤、转移性肿瘤、部分恶性肿瘤、颅底及眼眶内、鼻咽部肿瘤、部分功能神经外科疾病等，若病灶边界清楚，可以选择伽马刀治疗。伽马刀治疗尤其对位于深部重要功能区，常规外科手术难以切除或者创伤较大，并发症较高的病灶及高龄、全身状况不佳，或有系统性疾病不耐受外科手术的患者，不失为一种良好的选择。对于术后残留或早期复发的颅内 AVM 和肿瘤，伽马刀也是对其他治疗的良好补充。

第六节　分子神经外科学

随着遗传学、生物化学和细胞生物学的发展，分子生物学渗透到临床的各个领域，不仅对疾病的机制的研究拓展一个崭新的方向；而且面对各种疾病的治疗另辟一条新径。在这样的环境里，逐渐建立起分子神经外科学（molecular neurosurgery）。分子神经外科学涉及颅脑肿瘤、脑血管病、神经损伤、神经功能性疾病和神经退行性疾病。但是，分子神经外科学还处于实验阶段，很多结果都是初步的，尚需要经过实践、观察和总结。以下为分子神经外科学在颅脑肿瘤、脑血管病、神经损伤和神经退行性疾病的一些基础研究背景。

1. 颅脑恶性肿瘤的基因治疗　包括细胞周期调节和凋亡基因治疗、肿瘤侵袭抑制基因治疗、血管生成抑制基因治疗、免疫调节基因治疗、自杀基因治疗等。

2. 神经干细胞　分离幼培养胎脑和成人脑组织中的神经干细胞，利用转基因技术、制备多种永生化的神经干细胞株，改善神经元丢失所致的神经功能障解，用于脑、脊髓损伤实验性治疗研究。

3. 基因芯片和蛋白质组技术　随着基因组计划的完成，出现了基因芯片和蛋白质组技术，两者使同时分析神经系统的大量基因的表达和基因产物蛋白质及其相互作用网络成为可能。

4. 细胞移植 多种类型细胞如猪胚胎细胞、干细胞、永生细胞系以及骨髓细胞间质等，移植到脑内不仅可以存活，而且还可以在不同的神经退行性疾病动物模型中促进神经功能恢复。许多临床前试验也显示神经移植物在局灶和全脑缺血模型中的潜在功效。

5. 帕金森病的基因治疗 目前，针对帕金森病的临床治疗措施主要有药物治疗和外科治疗。药物治疗以多巴胺替代治疗为代表，外科治疗包括苍白球和丘脑切开术以及脑深部电刺激术（deep-brain stimulation，DBS），但都不能阻止病理过程和病情发展。随着分子生物学和细胞生物学的发展，分子克隆和基因重组技术日渐成熟，使帕金森病的基因治疗成为一种全新的治疗思路。国内外已开展大量帕金森基因治疗方面的实验研究并不断深入，取得了显著进展，为临床应用奠定了基础。

第七节　微创神经外科其他技术

一、手术中吲哚菁绿血管造影技术

无论是开颅手术夹闭动脉瘤，还是治疗缺血性脑血管病的旁路移植（搭桥）手术，均需要手术后脑血管造影证实手术效果。临床工作中需要一种简单、迅速、可靠的方法显示大、小血管，提供术中血流观察和记录。术中吲哚菁绿（indocyanine green，ICG）近红外线血管造影技术，可较好地满足以上要求。

1. ICG 血管造影原理 吲哚菁绿染料是一种 NIR 荧光三碳菁染料。静脉注射的 1 ～ 2 s 内，ICG 将主要与球蛋白结合。染料将保留在静脉内并有正常程度的渗透性。ICG 染料在人体内不能被代谢，将完全被肝排泄，半衰期为 3 ～ 4 min。

手术视野由波长覆盖 ICG 部分吸收波段的光源照明。在 ICG 到达近红外光源显示的血管区域后，诱导产生 ICG 荧光。荧光由非增强视频录像机记录下来，通过光学过滤掉背景光线，仅搜集 ICG 诱导的激发荧光。如此可以实时在电视屏幕上观察到动脉、毛细血管和静脉血管造影图像。

2. 手术显微镜融合 ICG 血管造影的适应证和优点

（1）适应证：术中 ICG 血管造影的主要指征是排除载瘤动脉、分支或穿通支动脉狭窄 / 闭塞或了解动脉瘤闭塞状态；动静脉畸形和硬脑膜瘘手术中显示畸形的闭塞情况；对于闭塞性脑血管疾患的搭桥手术也可以验证吻合血管是否通畅。

（2）优点：手术过程中手术医师不需要停止手术转换行 DSA，可以在动脉瘤夹放置后快速得到造影结果。这个时间窗允许神经外科医师在严重脑缺血发生以前迅速移走或纠正动脉瘤夹。另外，它允许多次试验，可提供一种简单的术中质量控制方法，记录动脉瘤手术效果和夹闭后影响动脉分支血流情况。图像可储存在手术录像相同的录像带或 CD 上。与术中 DSA 相比，ICG 血管造影具有高空间分辨率。利用它在手术显微镜下可观察到所有开放的血管，包括小的穿通支或皮质动脉。

二、复合手术技术

现代外科手术正朝着微创的方向发展。经导管技术和血管内装置的快速发展，为整合从外科手术到介入手术的最佳治疗方式，即复合手术，奠定了基础。复合手术又称杂交手术（hybrid operation），是指将介入手术设备和临床信息系统整合于外科手术中，使外科医生在手术室内既可进行常规外科手术，还能够充分利用各种临床信息，高效地进行介入手术，从而极大地提高手术成功率和工作效率。它把原本需要分别在不同手术室、分期才能完成的重大手术，合并在一个手术室中，一次完成。同时，获得并保存好手术过程中的临床信息。

复合手术的进行不只是简单地把两个手术室的仪器设备、人员等放在一个手术室里简单意义上的合并，而是打破学科间的壁垒，借助全新的复合式手术设施，以患者为中心，多学科联合，将介入和外科治疗的有点有机结合起来。复合手术无需在介入导管室和外科手术间转移，从而避免患者在转动过程中可能带来的缺氧和生命体征不稳定等风险，以做到对高精手术实时控制，对患者病变的精确定位，减少患者的治疗时间，原来的两台手术变为一台联合手术。

复合手术的优势 复合手术可以避免患者在不同手术室的转运可能带来的风险，缺氧、感染、生命体征不稳等，增加安全性。同时，在开放手术中借助介入技术，降低了术中创伤和出血风险，缩短开放手术时间；提供影像学精确定位或相关资料，提高手术精准度。而介入手术技术术中借助开放手术，解决介入到达不了的路径或为介入保驾护航，提高手术安全性。借助影像引导和介入技术，处理更为复杂的病变，扩大了手术适应证。

目前我国复合手术室开展的手术种类包括：

（1）为神经介入手术提供保障：若术中并发脑出血，可立即行开颅手术。

（2）为开颅手术提供 DSA 影像：术中影像工具（病灶确认与手术效果判断）。

（3）血运丰富的肿瘤的术前或术中栓塞。

（4）复杂脑血管病的联合治疗：传统开颅或介入均困难的宽颈动脉瘤、巨大动脉瘤，部分夹闭后将宽颈变成窄颈再行栓塞，二者结合手术。或在开颅手术中先进行球囊保护性阻断血流，减少出血风险，有助于动脉瘤的显露。

（5）症状性颈内动脉瘤闭塞：传统颈内动脉瘤内膜剥脱或单纯支架植入术成功率低，联合使两种方法使开通概率提高。先行 CEA，将 ICA 开口处斑块切除再通过介入方法从颈部切口向颅内探查，放置支架。

（6）脑血管畸形：切除术中提供定位帮助，提高动脉与静脉区分，术后立刻造影，判断手术切除效果，也可免去患者再次造影的痛苦。颅内高级别动静脉畸形，传统手术及介入治疗均较难治疗，复合手术对于畸形团进行部分性栓塞或开颅术中先进行球囊保护性阻断血流，可减少手术风险，降低畸形的切除难度。

复合手术是当今微创外科重要发展方向，是现代影像学技术、材料学、血管腔内技术和传统外科技术相融合的结晶，也是对现有治疗方式的补充和完善。因此利用现有资源，以先进的 DSA 设备为依托，快速有效地建立复合手术室以及引入相关专项人才，以满足快速增长的复合手术需求，已成为医院发展和科室建设的努力方向。

推荐阅读

1. 赵继宗 . 微创神经外科学 .2 版 . 北京：人民卫生出版社，2008.
2. 王忠诚 . 王忠诚神经外科学 . 武汉：湖北科学技术出版社，2005.
3. Ardavan Ardeshiri.Subtemporal approach to the tentorial incisura normative morphometric data based on magnetic resonance imagine scans.Neurosurgery，2006，58；22-28.
4. Nimsky C，Ganslandt O，Fahlbusch R.Implementation of fiber tract navigation.Neurosurgery，2006，58（Suppl 2）：292-304.

8 麻醉前评估与准备

李淑琴　梅弘勋

准确的麻醉前评估与准备，可提高患者对麻醉和手术的耐受力，减少术后并发症，有利于患者康复。神经外科手术麻醉前除了要常规评估患者全身各主要脏器的功能，还特别要注意病变本身对机体各器官功能的影响，做好并存疾病的处理。

第一节　术前全身状态评估及神经功能评分

针对神经外科手术患者，全面的麻醉前评估工作应包括：①充分了解患者的健康状况和特殊病情；②明确全身状态和器官功能存在的问题，需要采取的治疗措施；③疾病本身对神经功能的影响；④评估患者接受麻醉和手术的耐受力，拟订具体麻醉实施方案。

一、全身状态评估

麻醉前应全面了解心、肺、肝、肾、脑等重要生命器官的功能状况，仔细复习查体记录，常规进行血常规、尿常规、凝血功能、心电图、胸部X线片、电解质、肝肾功能等检查。必要时作心、肺功能检查，了解过去病史，有无与颅内疾病同时存在的其他疾病。评估患者的全身情况和麻醉耐受力，以便安全地实施手术麻醉。

（一）全身情况和麻醉耐受力评估

参考美国麻醉医师学会（ASA）制定的分级标准（表 8-1）。

表 8-1　ASA 病情评估分级

分级	标准
第Ⅰ级	正常健康
第Ⅱ级	有轻度系统性疾病
第Ⅲ级	有严重系统性疾病，日常活动受限，尚未丧失工作能力
第Ⅳ级	有严重系统性疾病，已丧失工作能力，且经常面临生命威胁
第Ⅴ级	不论手术与否，生命难以维持 24 h 的濒死患者

如果评估患者 ASA Ⅰ～Ⅱ级，一般麻醉耐受性均良好。ASA Ⅲ级以上的患者麻醉风险较大，需要充分细致的术前准备，尽可能改善全身情况和重要器官功能。

（二）主要器官功能评估

1. 心血管系统的评估　目的在于了解心脏的储备能力和对麻醉、手术危险性的预测。

（1）心功能分级及其临床意义（表 8-2）：心功能Ⅰ～Ⅱ级可安全进行一般麻醉与手术；Ⅳ级患者麻醉和手术危险性很大，手术必须推迟（除非急诊手术）；Ⅲ级患者经术前积极准备使心功能改善，则可增加安全性。

表 8-2　心功能分级

心功能	屏气试验	临床表现	临床意义
Ⅰ级	30 s 以上	普通体力劳动，负重快速步行上下坡，无心慌气短感	心功能正常
Ⅱ级	20 ～ 30 s	胜任正常活动，但不能跑步、做较用力工作，否则会心慌气短	心功能较差
Ⅲ级	10 ～ 20 s	只能静坐、卧床休息，轻度体力活动后即感心慌气短	心功能不全
Ⅳ级	10 s 以内	不能平卧，端坐呼吸，肺底啰音，任何活动即感心慌气短	心功能衰竭

（2）心血管临床危险因素分级（表 8-3）

表 8-3　心血管临床危险因素分级

高危	中危	低危
1. 近期心肌梗死病史（＜ 30 天）伴严重或不稳定型心绞痛 2. 充血性心力衰竭失代偿 3. 严重心律失常（高度房室传导阻滞、病理性有症状的心律失常、室上性心动过速心室率未得到控制） 4. 严重瓣膜病变	1. 缺血性心脏病病史 2. 代偿性心力衰竭或既往心力衰竭病史 3. 脑血管病病史 4. 糖尿病 5. 肾功能不全（Cr ＞ 2 mg/dl）	怀疑有缺血性心脏病，尚未被证实 1. 老年（＞ 70 岁） 2. 心电图异常（左心室肥厚、LBBB、ST-T 异常） 3. 非窦性节律（如房颤） 4. 高血压未得到控制

LBBB，左束支传导阻滞

（3）麻醉耐受力的评估：对于非急症的非心脏手术，在手术之前至少以下几类患者需要心脏专科医师参与：①存在心血管高危因素，如不稳定型心绞痛或近期心肌梗死的患者；②接受高危手术的患者，不管其是否存在心脏功能障碍，如果有中危因素，均应在术前听取专科医师的意见；③对于接受中等风险手术的患者，如果心脏功能受损，又存在中危因素；或者尽管心脏功能尚好，但存在≥ 2 个中危因素的患者，均应在手术之前进行麻醉耐受力的充分评估。

1）先天性心脏病房间隔缺损或室间隔缺损患者：心功能Ⅰ～Ⅱ级或既往无心力衰竭者，可耐受一般手术。合并伴有肺动脉高压，一般手术应推迟或暂缓。并存主动脉狭窄或动脉导管未闭者，先矫正畸形，再施行其他择期手术。重度肺动脉狭窄易术中发生急性左心衰竭，择期手术应列为禁忌。法洛四联症因存在红细胞增多症合并新流出道狭窄，麻醉后易出现心排血量骤减和严重低氧血症，故择期手术危险性极大。

2）高血压：麻醉安危取决于是否并存继发性重要脏器损害及其损害程度。对合并肾损害，术前需对麻醉药种类和剂量选择进行全面考虑；对合并心肌缺血者，术前应重点加强心肌缺血的治疗，择期手术需推迟。

3）缺血性心肌病：麻醉危险性在于围术期发生急性心肌梗死，死亡率很高。病史中存在下列情况者应高度怀疑并存缺血性心脏病：①糖尿病；②高血压病；③肥胖、嗜烟、高脂血症者；④心电图示左心室肥厚；⑤周围动脉硬化；⑥不明原因心动过速和疲劳；⑦高龄（＞ 70 岁）。急性心肌梗死时，择期手术应推迟至 6 个月后，要求术前：①心绞痛症状已消失；②充血性心力衰竭症状已基本控制；③心电图已无房早或＞ 5 次 / 分的室早等异常；④血尿素氮（BUN）≤ 17.85 mmol/L，K ＞ 3.0 mmol/L。

4）心脏瓣膜病：麻醉危险性主要取决于病变的性质及其心功能损害的程度。重症主动脉瓣狭窄或二尖瓣狭窄极易并发严重心肌缺血、心律失常（心房扑动或心房颤动）和左心衰竭，也易并发心腔血栓形成和栓子脱落，因此麻醉风险相当大，一般应禁忌择期手术。

5）心律失常：术前需要纠正的心律失常有：①心房颤动或心房扑动，心室率应控制在 80 次 / 分左右；②Ⅱ度以上房室传导阻滞或慢性双束支阻滞（右束支伴左前或后半束支传导阻滞），术前须做好心脏起搏器准备；③频发（> 5 次 / 分）的、多源性或 R 波与 T 波相重的室性早搏，术前必须用药控制，择期手术需推迟；④预激综合征，有持续而不明原因心律失常发作，有时是心肌病变的唯一症状，麻醉危险性极高，择期手术必须推迟。

6）安装起搏器指征：①停搏期> 3 s 或基本节律< 40 次 / 分；②Ⅱ～Ⅲ度房室传导阻滞；③左束支传导阻滞，同时有Ⅰ度房室传导阻滞；④左束支传导阻滞伴有左后分支阻滞；⑤房室结功能不全，心动过缓已引起临床症状；⑥有症状的双束支传导阻滞。

2. 呼吸系统的评估

（1）呼吸道疾病史：患者近期两周内有呼吸道感染病史，麻醉前无任何症状和体征（即临床痊愈），围术期呼吸道并发症发生率比无呼吸道感染病史者高数倍，因为他们仍处于呼吸道病理生理阶段，其呼吸道黏膜的应激性高，麻醉药物可引起腺体比正常生理阶段分泌更多的分泌物，引发气道平滑肌收缩的自主神经的兴奋阈值也降低，浅麻醉下的任何刺激（疼痛、分泌物、低氧等）都可以激发气道痉挛。择期手术必须推迟到呼吸道疾病临床痊愈后 1 ～ 2 周，再接受麻醉。

（2）麻醉耐受力评估：①慢性咳嗽多痰：术后极易并发弥散性肺泡通气不足或肺泡不张，术前应做痰细菌培养，并应用相应的抗生素控制感染；②哮喘：提示小气道明显阻塞，肺通气功能减退，但一般均可用支气管扩张药和肾上腺皮质激素治疗而获得缓解。哮喘患者围术期的呼吸系统并发症可比呼吸系统正常的患者高 4 倍；③吸烟：凡每日吸烟 20 支以上，并有 10 年以上历史者，即可认为已经存在慢性支气管炎，平时容易继发细菌感染而经常咳嗽咳痰，麻醉后则容易并发呼吸系严重并发症；④高龄：老年人易并发慢性肺疾病，并由此继发肺动脉高压和肺心病，这是高龄患者麻醉危险的重要原因之一；⑤过度肥胖：体重超过标准体重 30% 以上者，易并存慢性肺功能减退，术后低氧血症。

（3）肺功能的评估

1）简易的肺功能试验：①屏气试验：正常人可以持续屏气 30 s 以上，能持续屏气 20 ～ 30 s 者麻醉危险性较小，＜ 10 s 者提示患者心肺代偿功能很差，麻醉手术风险很高；②测量胸围：深吸气与深呼气胸围差大于 4 cm 者，一般没有严重肺疾患或呼吸功能不全；③吹火柴试验：深吸气后快速吹气，能将 15 cm 远的火柴吹熄者，提示肺储备功能良好。

2）肺功能检测：用术前测定的肺功能预测术后肺部并发症的危险性（表 8-4）。

表 8-4　手术后并发肺功能不全的高危指标

肺功能检测项目	正常值	高度危险值
肺活量（VC）	2.44 ～ 3.47 L	＜ 1.0 L
第 1 秒用力呼气量（FEV_1）	2.83 L	＜ 0.5 L
最大呼气流速（MEFR）	336 ～ 288 L/min	＜ 100 L/min
最大通气量（MVV）	82.5 ～ 104 L/min	＜ 50 L/min
动脉血氧分压（PaO_2）	10 ～ 13.3 kPa	＜ 7.3 kPa
动脉血 CO_2 分压（$PaCO_2$）	4.7 ～ 6.0 kPa	＞ 6.0 kPa

3）胸部影像学检查：用于发现或排除可引起呼吸功能障碍的胸廓、气管和肺组织的异常情况，如胸廓畸形，脊柱严重侧弯，气管或支气管梗阻（包括气管外原因对气道压迫或牵拽以及气管内新生物引起的气道狭窄），膈肌上移或运动障碍，气胸或胸腔积液，肺间质纤维化，肺大疱，肺气肿，毁损肺等。

（4）麻醉前用药

1）苯二氮䓬类药物有良好的镇静和抗焦虑作用，但对呼吸中枢有抑制作用，慢性阻塞性肺病患者对其尤其敏感，因此在用于呼吸功能障碍患者时应注意调整剂量。

2）镇痛药的使用目前仍有争议，吗啡能抑制由迷走神经介导的支气管痉挛，但又能升高血浆中的组胺浓度，引起气道阻力增加。虽作为麻醉前用药不大可能对气道产生直接或反射性作用的支气管痉挛，但镇痛药可使麻醉期呼吸抑制延长，故不主张麻醉前使用。

3）抗胆碱能药物可解除迷走神经反射，减少气道分泌物，但会增加分泌物的黏稠度，不利于痰液排出。

3. 肝功能的评估

（1）麻醉耐受力的评估：轻度肝功能不全对麻醉和手术耐受力的影响不大。中度肝功能不全或濒于失代偿时，对麻醉和手术耐受力显著减退，术前须经过较长时间的严格准备，方允许施行择期手术。重度肝功能不全，其麻醉的危险性极高，应禁忌施行任何手术。急性肝炎患者，除紧急抢救性手术外，一律禁忌实施手术。慢性肝病患者，术前必须注意纠正凝血机能异常。

（2）肝功能的临床评估（表 8-5）：1 ～ 3 分者为轻度肝功能不全；4 ～ 8 分为中度不全；9 ～ 12 分属重度不全。

表 8-5　肝功能不全评分和分级

项目	肝功能不全程度		
	轻度	中度	重度
血清胆红素（nmol/L）	＜ 25	25 ～ 40	＞ 40
血清白蛋白（g/L）	35	28 ～ 35	＜ 28
凝血酶原时间（s）	1 ～ 4	4 ～ 6	＞ 6
脑病分数	无	1 ～ 2	3 ～ 4
每项异常的记分	1 分	2 分	3 分
手术危险性估计	小	中	大

4. 肾功能的评估

（1）麻醉耐受力的评估对慢性肾衰竭或急性肾疾病患者，原则上应禁忌施行任何择期手术。但因人工透析治疗的开展，慢性肾衰竭已不是择期手术的绝对禁忌证，但总体上耐受力较差。术前应将血细胞比容提升至 30% 以上为宜。

（2）肾功能损害的临床评估（表 8-6）

表 8-6　肾功能损害程度分类

测定项目	正常值	损害程度		
		轻度	中度	重度
24 h 内生肌酐清除率（ml/min）	80 ～ 100	51 ～ 800	21 ～ 50	＜ 20
血尿素氮（mmol/L）	1.79 ～ 7.14	7.5 ～ 14.28	14.64 ～ 25	25.38 ～ 35.7

5. 水、电解质及酸碱失衡　有血容量不足的患者，应纠正至距正常血容量仅亏欠约 15% 的水平。如能全量纠正，或对容易失血的手术，或估计患者不易耐受少许失血的患者，

可考虑补充至较正常血容量稍多的水平。能否输血，以血细胞比容为准，若能超过 30%，能耐受麻醉及手术。低血钠患者，血钠至少应纠正至 130 mmol/L 以上，但不宜超过 150 mmol/L。血钾应纠正至 3.5 mmol/L 以上。动脉血酸碱度，应纠正至正常范围。

二、神经功能评分

术前要充分了解及估计患者各方面与麻醉有关的临床资料，从病史、疾病特点，结合 CT、MRI、MRA（磁共振血管造影）、DSA（数字减影血管造影）、脑电图、脑干诱发电位检查等作出疾病诊断，依据发病急缓、神经系统定位症状和颅内压增高情况、意识状态及相应的临床症状和生命体征进行神经功能评分。

（一）病史及神经病理学的症状和体征

涉及脑和脊髓的神经外科疾病既表现病灶直接侵犯、压迫、破坏局部脑组织、脑神经及脑血管，从而产生相应神经功能损害的症状与体征，例如偏瘫、失语、后组脑神经损害症候群等病灶定位体征，又有病变继发导致的脑水肿、颅内压增高等病理生理改变的特征。

1. 病史　中枢神经系统疾病多数涉及生命重要部位的功能状态，因此充分了解原发疾病病情和变化程度，包括任何特异性神经体征，才能对患者身体状况和麻醉耐受力做出准确评估，提高手术麻醉安全性。

2. 神经病理学的症状和体征

（1）颅内压增高与脑疝危象：系颅腔容积与其内容物体积平衡失调的结果。颅内占位性病变的典型表现为头痛、呕吐、眼底视盘水肿，称之为颅内压增高“三主征”。严重病例可发生脑疝和去大脑强直。生命体征变化为血压升高、脉搏徐缓、呼吸不规则、体温升高等病危状态甚至呼吸停止。

（2）意识障碍：常因颅内疾患如额叶、颞叶、丘脑下部、脑干网状结构受累，脑缺血、缺氧或颅内压增高引起脑疝所致。随病情进展可出现嗜睡、躁动、浅昏迷至深昏迷。

（3）癫痫：脑内疾患时常常引起癫痫发作，可分为局限性及全身性。发作时，脑血流增加，颅内压升高，引起脑组织酸中毒。癫痫活动未控制时，即便机体正常的脑灌注能维持，也同样能引起大量的神经坏死。

（二）神经功能评分

1.Glasgow 昏迷评分（GCS）（表 8-7）

表 8-7　Glasgow 昏迷评分

检查项目	反应	评分
睁眼反应	自动睁眼	4
	对呼唤有反应	3
	对疼痛刺激有反应	2
	无反应	1
语言对答	正常	5
	可应答，有时答非所问	4
	可说出单字	3
	可发出声音	2
	无反应	1
运动反应	可依指令运动	6
	能感觉出疼痛部位	5
	对疼痛刺激肢体会回缩	4
	对疼痛刺激肢体会弯曲	3
	对疼痛刺激肢体会伸直	2
	无反应	1

2. 神经影像检查（CT 或 MRI） 观察病变的部位、对脑组织的侵犯程度、病变性质、颅压及脑顺应性的改变。

3. 神经病理学的症状和体征 确定脑水肿的程度，颅内压的高低，脑神经损害程度，神经功能的缺失。这些结果的评估直接影响了对患者的处理，麻醉诱导的技术，插管的途径，创伤性检测，甘露醇的使用和术后远期生活质量的预测（表 8-8、8-9）。

表 8-8 肌力分级

评分	描述
5	力量正常
4＋	在强负荷下力量轻度下降
4	能够对抗中等负荷
4－	能够对抗轻度负荷
3	能对抗重力完成运动
2	不能对抗重力
1	仅有肌肉收缩，只能被触及
0	无任何运动

表 8-9 语言障碍程度分级评估

分级	描述
1 级	正常
2 级	可沟通意志及理解语言，但有时混乱
3 级	有时可沟通意志及理解语言，但多半不可能
4 级	完全不可能沟通意志及理解语言

第二节　术前准备及伴发疾病的处理

神经外科患者由于中枢神经系统病变涉及多器官功能，一般起病较急，病史较短，病情变化易影响意识，甚至危及生命。术前伴发疾病的处理都要考虑到原发疾病的影响。明确和麻醉相关的特殊情况以及相关的其他合并症，采取适当的处理，改善患者术前情况，做好麻醉前的准备工作，提高手术麻醉安全性。

一、与原发疾病有关的术前准备及处理

1. 颅内压增高与脑疝危象　需紧急脱水治疗。快速静脉滴注 20% 甘露醇 250 ～ 500 ml 或呋塞米 40 ～ 80 mg。对梗阻性脑积水，迅速行脑室穿刺引流术，常能解除脑疝危象。

2. 癫痫　临床治疗的一个重要目标便是预防和快速控制癫痫活动，抗癫痫药在围术期应持续应用，调整好剂量，确保足够的血浆浓度水平。多数患者术前药可给予苯二氮䓬类，但术中如需监测记录爆发棘波活动时则需避免应用。

3. 呼吸困难　位于延髓的病变可造成呼吸中枢功能不全，表现为呼吸节律及幅度改变，通气不足，对 $PaCO_2$ 敏感性降低，发生低氧血症。应注意呼吸功能监测，必要时及早进行吸氧及机械辅助呼吸。

4. 肺部感染　脑干肿瘤累及迷走和舌咽神经核时，常有吞咽困难、饮水发呛，易造成误吸或吸入性肺炎。术前应注意肺部 X 线检查及听诊，并应检查体温、血常规和血气分析，对症抗感染治疗。

5. 内分泌功能紊乱　当垂体瘤病变增大和压迫垂体组织时，会引起激素功能的丧失，如促性腺激素、生长激素、促肾上腺皮质激素和促甲状腺激素释放激素等。术前应纠正严

重的肾上腺皮质功能低下及低钠血症。如果发现甲状腺功能低下，应引起重视并在术前纠正，因为患者不能耐受麻醉药对心血管的抑制。

6. 电解质紊乱 肿瘤压迫致中脑导水管狭窄和闭锁可产生梗阻性脑积水。患者长期卧床，饮食差，表现头痛、呕吐、血压升高、脉搏减慢等高颅压症状，加之脱水治疗，应用皮质激素，易掩盖循环血容量不足、严重脱水等体征，尤其要注意电解质紊乱，应术前给予相应治疗。

7. 脑血管痉挛 常见于脑损伤、高血压脑出血、脑动脉瘤破裂或脑动静脉畸形破裂引起的蛛网膜下隙出血。因血小板中释放的活性物质，脑血管壁平滑肌及微血管内钙超载使血管痉挛。长时间的动脉痉挛使脑血流量显著减少，导致不可逆性脑缺血性损害，应及早使用钙通道阻滞剂。

8. 颅脑创伤体液异常 对低血压休克患者要保证维持好血压，防止脑缺氧造成脑不可逆性损害。

9. 维持心血管功能稳定 肢端肥大症、脑血管病患者多合并高血压及心肌缺血，应先进行内科的相应治疗。颈动脉狭窄的患者常伴有冠状动脉狭窄，术前检查若有严重心肌缺血，应做心血管造影，排除冠状动脉狭窄，并行介入治疗后再行颈动脉内膜剥脱术，以防止术后出现心功能不全和心搏骤停，降低死亡率。有效的抗高血压治疗可以改善脑血流，恢复脑血管的自动调节机制。术前宜将血压控制在理想范围，但应避免快速激烈的降压治疗，否则可损伤脑的侧支循环，加重脑局部缺血。

二、常见伴发疾病的术前准备及处理

（一）心血管疾病

1. 心功能不全 心力衰竭应在控制 2 ～ 3 周才考虑手术，

如系急症手术，须注射洋地黄（老年患者不必到达洋地黄化剂量，以免增强心肌应激性而诱发严重的心律失常），利尿、吸氧等使心力衰竭基本纠正后再行手术。伴心肌缺血者，单纯的心电图 ST 段及 T 波改变，结合临床情况，术前无需特殊治疗；若心电图有异常 Q 波，同时合并有明显的 ST 段压低和 T 波改变者，以及 3 个月以内有心肌梗死者，应经心内科治疗后再行择期手术。心功能不全的治疗原则是改善心肌收缩力，降低心室射血阻力，减轻肺充血，改善氧合和预防严重的心律失常。一般采用强心、利尿和改善心脏负荷等措施。

2. 缺血性心脏病

（1）术前检查：① 12 导联心电图，用于术中和术后心电图改变的对照和比较，及时发现心肌缺血；②动态心电图，用于术前判断是否存在潜在的心肌缺血及心律失常情况；③超声心动图，了解心室壁运动情况、室壁厚度、有无室壁瘤，心肌收缩及收缩时共济失调，瓣膜功能、跨壁压差以及左心室射血分数等；④冠状动脉造影是判断冠状动脉病变的金标准，无冠状动脉血管重建术的指征者，不必造影。

（2）冠状动脉血管重建术后，如症状、体征好，表明支架功能良好，可以接受择期手术。①对于只接受球囊扩张成形术的患者，阿司匹林治疗至少 2 周，手术可在 2 周后进行；②对于植入裸金属支架的患者，双抗血小板治疗至少 4 周，手术可在 4 周后进行；③对于植入药物洗脱支架的患者，双抗血小板治疗应持续 1 年，手术可在 1 年后（至少 6 个月）后进行。术前应充分评估手术延迟的风险与预期缺血或支架内血栓形成的风险。过早停用双重抗血小板治疗可能引起灾难性的支架内血栓形成、心肌梗死或者死亡。

3. 高血压 术前高血压应适当控制，对于基础血压超过 180/110 mmHg 的重度高血压，如果不是颅压高的影响，当血压尚未满意控制前，择期手术应暂停。但对于轻中度高血压，只要具备适当的监护和治疗条件，手术无需暂停。

4. 术前心血管用药的调整

（1）抗血小板药和抗凝药：神经外科手术属于止血困难的手术，术前应停用抗血小板药和抗凝药，停用阿司匹林 7 天、替格瑞洛或氯吡格雷 5 天、普拉格雷 7 天后再手术。

（2）β 受体阻滞剂：可降低心肌氧耗量、抑制传导和心率，术前已长期服用者可以继续服用，为避免与全身麻醉诱导药发生协同作用，可以适当调整麻醉药物用量。

（3）抗高血压药物：①利血平作用缓慢，维持时间长，通过交感神经递质耗竭来降低血压，麻醉中可出现严重低血压，所以术前应停药；②氯噻嗪等排钾性利尿剂可继续服用，长期服用者需注意补钾。如不及时补充钾离子致低钾血症，麻醉中可诱发心律失常甚至心搏骤停；③血管紧张素转换酶抑制剂和血管紧张素抑制剂作用缓和安全，能改善心功能，需注意有可能导致麻醉后严重低血压，尤其在麻醉诱导过程中以及联用 β 受体阻滞剂时。可在术前一日停用，以降低低血压的发生率，也可以在严密监测的基础上继续应用，并适当调整麻醉药物用量。

（4）他汀类药物：需要降脂治疗者需继续他汀治疗，有助于稳定血管斑块，接受血管手术者可考虑术前至少 2 周服用他汀类药物。

（5）α_2受体激动剂：不推荐用于预防心脏事件，因为可能增加低血压和非致死性心脏骤停的风险，低血容量、心动过缓或心脏传导阻滞的患者须避免应用。

（二）肺功能不全

1. 术前准备 ①戒烟，减少呼吸刺激和气道分泌物；

降低血中碳氧血红蛋白浓度，增加氧摄取；降低肺部并发症；②控制呼吸道感染，清除气道分泌物；③施行呼吸锻炼；④解除支气管痉挛。

2. 药物治疗 主要是拮抗或预防气道阻塞的支气管扩张药和抗炎药，以降低气道反应性，提高患者对麻醉和手术的耐受能力，减少围术期并发症。痰量较多者术前应用蛋白溶解药物和支气管扩张药物，进行雾化吸入。有严重支气管哮喘的患者应用茶碱类药物和皮质激素进行治疗。解除支气管痉挛首选 β_2 受体激动剂，如沙丁胺醇等。氨茶碱为治疗支气管痉挛的二线药物。对呼吸道细菌感染者应选用广谱抗生素，以控制感染。伴支气管扩张者应待炎症控制，痰量减少后两周再行手术。

（三）糖尿病

血糖水平对广泛性颅内缺血后神经系统的恢复有重要影响。血糖高于 150 mg/dl 或 250 mg/dl 时会对中枢神经系统缺血后恢复产生不良影响。目前大多数人认为，接受手术的糖尿病患者因为低血压或其他原因造成脑血流减少而导致颅内缺血时，血糖水平应控制在 200 mg/dl 以下。

1. 术前准备 择期手术前空腹血糖应控制在 8.3 mmol/L 以下，最高不超过 11.1 mmol/L，对难以控制的高血糖，至少应降至 13.3 mmol/L，尿糖（－），尿酮体（－）。合并酮症酸中毒及高渗性昏迷患者，应禁止行择期手术。

2. 药物调整 对术前口服降糖药的患者，应于术前 1 天改用正规胰岛素控制血糖；对使用中长效胰岛素患者，最好于术前 1 ～ 3 天改用正规胰岛素，以免术中发生低血糖。

推荐阅读

1. Basil F.Matta，David K.Menon，Martin Smith.Core Topics in Neuroanaesthesia and Neurointensive Care.London：Cambridge University Press，2011.
2. Young.Cottrell and Young 神经外科麻醉 . 韩如泉，周建新，译 .5 版 . 北京：人民卫生出版社，2011.
3. 王恩真，熊利泽，薛富善 . 神经外科麻醉学 .2 版 . 北京：人民卫生出版社，2012：253-261.

9 神经外科围术期液体管理

梁 辉

神经外科患者围术期液体临床管理的关键为：①正常脑组织及血管内水的转移依赖于总的渗透梯度，等张晶体液的应用最多，慎用低张液（特殊情况时：如颅咽管瘤患者发生高钠血症时应考虑应用葡萄糖进行输液）；胶体液对脑水含量及ICP的影响较小，并无特别优势（大出血时胶体液扩容的优势仍很重要）；②在维持正常血管内容量的前提下，保持恰当的高渗状态（避免血浆渗透压的异常下降）；③在降低脑水含量以降低ICP和提供脑松弛的同时，应注意适当补液，以维持血流动力学稳定和脑灌注压；④避免血容量过多，以免引起容量超负荷；⑤避免过分严格限制液体而导致的低血容量，以免出现低血压和脑灌注减少。进行神经外科手术围术期的液体管理应在保证循环稳定、全身容量稳定的基础上，针对神经外科的特殊病理生理变化进行有针对性的处理，需综合、全面地考虑问题。

第一节　神经外科围术期液体管理的一般原则

一、血脑屏障与液体管理

（一）血脑屏障的结构特点

血脑屏障（blood-brain barrier，BBB）是一个复杂的细胞系统，它主要由内皮细胞、内皮细胞之间的紧密连接、星形细胞、周皮细胞、血管周围的小胶质细胞以及基膜等结构构成。其结构基础是脑毛细血管内皮细胞，其主要特征是内皮细胞之间以紧密连接的方式相结合，经测定其有效孔径仅为 7 ～ 9Å。因此其不但可以有效阻止血浆蛋白等大分子物质，还可以阻止钾、钠等离子在脑毛细血管及脑组织间隙之间的移动。在健康的大脑，分子通过 BBB 的唯一通道是自己穿过内皮细胞。水可以自由通过 BBB，而甘露醇、白蛋白等大分子物质则完全无法通过 BBB。实际上 BBB 起到了一种生物半透膜的作用，水跨 BBB 的运动，由 BBB 两侧的无法透过 BBB 的物质的相对浓度决定。一些晶体物质（钾、钠等离子）和胶体物质均为“有效”渗透分子。分子通过血脑屏障的细胞转运过程取决于分子量、离子电荷、溶解度、蛋白结合力、浓度梯度以及内皮系统内特殊分子载体的效能。经被动转运通过 BBB 的分子大体上大于 8000 道尔顿。亲脂性分子以单纯扩散通过 BBB，而水溶性离子不透过 BBB。

（二）影响血脑屏障通透性的因素

毛细血管内皮细胞间的紧密连接，一旦被机械分离（直接分离）可以造成 BBB 功能的破坏，BBB 的生物半透膜作用会发生明显异常。许多病理生理状态以及特殊的药物疗法均可改变 BBB 的通透性。例如：

1. 颅内肿瘤　颅内肿瘤的患者通常 BBB 已受到破坏。

这些分布于肿瘤组织中的毛细血管表现出许多脑外毛细血管系统的典型超微结构，即有细胞间穿通及缝隙连接，从而对水分子及较大分子开放通道。

2. 高血压 高血压超过脑血流自身调节范围即可使脑毛细血管内皮细胞间的紧密连接产生分离。高热、持久的高碳酸血症和头部外伤也可发生连接分离。

3. 低氧血症 BBB 高度耐受低氧，但长时间的低氧（6 ～ 12 h）可产生不可逆的毛细血管内皮细胞死亡和 BBB 破坏。

4. 脱水 利尿药甘露醇、甘油、果糖等高渗溶液可使脑毛细血管局部形成较高的渗透压，使毛细血管内皮细胞内的水分进入血管内，细胞皱缩，细胞之间形成缝隙，使 BBB 的通透性增高。这种现象可以解释为什么在使用大量甘露醇后可以观察到颅内压增高反弹的现象。BBB 通透性增加的程度主要取决于高渗液的浓度、输入时间及输注速度，且为一过性的和可逆的。

（三）血脑屏障的破坏与液体治疗

对于 BBB 破坏的患者，不论输注晶体液或胶体液，都会从血管向外渗到脑组织，使血管与脑组织间隙间无法维持正常的渗透或张力梯度，从而加重脑水肿。此类患者应酌情限制入量，但这并不意味着要以患者处于严重的低血容量状态为代价。过分限制补液而造成的血容量不足，可导致全麻后的患者低血压，对维持正常脑灌注压不利，甚至会加重脑损伤。对已经存在明显的颅内压增高、脑水肿、脑实质受损、已经存在或脑血管血管痉挛发生的潜在风险较大、已用甘露醇等进行脱水治疗、低血氧和贫血等患者，必须竭力避免。

在 BBB 严重破坏的脑区，渗透或张力梯度完全消失，渗透压的变化不会导致局部脑水含量的变化。在 BBB 轻度破坏的脑区，其功能可能变得与外周组织相似，BBB 对离子的通透性增加，而对高分子胶体并不通透，因此胶体渗透压的下降会加重局部脑水肿。虽然目前对此类患者血容量的补充采用何种晶胶比没有定论，但动物实验研究发现，胶体液与晶体液相比，可以使脑梗死体积缩小，并使神经状态发生改善。因此我们建议对 BBB 破坏患者进行容量补充时应以胶体液为主。在局限性脑损伤伴有 BBB 损害情况下，应用高渗溶液后，可使液体从 BBB 完整部位移出脑组织，但并不能使损伤部位或周围临近部位的脑水含量降低。在临床工作中，虽然使用高渗溶液（甘露醇或高渗盐水）可能并不能减轻 BBB 损害区域脑水肿的程度，但由于其能使远离损伤部位的 BBB 完整的脑组织的脑水含量降低，从而仍可达到降低 ICP 的目的。因此，高渗溶液用于此类患者应根据病情进行分析。

二、神经外科围术期液体补充的组成

目前，在颅内占位、脑水肿或有发生颅内压增高风险的患者中仍普遍限制入量。虽然限制入量对脑水含量的影响很小，但也有研究显示连续数天对神经外科术后患者限制入量，可以使其血清渗透浓度渐进性升高，且脑水含量减少。但神经外科患者围术期液体管理首先要达到血流动力学和脑灌注压稳定的目的，在此前提下才能考虑为手术提供适当的脑松弛。因此，限制入量应根据具体病情来分析。

围术期液体的补充包括：①每日正常生理需要量，②术前禁食所致的液体缺失量或手术前累计缺失量，③麻醉手术期间的液体再分布，④麻醉导致的血管扩张，⑤术中失血失液量及第三间隙丢失量。术前额外缺失量应根据丢失种类进行补充。麻醉导致的血管扩张，通常在麻醉开始即应遵循个体化的原则及时输注晶体液或胶体液，以维持有效循环血容量。由于胶体液在扩容效力方面的优势，目前多推荐以胶体液为主进行补充，剂量为（5 ～ 7）ml/kg。对于大多神经外科患者，手术第三间隙和术野蒸发丢失的液体量很小，因此大多可忽略不计。而术中生理需要量和血液丢失量必须给予 100% 补充。

关于术前禁食所致的液体缺失量的补充问题存在争议。一方面，一般认为，对于存在脑水肿及颅内压增高的患者，因其脑组织间隙结构的破坏，组织相容性增加，脑组织内易形成水肿，因此需要限制入量，术前禁食禁水造成的液体丧失量不必补充；但另一方面，临床上常见术前存在严重脑水肿及颅内压增高的神经外科患者，术前已限制入量、使用甘露醇甚至呋塞米脱水降颅压，其已处于明显的脱水状态，麻醉后的血管扩张会引起血流动力学不稳定，导致低血压和脑血流量的减少，脑和其他器官面临缺血损害。因此，对于大多神经外科手术的患者，过分限制入量是不利的，不仅要补充这一部分液体，还要部分补充术前脱水造成的丢失。术中生理需要量应以等张晶体液补充。

三、神经外科围术期输入液体的种类与特点

常用静注液体的容量渗透克分子浓度和膨胀压见表 9-1。研究证明，在容量治疗方面，晶体液与胶体液同时合用，比单纯使用晶体或胶体液好。对于血容量的补充，目前推荐的晶胶比为 1∶1 ～ 2∶1。胶体液在血管内扩容效力强，停留时间长。胶体液用于容量治疗，不仅可以保持循环稳定，还可防止晶体液引起的组织水肿。虽然如此，在容量治疗中使用一定比例的晶体液仍具有独特的优势，晶体液可以维持良好的灌注、增加间质液容量、促进淋巴回流和间质白蛋白转移入血，从而改善血液循环。对于存在脑水肿及颅内压增高的神经外科患者，在容量治疗中，重要的不是晶胶比的多少，而是用于补充血容量的晶体液的总量，因为晶体液用量过大可能导致脑水含量的增加。

表 9-1　常用静注液体的容量渗透克分子浓度和膨胀压

液体种类	糖含量（g/L）	钠（mmol/L）	氯（mmol/L）	渗透浓度（mOsm/L）	膨胀压（mmHg）
胶体液					
血浆				295	20 ～ 25
白蛋白（5%）				290	32
羟乙基淀粉（6%）		154	154	308	31
琥珀酰明胶		154	120	274	33.3
晶体液					
5% 葡萄糖	50			278	
5% 葡萄糖＋0.45% 氯化钠溶液	50	77	77	405	
乳酸钠林格液		130	109	275	
醋酸钠林格液		140	98	298	
0.9% 氯化钠溶液		154	154	308	
3% 氯化钠溶液		513	513	1026	
5% 氯化钠溶液		855	855	1710	
20% 甘露醇				1098	

术中若需大量输液，应注意输入大量乳酸钠林格液可能导致低渗状态。乳酸钠林格液所含成分与人体细胞外液相似，可迅速补充和恢复细胞外容量，但快速大量输注时可导致脑水含量和 ICP 增高。生理盐水张力高于乳酸钠林格液，但应注意大量输入可能导致的剂量依赖性高氯性酸中毒。5% 葡萄糖为等渗液，进入体内后，糖被利用，等渗液变成无渗透压的水，不适合用于扩容治疗，大量输入可引起电解质紊乱。目前认为，大量输入等渗葡萄糖液，即使 BBB

完整也会导致 ICP 升高。含糖液不应用于颅内疾病患者且应避免用于有脑缺血风险的患者，因为糖代谢可加重缺血区的酸中毒，从而加重神经系统的损伤。故对于 ICP 增高的神经外科手术患者，除非有低血糖症，否则不主张用葡萄糖。但对于合并高钠血症的神经外科患者（如颅咽管瘤等导致的尿崩症），应考虑输入低钠甚至无钠液（葡萄糖）。神经外科围术期常用甘露醇进行脱水治疗，其利尿作用有降低 ICP、提高脑组织顺应性之功效。其临床应用效果与剂量相关，但长期大量应用及对于已经存在肾功能代偿能力下降或严重受损的患者应考虑其对肾功能的不利影响而慎用。甘露醇的常用方法为：20% 甘露醇通常剂量为 0.25 ～ 1 g/kg，在 40 ～ 60 min 内输完。

目前普遍认为，胶体液似乎更适合改善神经外科患者围术期的血容量，其对 ICP 的影响较小，但大量输注仍要警惕对凝血功能及肾功能的影响。对大剂量甘露醇无反应的患者，静脉输注小容量高渗盐溶液，可使患者血压快速回升、尿量增加和 ICP 降低，是安全有效的。神经外科患者围术期液体管理的一个重要目标是，在维持正常血管内容量的同时，形成一个恰当的高渗状态。渗透压降低时，水会顺着渗透压梯度进入脑组织，其结果是加重脑水肿、升高 ICP 和降低脑灌注压。所以，对神经外科患者的体液管理必须严格避免低渗溶液输注，目的是防止血浆渗透克分子浓度降低。

四、围术期液体补充的监测

围术期液体管理的重要基础是适当的监测，只有进行有关必要的、可以反映患者对液体治疗的反应的监测，才能使液体管理尽可能科学、合理，避免盲目性、主观性。液体治疗的监测的最重要目的就是进行患者容量状态的评估，尽可能准确的容量状态的评估是适当的液体治疗措施的基础。

目前还没有可以准确反映患者容量状态的金标准，也没有可以直接反映患者容量状态的监测指标。临床上主要通过监测静态前负荷指标（如压力负荷指标：中心静脉压及肺动脉楔压等）和心肺相互作用相关的动态前负荷指标（如每搏量变异度、收缩压变异度、脉搏压变异度等）来反映患者的容量状态。中心静脉压及肺动脉楔压虽然是目前最常用的容量评估指标，但其受较多因素影响（包括：测定方法、胸腔内压、心率以及心肌顺应性等），常不能准确反映患者的容量状态，而且对其连续动态观测的意义要远大于对某一孤立数值的监测，因此很难对不同患者、不同情况的数值进行比较，难以标准化、规范化，其应用价值受到越来越多的争议。

大量研究证实动态前负荷指标每搏量变异度、收缩压变异度、脉搏压变异度预测容量反应的敏感性和特异性均明显优于静态前负荷指标，可以作为目前容量评估的重点方法。临床常用的每搏量变异度监测，其正常值为＜（10 ～ 15）%，否则即提示患者容量不足。但目前应用的动态前负荷指标仍均有一定的局限性：其只能用于容量控制通气、潮气量恒定（8 ～ 12 ml/kg）及窦性心律、无心律失常的条件下。

临床实践中，应根据患者及手术情况，灵活的应用必要的监测手段，注意动态观察、综合评估，才能为液体治疗方案的制定提供重要的参考和基础。

五、神经外科手术围术期液体治疗方案的制定

因为患者的术前状态不同、不同种类的神经外科手术对患者的影响不同、患者对液体治疗的反应不同，所以，一方面很难制定统一的液体治疗规范或标准的程式化的方案；另一方面，任何情况下均按照绝对标准化、程式化的液体治疗方案进行处理，也并不一定会对患者有益。大量研究显示，

以一些可以反映患者容量状态的血流动力学指标为基础的目标导向（goal-directed therapy，GDT）的液体治疗方案可以使手术患者围术期并发症的发生率降低，利于患者的预后。而GDT方案的制订及实施必须以适当的液体治疗的监测手段为基础，凭经验、主观感觉以及简单地套用公式计算而决定液体治疗方案的方法应被更为客观及科学的GDT方案所取代。

建议将动态前负荷指标纳入GDT方案中。建议针对以下几方面的问题，为每位患者分别制订个体化的液体治疗方案：①患者的状态（年龄、合并症、病理生理变化）；②手术的因素（手术部位、术式、手术的有关特点）；③根据患者及手术的情况，适当选择血流动力学监测手段（有创血压、动态前负荷指标、中心静脉压等静态指标、酸碱平衡的监测等）。

一般低风险（出血少、创面小、手术对患者血流动力学影响小）的短小手术（如脑室腹腔分流手术、立体定向手术等），且患者一般情况较好，不存在明显的代偿能力受损的情况，只进行基本生命体征的监测及应用晶体液进行维持输注就可以了；大手术（出血多、尤其可能发生快速大出血的手术、创面大、手术中可能造成患者血流动力学明显波动的手术）以及术前已经因高颅压甚至脑疝进行了长时间、大剂量的脱水治疗、合并其他系统严重并发症代偿能力明显下降的患者，建议应用纳入动态前负荷指标的GDT的液体治疗方案，术中联合输注晶体及胶体液。

建议为每位神经外科手术患者制订个体化的，以优化和稳定其循环容量、组织器官灌注和不增加甚至有助于降低ICP为目标的液体治疗方案，个体化及兼顾全身及神经系统的原则是神经外科围术期液体治疗方案的重要原则。

第二节　常见神经外科水、电解质代谢障碍的液体管理

神经外科疾病和手术常易导致内分泌功能的明显改变，从而明显影响机体水电解质的代谢和平衡，从而出现一系列的临床表现（综合征）。这些综合征一旦出现，即需要尽早明确诊断和及时治疗，否则可能导致中枢神经系统甚至全身的严重并发症及不良后果，严重影响患者预后。而且有的综合征在发病早期较难鉴别，但其治疗方案是完全相反的，而可能导致更为严重的临床后果。所以临床医师应熟悉神经外科常见的几种水、电解质代谢障碍综合征的鉴别点（表 9-2）。

表 9-2　常见的神经外科患者水、电解质代谢障碍疾病

鉴别项目＼疾病名称		SIADH	CSWS	DI
病因		抗利尿激素↑	心房利钠因子↑	抗利尿激素↓
临床表现	容量	↑	↓	↓
	血钠	↓	↓	↑
	尿量	↓	↑	↑
治疗		利尿限液 适度补钠	补充等渗 含钠液	补无钠液 减少尿量

SIADH，抗利尿激素不适当释放综合征（syndrome of inappropriate antidiuretic hormone）；CSWS，脑性盐耗综合征（cerebral salt wasting syndrome）；DI，尿崩症（diabetes insipidus）。↑，升高；↓，下降

一、抗利尿激素不适当释放综合征

抗利尿激素不适当释放综合征（syndrome of inappropriatc antidiuretic hormone，SIADH）是头部创伤和其他颅内疾患

使患者抗利尿激素的分泌异常升高，而出现的一系列症状。患者通常表现为：容量增加，血压正常或增高，精神异常和意识改变；实验室检查发现低血钠（小于 130 mmol/L），低血渗透压（小于 270 mOsm/kg），肾功能正常，尿钠排除量增加（大于 80 mmol/d），尿渗透压增高（大于 300 mOsm/kg）。诊断 SIADH 必须满足低血钠、尿钠增多、尿渗透压大于血渗透压、无水肿及血容量减少、肾及肾上腺功能正常五个条件。血钠急骤降至小于 120 mmol/L，会产生精神错乱、共济失调、癫痫发作、反射增强或减弱、昏迷和不可逆脑损伤。SIADH 的最初管理包括限制液量。如果低血钠严重（＜ 110 mmol/L）应使用高渗含盐溶液（3.5%），通常静脉内配合应用 10 ～ 20 mg 呋塞米以诱导游离水的负向平衡。也可选用碳酸氢钠（6% 钠溶液），按 2 ml/kg 使用 1 ～ 2 min 后血钠浓度大约增加 6 mmol/L。一旦患者神经症状稳定后酌情调整，应避免对血钠的过快纠正，否则会影响到中枢脑桥髓鞘质。我们要求严格地按照每小时不超过 100 ml，血钠每小时升高不超过 2 mmol/L，并且在选择心血管监测条件下使用高渗含盐溶液，以保证安全；否则有可能造成肺水肿和颅内出血，应引起高度重视。

二、尿崩症

尿崩症（diabetes insipidus，DI）多发生于鞍区垂体手术及颅咽管瘤手术，但也能发生在其他颅内疾患，特别是头部外伤。这种综合征根本病因是抗利尿激素分泌的降低或缺乏，导致多尿和脱水。尿液为特有的低比重和低渗透压尿。而血浆是高渗和高钠。虽然术中发生 DI 已有报道，但 DI 通常是在术后逐渐显露出来，而且任何多尿的患者都应被怀疑。DI 通常是自限的，几天之后自行缓解。

一旦 DI 诊断成立，体液治疗的目的是维持血管内容量及正常电解质水平。简单的计算方法为每小时液体生理维持量加上前 1 h 排尿量的 3/4。另一方法为：患者液量的缺失通过以下公式计算估计：

液体缺失量（L）= 正常体液总量－实际体液量

实际体液量 =（预计血钠浓度 / 实测血钠浓度）× 正常体液总量

正常体液总量 =60% 体重（kg）

液体的选择取决于患者电解质状态。既然丢失的是低渗液体（游离水），所以常用浓度为普通生理盐水浓度 50% 或 25% 的盐溶液。

如果尿量大于 300 ml/h 持续 2 h，则应使用抗利尿激素类似物行药物治疗配合补液。水溶性血管加压素用于短期替代，剂量为皮下注射 5 ～ 10 IU/4 h，油剂型（鞣酸加压素）为长效，经皮下或肌内注射 5 IU/24 ～ 36 h。一种合成的类似物去氨加压素也逐渐被使用，经鼻内用药（10 ～ 20 μg）或者静脉内用（1 ～ 2 μg/8 ～ 24 h）。

三、脑性盐耗综合征

脑性盐耗综合征（cerebral salt wasting syndrome，CSWS）这种综合征最常见于蛛网膜下隙出血的患者。表现为患者在治疗过程中的意识改变，血容量减少，低血压，低血钠，肾功能正常，尿钠明显升高。特征为低血钠、脱水及高尿钠（＞ 50 mmol/L）三联征。发病机制可能由于脑组织增加心房利钠因子的释放所致。

SIADH 及 CSWS 这两种综合征在血清电解质检查方面没有显著的区别，因此在对于血容量改变不明显的患者来说早期鉴别是较为困难的。而二者的治疗原则截然相反，SIADH 是一种血管内容量增多和稀释性低血钠状态，它以限制容量来治疗；CSWS 是一种低血容量和低血钠的状态，它是通过输入等渗含钠溶液以重建正常血容量来治疗的，因此尽早对其进行正确的鉴别诊断是及时准确治疗的基础。一般临床上对二者的鉴别可从血容量状态的评估［在排除心、肺功能异常的条件下，中心静脉压偏低（＜6 mmHg）和肺毛细血管楔压（＜8 mmHg）提示容量不足，可以诊断 CSWS］、综合其他实验室检测结果（血细胞比容、碳酸氢盐和尿素氮浓度升高，能进一步明确诊断 CSWS）及计算全天或数天的钠出入量（负钠平衡可以诊断 CSWS）入手。

推荐阅读

1. Navarro LH，Bloomstone JA，Auler JO，et al.Perioperative fluid therapy：a statement from the international Fluid Optimization Group.Perioperative medicine，2015，4：3.
2. Hafizah M，Liu CY，Ooi JS.Normal saline versus balanced-salt solution as intravenous fluid therapy during neurosurgery：Effects on acid-base balance and electrolytes.Journal of neurosurgical sciences，2015.
3. Benes J，Giglio M，Brienza N，et al.The effects of goal-directed fluid therapy based on dynamic parameters on post-surgical outcome：a meta-analysis of randomized controlled trials.Critical care，2014，18（5）：584.
4. Pinsky MR.Functional hemodynamic monitoring.Critical care clinics，2015，31（1）：89-111.

10 神经外科术中血液保护技术

梁　辉　韩如泉

目前我国每年的异体输血量迅速增长，其中约 80% 在围术期使用。近年来，血源紧张的局面日益严重，常有血库储备告急，明显影响正常手术开展的报道，而且随着人们对异体输血的风险和危害认识的不断深入，以保护好患者的血液，减少出血，尽量减少和避免异体输血为目的的血液保护技术越来越受到重视。

神经外科手术中常用的血液保护技术大体上可以分为两类：以尽量减少术中出血为目的的微创外科技术、血液稀释、控制性降压及止血药物的应用；包括术前贮血以及术中血液回收在内的自体输血技术。除此之外，严格掌握输血指征，做到合理用血，尽量减少及避免不必要的输血是更为重要及基础的血液保护措施。

第一节　严格掌握输血指征

一、严格掌握输入红细胞的指征

（一）红细胞的输注指征

首先应明确：输入红细胞的根本目的是改善血液的携氧

能力，不应以补充血容量为输入异体红细胞的目的。输血指南是临床决定是否输入异体红细胞的重要参考依据，建议采用限制性输血的策略。输异体红细胞之前均需检测患者的血红蛋白浓度，血红蛋白＞100 g/L 的患者围术期不需要输红细胞，血红蛋白在 70 ～ 100 g/L 之间，根据患者心肺代偿功能、有无代谢率增高以及有无活动性出血等因素决定是否输红细胞。

以下情况需要输红细胞：①血红蛋白＜70 g/L；②术前有症状的难治性贫血患者：心功能Ⅲ～Ⅳ级，心脏病患者（充血性心力衰竭、心绞痛）及对铁剂、叶酸和维生素 B_{12} 治疗无效者；③血红蛋白低于 80 g/L 并伴有症状（胸痛，体位性低血压，对液体复苏反应迟钝的心动过速或充血性心力衰竭）的患者，应该考虑输注红细胞；④术前心肺功能不全、严重低血压或代谢率增高的患者应保持相对较高的血红蛋白水平（80 ～ 100 g/L）以保证足够的氧输送。

临床工作可按下述公式大约测算浓缩红细胞补充量。成人：浓缩红细胞补充量 =（$Hct_{预计}$ ×55× 体重－ $Hct_{实际测定值}$ ×55× 体重）/0.60。小儿：红细胞补充量 =（$Hb_{预计}$ － $Hb_{实际测定值}$）× 体重 ×5（Hb 单位为 mg/dl）。（Hct，血细胞比容；Hb，血红蛋白）

（二）神经外科患者红细胞的输注指征

脑血流及脑组织的氧供与神经外科患者的预后密切相关，而神经外科患者常合并颅内压增高、脑血管痉挛等严重影响脑血流及脑组织氧供的病理生理变化。在输入异体红细胞改善全身氧供的同时，对于神经外科患者而言，其脑组织氧供改善的情况也是需要特别关注的。神经外科患者是否需要特殊的输入异体红细胞的指征是值得研究和探讨的课题。本节将主要探讨蛛网膜下隙出血及颅脑创伤患者的输血指征。

1. 蛛网膜下隙出血患者的红细胞输注指征 研究显示，较高平均血红蛋白浓度的蛛网膜下隙出血的患者其出院时及出院后 3 个月的预后更好。但又有研究显示，住院期间输血是其发生有症状的脑血管痉挛及预后不良的独立危险因素，异体红细胞储存期间发生的质量变化以及因为异体输血而导致的感染率的增加、患者机体免疫力的下降等一系列问题可能是其原因。目前关于蛛网膜下隙出血患者最适当的输血指征（血红蛋白浓度的阈值）尚不明确，但尽量避免及减少异体输血，而是通过其他方法（适当补充铁剂、刺激造血、减少出血以及采用其他血液保护措施）来提升患者的血红蛋白浓度应该是合理的措施。

2. 颅脑创伤患者的红细胞输注指征 颅脑创伤患者核心的病理生理变化是脑组织的氧供需之间的平衡因为 ICP 的异常升高而被打破，理论上提高血液的携氧能力可能有助于脑组织氧供的增加。欧洲曾将血红蛋白浓度不低于 100 g/L，列入颅脑创伤患者的临床救治指南中。但研究显示，通过异体输血改善颅脑创伤患者的贫血，虽然可以改善脑组织的氧分压但并未改善脑组织的代谢。而且积极输入异体血（将颅脑创伤患者的血红蛋白浓度维持于 100 g/L 以上）并未能改善其预后，反而可能对其院内及伤后 6 个月的预后产生不利影响。

目前，颅脑创伤患者最适当的输血指征（血红蛋白浓度的阈值）尚不明确，有学者建议依据血红蛋白浓度和脑氧饱和度来综合决定颅脑创伤患者的输血指征。

综合近年来的研究结果，神经外科患者在考虑输入异体红细胞的问题时，不但应关注输血指南中红细胞的输注指征所涉及的问题，还应关注其脑组织的氧供需状况，应对神经外科患者引入个体化的输血原则，加强监测（尤其引入脑氧饱和度等反映脑组织氧供情况的监测手段），在积极纠正贫血的同时，尽量避免及减少异体输血。

二、血浆的输注指征

血浆的输入仅用于凝血因子缺乏的患者，不为补充容量。研究表明，北美洲、欧洲的白种人维持 30% 凝血因子浓度或不稳定凝血因子仅需维持 5% ～ 20%，就可以达到正常凝血状况，目前国人这方面的资料尚缺乏。

血浆的输入指征包括：① PT 或 APTT ＞正常参考值的 1.5 倍，创面弥漫性渗血；②患者急性大出血输入大量库存浓缩红细胞后（出血量或输血量相当于患者自身血容量）；③病史或临床过程表现有先天性或获得性凝血功能障碍；④紧急对抗华法林的抗凝血作用（新鲜冰冻血浆：5 ～ 8 ml/kg）。

目前临床常用的血浆制品主要为新鲜冰冻血浆和普通冰冻血浆。新鲜冰冻血浆为采集新鲜全血后 6 h 内分离出血浆，并迅速在 −30 ℃以下冻结和保存。目的是保存不稳定的蛋白成分，特别是易变的凝血因子（Ⅴ和Ⅷ凝血因子）。新鲜冰冻血浆内含全部凝血因子及血浆蛋白，规格常为 200 ml、100 ml。每单位（相当于 200 ml 新鲜全血中血浆含量）新鲜冰冻血浆可使成人增加约 2% ～ 3% 的凝血因子，应用时需要根据临床症状和监测结果及时调整剂量；普通冰冻血浆用于因子Ⅴ和Ⅷ以外的凝血因子缺乏患者的替代治疗；不应该将血浆作为容量扩张剂；建议术中在输血浆前检测床旁凝血功能（血栓弹力图），以作为输血浆的参考依据。

由于个体的遗传基因类型不尽相同，血细胞和血浆蛋白的表现型也各有差异。因此，受血者接受了血浆中在分浆时混入的少量红细胞、白细胞、血小板等同种抗原，在理论上受血者有潜在可能对输注异体血的同种抗原产生同种抗体。另外血浆蛋白的种类很多，它们在不同的个体都有不同的表现型。所以输注血浆的变态反应发生率较高，特别是荨麻疹和发热反应临床很常见。过敏反应虽然少见，但常常危及生命。输注新鲜冰冻血浆的速度不应超过 10 ml/min，且应在输入期间注意监测生命体征。

三、血小板的输注指征

血小板制品包括手工分离血小板及机器单采血小板。后者主要用于已产生血小板抗体，导致普通血小板输注无效的患者。一般情况下都采用前一种方法，从 1 单位全血中制备手工分离血小板。

输注指征：用于血小板数量减少或功能异常伴异常渗血的患者。①血小板计数＞ 100×10^9/L，不需要输血小板；②术前血小板计数＜ 50×10^9/L，应考虑输注血小板（产妇血小板可能低于 50×10^9/L 而不一定需要输注血小板）；③血小板计数在（50 ～ 100）$\times10^9$/L 之间，应根据是否有自发性出血或伤口渗血决定是否输血小板；④如术中出现不可控性渗血，经实验室检查确定有血小板功能低下，输血小板不受上述指征的限制；⑤血小板功能低下（如继发于术前阿司匹林治疗）对出血的影响比血小板计数更重要。手术类型和范围、出血速率、控制出血的能力、出血所致的后果以及影响血小板功能的相关因素（如体温、心肺转流、肾衰竭、严重肝病等），都是决定是否输血小板的指征。

注意事项：①手工分离血小板含量约为 2.4×10^{10}/L，保存期为 24 h；机器单采血小板含量约为 2.5×10^{11}/L，保存期为 5 天；②每份机采浓缩血小板可使成人增加约（7 ～ 10）$\times10^9$/L 血小板数量。

第二节　神经外科术中血液保护技术的实施

一、减少术中出血

（一）微创外科、及时完善的止血

随着锁孔手术、立体定向、内镜以及影像导向等技术和先进设备的应用，神经外科医师已经可以通过一个较小的皮肤切口和骨窗进行较为复杂的颅内手术，“微创神经外科”已逐渐成为神经外科手术的趋势。微创手术的开展可以显著减少术野出血，尤其可以使开关颅期的出血量明显减少。另外，术中适当使用止血纤维、骨蜡、骨胶、明胶海绵、止血纱布以及纤维蛋白胶等促进术野止血的手术材料，在显微镜下应用双极电凝及时准确止血以及术者根据术野情况及时选择适当的止血方式（如一时难以控制的较快的出血，术者适时选择压迫或填塞止血）均可以取得较好的减少出血的效果。尽量精细操作减少出血，应该是最基本的血液保护措施。

（二）血液稀释

神经外科手术患者常需早期改善其脑血流和微循环灌注，以尽量减轻脑损伤的程度。血液稀释不仅能减少术中出血，而且可以降低血液黏度、增强红细胞变形性、改善脑微循环，减轻脑缺血性损伤。动物实验证实血液稀释可增加脑血流，对脑缺血和脑创伤均有保护作用，因此该技术在神经外科手术中具有应用前景。血液稀释主要包括以下两种实施方式：

1. 急性等容血液稀释（acute normovolemic hemodilution，ANH） 患者进入手术室后，于麻醉诱导后、手术开始前采血，并进行抗凝储存，同时从另一条静脉通路中输入等效容量的晶体液或胶体液，从而使血液得到稀释，达到相对减少术中血液成分丢失的目的，术中出现输血指征时或术毕时再将采集的自体血回输，以达到少输甚至不输异体血的目的。

（1）适应证与禁忌证：适应证包括：①预计术中出血量 500 ～ 2000 ml 的患者；②合并有红细胞增多症的手术患者；③因宗教信仰不接受异体输血者；④稀有血型而术中需要输血者；⑤血源紧张时，仍急需手术者。

禁忌证包括：①麻醉前评估为 ASA Ⅲ级及以上者；②患有严重贫血或凝血功能障碍的患者；③接受大面积植皮或体表整形手术的患者，因 ANH 可使手术创面的渗出量明显增加；④心功能不全或心脏内、外动静脉分流者；⑤血管条件差，采血困难者。

（2）实施方法：麻醉诱导后，通过置入粗大的静脉（推荐选择中心静脉）或动脉的套管针采血，所采集的血液应保存于含有枸橼酸盐–磷酸盐–葡萄糖–腺嘌呤保养液或肝素的一次性血袋中，并立即在血袋上标明患者的有关信息（个人的一般信息以及血型），从采血到回输，室温下应在 6 h 内完成，否则应将血液置于 4 ℃下保存，并在 24 h 内回输完毕。通常将先采集的含有血红蛋白、血浆蛋白和血小板浓度最高的血液最后回输，以最大限度的提高患者血红蛋白值以及改善术后止、凝血功能。

放血时应密切监测血压（推荐监测有创动脉血压）、心率以及脉搏氧饱和度，必要时还应监测中心静脉压、血气分析、及时测定 Hb、Hct，有条件的可应用血栓弹力图等床旁监测设备观察凝血功能的变化。此外，注意无菌操作，防止血袋或针头污染。且放血速度不宜过快，要同时同步（等速或稍快）输入等效容量的胶体液（与采集血量以 1∶1 的体积比输入）或晶体液（与采集血量以 3∶1 的体积比输入）或晶胶体联合使用（晶胶比例为 1∶1，与采集血量以 2∶1

的总体积比输入）。

ANH 时计算采血量的方法可参考以下的公式：

$$VL（ml）=EBV\times 2（Hct_o - Hct_f）/（Hct_o + Hct_f）$$

VL 为预计采血量，EBV 为估计体内血容量：男性为体重（kg）×70（ml/kg），女性为体重（kg）×60（ml/kg），Hct_o 为稀释前 HCT；Hct_f 为稀释后预计 HCT。

Hct_o 越高，Hct_f 值越低，则该患者可采集的血量就越高。Hct_f 的确定需参考患者的身体情况（尤其是心肺等重要脏器的功能及代偿能力）以及术中预计失血量等因素来确定，对于合并慢性心血管疾病（如冠心病）和肺功能较差的患者应慎用。

另外还必须考虑血液稀释对凝血系统的影响。血液稀释过程中血小板纤维蛋白原等参与凝血过程的成分均会稀释性减少，最易发生的是低纤维蛋白原血症。目前认为纤维蛋白原浓度需保持在 1.50 g/L 以上，才能保证正常的凝血功能。若患者采血前血小板计数和纤维蛋白原浓度均在正常水平低限，则应分别根据 Hct、血小板数量和纤维蛋白原浓度计算 VL，取其中的最小值作为确定采血量的依据。

（3）ANH 临床应用效果的评价：尽管 ANH 具有费用较低、应用过程较为安全等优点，而且有报道即使用于术中出血量达到 4500 ml 的手术，其也可以起到明显的节血作用。但目前对其临床应用实际效果的质疑较多，有研究显示：在术中能够严格掌握输血指征的情况下，ANH 既不能降低输异体血的可能性，也不能减少对异体血的需求量；而且目前还缺乏大样本的随机对照研究来充分证明其血液保护的效果，因此 ANH 的实际临床应用价值还需进一步评价。

2. 急性高容量血液稀释（acute hypervolemic hemodilution，AHH） 在麻醉诱导后，通过加深麻醉的方法使血管容量得到一定程度的扩张，同时快速补充相当于 20% 自身血容量的胶体液，使血液稀释，达到减少术中红细胞丢失量的目的。

（1）适应证与禁忌证：适应证包括：术前肺通气及弥散功能正常，心功能Ⅰ～Ⅱ级，肝、肾及凝血功能正常且 Hct ＞ 35%，Hb ＞ 120 g/L 的：①估计失血量在 1000 ml 左右的复杂的非心脏外科手术患者，②不能（或不愿）接受异体血的患者，③稀有血型而术中可能需输血者，④血源紧张时，需要手术者。

禁忌证包括：心、肺、肝、肾等重要脏器功能不全、凝血功能障碍、未经控制的高血压患者、脓毒症，颅内压增高的患者视为相对禁忌证。

（2）实施方法：AHH 的实施较简便，麻醉诱导后快速输注一定量的晶体液或胶体液即可。虽然对 AHH 时输入液体的种类、输入量以及输入速度尚无统一规定，但依据目前研究，可以认为以 100 ml/min 的速度输入约 15 ml/kg 的羟乙基淀粉溶液的扩容效果较好，且对于大多可以实施 AHH 的患者均较为安全。但应注意 AHH 时血液稀释的程度依赖于患者容量血管的扩张程度，只有在全麻后或硬膜外阻滞引起血管扩张后，AHH 的扩容效率才能得到较好体现，否则相当一部分的扩容液体会进入血管外，影响扩容效率，同时造成间质水肿，而且若单位时间内输入的液体量与血管扩张程度相比相差过多，也可能导致 AHH 时的心血管不良反应。因此，AHH 实施过程中不但应加强监测（推荐监测有创动脉血压，有条件的可监测中心静脉压），进行床旁血气分析以便根据 HCT 的变化及时了解患者血液稀释的程度，调整稀释方案；还应维持一定的麻醉深度，注意利用麻醉药物（如吸入麻醉药）及麻醉方法（如椎管内阻滞）的血管扩张效应，以充分发挥 AHH 血液稀释的效果并有效预防心血管系统负荷的过度增加。

（3）AHH 的临床应用评价：尽管 AHH 与 ANH 相比具

有费用较低、简便易行等优势，而且有研究显示：当术中出血量不足 40% 循环血量时，AHH 的血液保护效果与 ANH 相近，在该条件下综合考虑实施难度、成本及安全性等因素，AHH 优于 ANH。但其若应用不当，可能导致容量超负荷有关的并发症，尤其对于循环系统代偿能力较差者及老年患者其应用应慎重。而且相对于 ANH，AHH 的扩容效力有限，患者术中出血量＞ 40% 血容量时，其还无法取代 ANH 的血液保护作用。

（三）围术期合理使用止血药物

术前、术中选择适当时机，适量应用促进止血的药物，也可以收到较好的减少出血的效果。可供选择的药物主要包括：

注射用蛇毒血凝酶：含有矛头蝮蛇巴曲酶和微量磷脂依赖性凝血因子 X 激活物。主要通过加速血小板的聚集及促进凝血酶原激活物的生成，促进止血。可于切皮前 15 min 使用，可在一定程度上减少术中出血。

抗纤溶药物：主要包括 6- 氨基己酸、止血芳酸、止血环酸等。其通过抑制纤溶酶的生成，保护纤维蛋白，需大剂量使用。

二、术中血液回收

术中血液回收（intraoperative blood salvage，IBS）是将患者的术野出血通过负压吸引的方式收集、抗凝、储存，再通过血液回收机用生理盐水进行离心分离清洗，最后将清洗后的回收血再回输给患者的自体输血方法。其在脑血管手术、脑及椎管内良性肿瘤手术、闭合性颅脑损伤、癫痫以及小儿神经外科手术中均已有成功的应用。

（一）IBS 用于神经外科手术的适应证

适应证包括：①估计术中出血量达到或超过 500 ml 的脑

血管手术，②原发性癫痫手术，③颅骨整形手术，④闭合性颅脑损伤手术，⑤小儿神经外科手术中即使只能回收少量出血也是有意义的。其中动静脉畸形手术术中出血量常可能较多，且术野无污染，是神经外科中最适于应用 IBS 的手术类型。

（二）IBS 用于神经外科手术的禁忌证

禁忌证包括：①恶性肿瘤手术及具有颅外转移可能性的肿瘤手术（胶质瘤、室管膜瘤、脊索瘤、原发神经外胚层肿瘤、松果体细胞瘤、生殖细胞瘤、脉络丛乳头癌、恶性脑膜瘤、转移癌以及骨肉瘤），②术野存在污染的手术（经口鼻蝶入路手术、脑及椎管内脓肿或其他感染灶清除术、囊虫清除术以及存在开放性污染伤口的颅脑创伤手术）。

虽然大多数脑膜瘤都是良性肿瘤，但其仍有不足千分之一的颅外转移率，最常见的转移部位为肺，其次为肝。目前，医学界普遍认为血行转移可能是脑膜瘤转移的主要途径。虽然尚无 IBS 导致脑膜瘤颅外转移的报道，但近来国际上已经普遍置疑 IBS 用于脑膜瘤手术中的安全性。欧洲目前采用的方法为用剂量为 50 Gy 的 γ 射线将脑膜瘤手术中的回收血进行放射处理杀灭其中可能含有的肿瘤细胞再回输。虽然尚未发现 IBS 导致脑膜瘤颅外转移的临床证据，但由于其存在理论上的颅外转移的可能性，所以目前不建议在脑膜瘤切除术中常规应用 IBS。在大出血和异体血液供应不及或不适于输用异体血液的情况下，应在患者及家属知情同意的条件下，应用适当的过滤措施（使用白细胞滤器）后，再将回收血液回输，并应对患者进行术后的长期随访，以便及时了解 IBS 的远期安全性。

（三）神经外科手术中应用 IBS 的特点

1. 需根据神经外科手术的出血特点合理应用　神经外科

手术的出血主要集中于开关颅期、进行临近大血管和静脉窦的操作时和切除供血丰富的肿瘤组织时。出血特点因出血部位不同而异，静脉窦撕破、动脉及大静脉的出血，以快速、大量为特征，出血常可迅速充满狭小的术野使术者不易快速准确的止血；开关颅时，因创面较大，皮下组织供血丰富，易发生较快，较广泛的渗血。

对于术中可能发生快速大量出血的手术应做好同时用 2 ～ 3 条吸引器同时收集出血的准备，还应使用大容量（3000 ml）的贮血罐，以防出血汹涌处理不及，导致血液的溢出造成浪费。出血汹涌时，还可适当加大吸引器的负压，以保证吸引效果，加快吸引速度。

2. 抗凝应充分 因脑组织富含凝血酶原激酶，术中其可能大量释放进入术野出血中，而明显促进出血中凝血系统的激活，使出血中形成微小凝块的速度加快。因此，IBS 用于神经外科手术中更应注意根据术中出血情况及时调整抗凝剂滴速、并注意间断轻轻摇动储血罐以利于抗凝剂与收集出血的均匀混合。与酸性枸橼酸葡萄糖保存液相比，肝素具有更强的抗凝效力，而且其剂量范围较为宽松（5 ～ 10 U/ml 即可达到体外抗凝目的），浓度或剂量稍大，对回收血质量不会造成很大影响。

3. 应保证有效的清洗和过滤 神经外科手术的两个特点可能明显影响回收血液的质量：①颅脑手术的操作区域狭小（常在显微镜下操作），对术野的清晰度要求较高，少量出血即需要及时吸引，因此多为从组织表面吸引，出血难免会与空气被混合吸引，而且开颅期出血量较大，出血会较多的与骨以及皮下组织接触，这些因素都使颅脑手术中收集血液的溶血程度增高，而不适于应用过滤后直接回输的方法。充分的清洗过程对保证回收血液的质量是必不可少的。②手术磨钻骨组织，常会有细小的骨屑出现在术野中，而且经常使用骨蜡、骨胶、明胶海绵、止血纱布甚至钛钢板等人工手术材料，因此难免会有组织碎屑等杂质颗粒混入收集的血液中。在血液收集过程中最大直径小于储血罐滤芯最小孔径的杂质颗粒仍可被滤过，而离心式清洗并不能有效清除密度接近或超过红细胞的杂质颗粒。理论上存在着滤芯过滤后的血液再次形成较大（直径超过滤芯最小孔径）杂质颗粒并被回输入体内的危险。因此当术野中出现较多杂质时（如应用较多人工材料的手术步骤时），宜暂停收集血液，并常规应用微聚体输血滤器（孔径 40 μm）回输回收血液，以提高血液回收的安全性。另外，神经外科手术术中有时应用过氧化氢溶液来促进广泛渗血的创面的止血，但其可导致溶血，故此时应暂停血液回收。

4. 大量回输清洗后回收血液时应注意患者凝血功能及渗透压的变化 大量出血回收、清洗、回输时，由于血浆、血小板、凝血因子丢失过多，会造成稀释性低蛋白血症和凝血功能障碍，应进行适当补充。一般情况下，出血量小于 50% 血容量时，血液回收满意，只补充血浆代用品即可。由于神经外科手术尤其是开颅术对止血的要求较高，出血量超过 50% 血容量时，应根据凝血功能的检验（凝血象、床旁血凝块的黏弹性检验、血小板计数以及术者对术野凝血情况的评价）、手术的进展情况（是否已结束主要出血步骤）以及患者的临床情况（代偿能力）来决定是否补充凝血成分。术野凝血表现尚好，无快速大量出血仅床旁血凝块的黏弹性检验参数轻度异常时，可先补充冻干人纤维蛋白原；术野渗血较多、出血量或输血量相当于患者自身血容量时可按照 10 ～ 15 ml/kg 的剂量输入新鲜冰冻血浆。术中应尽量维持血小板计数不低于 100×10^9/L。对于大量回输清洗后回收血液的开颅术患者还应注意防止血浆胶体渗透压明显下降而导致的脑水肿，有条件时可测量血浆胶体渗透压和血浆蛋白浓度。当血浆白蛋白浓度< 20 g/L 时，须补充蛋白。

推荐阅读

1. Gruenbaum SE，Ruskin KJ.Red blood cell transfusion in neurosurgical patients.Curr Opin Anaesthesiol，2014，27：470-473.
2. Linsler S，Ketter R，Eichler H，et al.Red blood cell transfusion in neurosurgery.Acta Neurochir，2012，154：1303-1308.
3. Oppitz PP，Stefani MA.Acute normovolemic hemodilution is safe in neurosurgery.World Neurosurg，2013，79：719-724.
4. Naqash IA，Draboo MA，Lone AQ，et al.Evaluation of acute normovolemic hemodilution and autotransfusion in neurosurgical patients undergoing excision of intracranial meningioma.J Anaesthesiol Clin Pharmacol，2011，27：54-58.

11 神经外科麻醉气道管理

景龙年

神经外科患者常伴有颅内压增高，麻醉诱导插管时应考虑颅内压力的变化；有些患者伴有后组脑神经压迫症状，术前有饮水呛咳，甚至有误吸；生长激素型垂体瘤合并肢端肥大症，面容发生改变，咽喉部软组织增生，易致插管困难；颅脑创伤 GCS ≤ 8 分的患者，存在呼吸功能不全并常伴有误吸，应尽早清理呼吸道和气管插管；合并颈椎外伤的患者，应注意固定颈椎，尽量在纤维支气管镜引导下气管插管，防止颈部过度活动；立体定向手术、神经介入手术、唤醒手术等气道管理特点很明显；颅脑患者术后拔管应慎重，不但要评估自主呼吸功能，还应评估颅脑损伤情况。

第一节　常见神经外科疾病气道管理特点

一、择期开颅术

术前存在颅内压增高患者应采取适当措施以避免颅内压过度增高，包括采取适当头位、合适的麻醉诱导与维持药物、合理通气参数设置以确保颅脑生理学的稳定。

硫喷妥钠可产生剂量依赖性CBF及脑组织氧耗（$CMRO_2$）的降低，使ICP降低。丙泊酚可使MAP及CPP降低。与硫喷妥钠相比，丙泊酚麻醉诱导平稳不增快心率，在置入喉镜和气管插管时可引起轻微的血压升高。人工合成阿片类药的优点是在置入喉镜和插管时可以抑制外周血流动力学的变化而对颅内生理学没有影响。

诱导时采用过度通气并使用吸入性麻醉药来加深麻醉，可降低 $CMRO_2$ 和 CBF，可使合并有哮喘或慢性阻塞性肺疾病（COPD）患者的支气管舒张。诱导期使用七氟烷不会产生咳嗽或屏气的副作用，适用于儿童。在合作的患者常采用诱导前有效的过度通气，这种方法随着患者的意识消失可产生低碳酸血症并降低CBF。喉头及气管的表面麻醉能够预防插管反应。

对颅内压增高患者，应避免使用麻醉前用药，各种操作应避免引起咳嗽反应。静注利多卡因（1.5 mg/kg）、β 受体阻滞剂或增加丙泊酚用量可以抑制插管时的血流动力学变化及ICP升高。为了预防呛咳及其所致的ICP增加，插管前应保证肌松完全。良好的气道管理有助于避免缺氧及高碳酸血症。气道梗阻可致胸膜腔内压增高，引起静脉压升高，进而增加颅内血容量及ICP。

对存在困难气道的动脉瘤患者需要多加警惕。对已知或预测的困难气道常选用纤维支气管镜插管，这要求操作者技术熟练并可在患者清醒合作下实施。若患者无颅内压增高征象时可小心静注芬太尼及咪达唑仑。其他方法包括静注瑞芬太尼［0.05 μg/(kg · min)］及右美托咪定，使用后均须密切观察患者。纤维支气管镜插管暴露声门时，局部利多卡因表面麻醉可以预防插管时的呛咳反应。

二、肢端肥大症

肢端肥大症是生长素型垂体腺瘤的典型临床表现，此型腺瘤起病隐匿，逐渐出现手足增大、鼻唇增大增厚、皮肤粗厚、皮质骨增厚、下颌骨增长等特有面容。随着病程的延长，此型患者均伴有不同程度的血压增高、心律失常，出现左心室肥厚、瓣膜关闭不全等心脏器质性改变，严重者出现扩张型心肌病。

肢端肥大症患者的困难气道发生率为 10% ～ 30%。其主要原因是下颌前突、巨舌症及咽喉部软组织增生造成气道梗阻；颈椎骨质增生导致颈椎活动度降低；声带粗厚、喉返神经麻痹、环状软骨变窄、会厌部及室襞肥大影响气道通畅；部分患者表现为中枢性呼吸睡眠暂停综合征增加围术期气道管理的难度。

麻醉前访视应充分评估气道，准备困难气道的应对措施。由于舌体肥厚、会厌宽垂，还有下颌骨过度增长，导致咬合不正、颅骨变形，即使应用最大号喉镜片也不能充分推开舌体，全部置入喉镜片也感提升会厌吃力，声门常常暴露困难。

对预测有困难气道的患者，目前多主张清醒状态下纤维支气管镜气管插管，避免气管切开。麻醉前准备应包括：①增加一名麻醉医师；②准备困难气道所需的插管设备；③有可以熟练进行气管切开的外科医生在场。最重要的是插管过程中保证患者供氧。

三、颅脑创伤

颅脑创伤（traumatic brain injury，TBI）患者的气道管理要点包括：①给予及时有效的通气和供氧；②预防胃内容物反流误吸；③肺内误吸物的吸引与灌洗。TBI 患者多为饱胃，插管时可能会出现呕吐、反流误吸，因此麻醉前气道评估很重要。TBI 患者常合并颅底骨折、呼吸道出血和通气不足等。

大多数轻、中度 TBI 患者的呼吸功能仍可维持稳定，无需紧急气管插管，应尽早实施面罩高流量吸氧，可待麻醉诱导后进行气管插管。格拉斯哥昏迷评分（GCS）≤ 8 分的 TBI 患者应立即行气管插管以保护呼吸道和进行呼吸支持，不必等麻醉诱导后才进行。气管插管会引起 ICP 进一步升高，但此时控制呼吸道、改善通气更为重要，不可因为顾虑 ICP 而延误插管。对于不合作的患者做 CT 或其他影像学检查时应先行气管插管，颅脑创伤患者在气道没有得到有效控制（如气管插管）的情况下不能给予镇静药。颅底骨折及静脉窦损伤患者经鼻插管和置入鼻咽通气道有可能损伤脑组织，属相对禁忌证，所以仍以经口插管为主。

TBI 患者对缺氧的耐受性很差，必须事先准备好应对插管困难的措施，如训练有素的助手和各种插管设备等，紧急时应迅速行气管切开。若插管困难且不能通气时，手术医生应准备进行环甲膜切开术。

TBI 的患者应减少头部运动。大约 2% 入院时诊断为闭合性头部外伤的患者合并有颈椎骨折，而 GCS ≤ 8 者这一比例可高达 8% ～ 10%。对此类患者进行气管插管操作有导致脊髓损伤的风险，所以除非已经有影像学指标明确排除颈椎损伤，在插管过程中所有患者都应进行颈椎保护。怀疑合并有颈椎骨折应首先纠正低氧血症。对于头部不能运动的患者应使用间接硬质喉镜设备、光棒或纤维支气管镜插管。插管时由助手用双手固定患者头部于中立位，保持枕部不离开床面可以维持头颈部不过度后仰，颈部下方放置颈托也有助于保护颈椎。颈椎固定后增加了喉镜暴露和气管插管的难度。临床上对于饱胃患者、颈椎损伤和预计困难气道患者常常采用纤维支气管镜清醒插管法。

麻醉诱导与维持过程中，应保证 PaO_2 在 100 mmHg 以上，对于合并肺挫伤、误吸或神经源性肺水肿的患者可能需要呼气末正压通气（positive end-expiratory pressure，PEEP）来维持充分的氧合，但应尽量避免过高的 PEEP，因为胸腔内压力的上升可以影响脑静脉回流和增加 ICP。过度通气可引起脑血管收缩，降低 CBF 和 CBV，使 ICP 降低，曾经是 TBI 患者的标准治疗手段之一，但近年来其应用价值受到了广泛质疑。在 TBI 的早期 CBF 通常是降低的，过度通气会进一步加重脑缺血，所以美国颅脑创伤基金会指出在 TBI 后 5 天内，尤其是 24 h 内要避免预防性的过度通气治疗。另外过度通气的缩血管效应时效较短，研究发现其 CBF 降低效应仅能维持 6 ～ 18 h，所以不应作为常规长期应用，而且不要使 $PaCO_2$ 降至 25 mmHg 以下。对 TBI 患者是否采用过度通气应综合 ICP 和脑松弛等方面个体化应用，且尽量短时间使用，过度通气后将 $PaCO_2$ 恢复正常范围时也应逐步进行，快速升高 $PaCO_2$ 也同样会干扰脑生理。

四、颈椎外伤

GCS ≤ 8 的严重头部外伤者颈椎损伤（CSI）的相对危险度增加。CSI 的诊断方法包括临床表现评估、平片、CT、MRI 及动态 X 线检查。CSI 患者术前气道评估时应防止颈部过度活动，尽量行纤维支气管镜气管插管，并尽量保证气道通畅和供氧。

气管插管对麻醉医师是一个挑战，因头颈部过度屈曲会加重颈髓损伤。对于合作的患者在颈椎不动的情况下可以采用纤维支气管镜或 GlideScope 喉镜清醒气管插管。清醒插管的优点在于可以实时监测患者的表现以避免加重 CSI。另外，神经功能检查可显示异常的变化情况。清醒插管无需琥珀胆碱，故不会发生高钾血症。CSI 颈椎不稳定患者使用插管设备存在的问题是可能导致颈部活动并引起继发性神经损害。对不确定颈椎是否完好的患者应视为存在 CSI。另外，尽管可选用清醒纤维支气管镜气管插管，但实际上患者可能由于中毒、低氧血症或脑损伤的原因而不合作。

当面部损伤严重、颈部极不稳定或完全丧失气道时，则必须行环甲膜切开或气管切开等操作。

五、寰枕畸形

寰枕畸形是指枕骨底部及第一二颈椎发育异常，该病通常合并神经系统及软组织的发育异常。寰枕畸形通常包括：扁平颅底、颅底凹陷、寰枕融合、颈椎分节不全、寰枢椎脱位、小脑扁桃体下疝畸形。寰枕畸形可因脑干、延髓吞咽中枢损害，出现寰咽肌麻痹、咽喉部感觉障碍及食管功能不全，妨碍进食，严重者可发生鼻咽部食物与分泌物反流和吸入性肺炎。术前气道评估重点评估头颈活动度，是否活动受限，是否导致神经功能症状，合并肥胖者是否有睡眠呼吸暂停综合征。原则上，这类患者的气道管理一律按困难气道准备，包括面罩通气困难和气管插管困难，尽量选用清醒纤维气管镜插管，有利于诱导期气道安全。麻醉诱导插管后，患者由仰卧位改为侧卧位的手术体位时，应注意保护颅底与颈部的稳定性，防止加重损伤；此外，改变体位时注意固定好气管插管，防止过深或过浅，影响通气。

六、立体定向及脑深部电极植入手术

近年来，随着神经影像技术和神经电生理技术的发展，立体定向毁损术、脑深部电刺激等技术在运动障碍疾病、疼痛、癫痫等功能异常疾病的治疗应用日益广泛。在颅内病变的诊断治疗、异物取出以及神经组织、细胞移植中，立体定向技术也发挥着重要的作用。立体定向手术是应用立体几何学坐标原理，在颅骨上安装定向仪，建立脑坐标系，对脑部靶结构进行定位，将手术操作器（如微电极、活检针、毁损针等）导入靶点进行操作。现代立体定向神经外科是基于神经放射成像技术在人体神经系统具体区域进行三维定位的技术而发展起来的。立体定向术主要用于治疗神经外科领域中的帕金森病、肿瘤、癫痫等脑部疾患。立体定向手术具有微创、安全、可靠等特点，尤其是对于不适合开颅手术的脑深部小病灶、多发病灶和位于重要功能区的病灶，以及对于高龄患者、体质虚弱不能耐受开颅手术的患者，立体定向手术具有其他技术不可替代的特点。

头部立体定位架广泛用于活组织检查、开颅术或需限制活动的患者。立体定向神经外科手术需要全麻或镇静。手术合作者镇静状态下采用局麻可以耐受头钉的刺激，这种麻醉方法适用于颅内活检及帕金森病的外科治疗。使用静脉镇静时应严密监测，选择可保持无痛、镇静及循环稳定的药物。鼻管给予氧气，并且监测二氧化碳波形。头架固定时应监测头的位置。使用镇静药后，头过度屈曲可能导致气道梗阻。

手术中患者合作非常重要，小儿、反应迟钝及有癫痫发作危险的患者增加了管理上的困难。对肥胖及易发气道梗阻的患者应格外注意，最好采用全麻。上头架前先诱导插管，并必须保证患者在进行影像学检查的过程中通气、镇静良好。合作的患者能够耐受上头架的刺激及完成影像学检查，但如果损伤在枕部需要俯卧位，就应先行诱导再翻身。若插管失败，可选用其他的方法，尤其在仰卧位时可应用喉罩。

在手术间患者头部的立体定向架固定于手术床上，始终保持固定。立体定向手术因患者头部固定于立体定向定位支架内，造成头颈部活动和张口受限，加之立体定向仪本身部分阻挡了患者口鼻显露，咽喉结构暴露均为Ⅲ级及Ⅲ级以上，导致医源性困难插管。可选择清醒下纤维支气管镜引导下气管插管。近年来，喉罩因其麻醉用药少、苏醒快、操作简单、上气道黏膜损伤小等优点已广泛用于脑立体定向手术。

七、唤醒开颅术

随着神经生理精确监测技术的发展，唤醒开颅术的适应证为位于语言中枢的病变切除术，如癫痫、肿瘤及动静脉畸形的手术治疗。术中唤醒麻醉技术历经了从神经安定镇痛到静注丙泊酚复合应用舒芬太尼、瑞芬太尼及右美托咪定的转变。右美托咪定是选择性 α_2-肾上腺素受体激动剂，可产生镇静及镇痛作用，而不会抑制呼吸，其起效慢于丙泊酚且必须静注。这对年老体弱及儿童患者有益，也可用于术中检查。对于不合作者及儿童可采用全身麻醉。采用“睡眠-清醒-睡眠”的方法以减少患者的不适并有利于手术的进行。患者处于浅全麻状态并辅以局麻，可在术中适当时唤醒进行神经功能测试。

气道管理是唤醒开颅术的重点，唤醒麻醉过程中依据手术步骤和麻醉深度可采用口咽和鼻咽通气道、带套囊的口咽通气道和鼻咽通气道、喉罩通气道和气管内插管作为人工气道。口咽和鼻咽通气道适用于清醒镇静开颅手术，患者保留有可满足自体需要的自主呼吸和保护性反射。对于清醒患者置入口咽通气管由于舌根后部迷走神经反射而出现恶心呕吐。相比之下，鼻咽通气道较易被浅镇静和清醒患者忍受，能较长时间放置以解除上呼吸道阻塞。另外，可选择经鼻插入气管导管，导管前端置于声门上，手术中根据需要可移动导管，必要时可将前端套囊充气进行辅助呼吸。但经鼻插管可产生鼻出血、骨折及鼻窦炎、中耳炎等。鼻出血的发生率高达 50%。插管前先将鼻腔内滴数滴呋麻滴鼻液，液体石蜡润滑并作表面麻醉（2% 利多卡因凝胶）可预防鼻出血。

近年来最常用的方法是喉罩通气道，可以在不掀开手术单及不改变患者体位的情况下应用。喉罩通气道刺激小，呼吸道机械梗阻少，插入及拔出时心血管系统反应较小，操作简单、无需使用喉镜及肌松剂，侧卧位亦可插入，适用于唤醒麻醉中建立人工通气道。食管引流型喉罩通气道能够将消化道和呼吸道有效分隔开来，可有效预防反流误吸。由于喉罩仅能插入环状软骨下方，不能完全堵塞食管，在正压通气时可引起胃内容物反流，故使用喉罩时要求禁食，预防胃内容物反流误吸。术前肺顺应性不好的患者以及有呼吸系统合并症者不宜采用喉罩通气。

气管插管是最可靠人工气道方法。唤醒麻醉中尤其是术中进行语言功能区定位时，需拔除气管导管。功能区定位结束后，需再次进行气管插管。清醒纤维支气管镜气管插管是良好的选择，但需要良好的技术和气管表面麻醉。

八、小儿神经外科手术

小儿的单位脑组织的脑氧耗量［5.2 ml/（100 g · min）］大于成人［3.5 ml/（100 g · min）］，因此小儿对缺氧的耐受性差，围术期应保证充分的供氧。小儿神经外科的患儿常伴有脑积水和（或）颅内压增高，恶心呕吐的发生率比成人高，严重者甚至发生误吸。术前患有上呼吸道感染者，气道反应性高，围术期易发生气道痉挛，导致患儿缺氧，应提高警惕。小儿神经外科的患儿进入手术室后易哭闹、不合作，静脉通路建立困难，有时需要吸入麻醉诱导。七氟烷因其血气分配系数小，起效快，是一种较为理想的吸入麻醉诱导药。吸入麻醉诱导时应积极清理口腔咽喉部的分泌物以保持呼吸道通畅，插管过程中应保证供氧，防止呼吸道痉挛。小儿神经外科手术时常需侧卧或俯卧位，气管导管应固定牢固，防止改变体位时气管导管移位，而且俯卧位时身体的承重部位应在胸部和骨盆，避开腹部，以免影响通气。部分小儿围术期分泌物较多，导致气道压高，通气不足，应在合适的麻醉深度下积极经气管导管吸引分泌物，有利于患儿术中通气供氧。

九、神经介入治疗

神经介入治疗就是利用血管内导管操作技术，在计算机控制的数字减影血管造影（DSA 系统）的支持下，对累及人体神经系统血管的异常进行纠正，对所造成的神经功能和器质性损害进行诊断与治疗，从而达到消除病痛、恢复正常功能的效果。神经血管病大致可分为出血性血管病和闭塞性血管病两大类。前者主要包括：动脉瘤、动静脉畸形（AVM）、硬脑膜动静脉瘘、海绵状血管瘤等；后者主要包括：椎动脉、基底动脉狭窄，大脑中动脉、颈动脉狭窄，急性脑梗死等。此分类决定了神经介入治疗的目的，即对出血性病灶进行封堵、栓塞，而对闭塞性病变做溶栓、疏通或血管成形。

近年来，喉罩作为一种良好的声门上气道管理工具，广泛应用于神经介入手术麻醉的气道管理。但对于手术难度大、时间长的手术，特别是经喉罩无法满足通气者，应选用气管插管。无论何种通气方式，术前气道评估都是必要的，考虑困难气道者，应遵循困难气道处理原则。合理应用麻醉药物，保证患者术中循环稳定，麻醉深度合适，防止术中呛咳和体动，影响通气和手术。

若患者清醒合作者可在局部麻醉监护下行血管内造影检查，但急性蛛网膜下隙出血和急性脑梗死的患者若存在意识障碍，不能配合应首选全麻。气管插管或喉罩有助于保证充分的供氧以及患者合作。

第二节　神经外科术后气道管理

一、神经外科术后气道功能评估

（一）幕上开颅术

除意识障碍外，幕上开颅术的患者可能还存在气道的问题。意识障碍的患者做手术时，可能由于张口受限存在困难气道。这类患者不能恢复正常的饮食及言语活动。即便是术后及时拔管及恢复了正常饮食、语言活动的患者，由于过度疼痛限制了下颌活动及瘢痕形成，也会有张口受限的危险。

（二）颈椎手术

颈椎手术目的是缓解受压的脊髓，复位，稳固脊椎，但会使颈椎活动范围减少。前入路颈椎手术导致喉返神经的损伤或血肿而出现拔管后气道梗阻。导致声带麻痹的最主要原因是气管内喉返神经压迫。监测气管导管套囊的压力并适时放松套囊会防止喉返神经的损伤。手术操作会使食管及气管受到牵拉，颈部组织也会出现水肿。与早期出现的喉返神经损伤、血管神经性水肿或血肿相比，气道水肿出现较晚，往往在术后 2 ～ 3 天才出现。再次插管往往比较困难，死亡率及因缺氧而致的后遗症发生率也较高。

（三）后颅窝手术

后组脑神经毗邻后颅窝，患者在术后可能出现呼吸功能受损。术前详细了解病史可以发现咽反射损害，即吞咽食物的时间延长，以及说话的改变。术中在接近后组脑神经的区域进行操作，周边的水肿或血肿均会导致咽反射及保护呼吸道的能力消失。由于临近脑干，术后呼吸中枢受到损害使危险性加大，因此确定拔管时机很重要。潜在的术后气道问题可因俯卧及坐位和由后颅窝手术造成。分泌物使得气管导管的固定松动。即使导管会与皮肤固定牢靠，面部水肿仍会使之脱出，尤其是在儿童气管内的插管与拔管距离很小。面部水肿本身不会威胁呼吸，但若合并巨舌症及口咽水肿则有危险。舌部水肿可使其在上下牙间活动受限。置入口咽通气道，可使舌部静脉回流受阻。头颈转向一侧和颈部屈曲因为引起静脉回流受阻而导致水肿。对面部或气道出现水肿且比较耐管的患者最好不予拔管，直至完全清醒并满足所有的拔管指征时再拔管。

（四）俯卧位手术

俯卧位时重力方向是向下，如果垫子放置合适，使胸腹悬空，对通气影响可能不大。早年有研究认为，麻醉后若患者处于俯卧位，且保持有自主呼吸，将无法维持充分的每分通气量和氧合，同时呼吸系统总顺应性下降 20% ～ 30%，气道峰压将会上升。故有学者认为俯卧位时顺应性下降主要是由于胸壁顺应性下降造成的，从而进一步影响呼吸动力学。但是有些实验结果认为俯卧位并未显著影响呼吸系统的总顺应性或是胸肺顺应性。Pelosi 等的实验结果显示：仰卧位和俯卧位时的呼吸系统总顺应性分别为 80.9±16.6 ml/cmH_2O 和 75.9±13.2 ml/cmH_2O，两者间无显著的统计学差异。但俯卧位时的胸壁弹性阻力较之仰卧位时有所增加，且与俯卧位时气道阻力增加平行。

二、神经外科术后气管导管的拔除

由于后颅窝手术的解剖和病理生理改变的特殊性，手术时间长，麻醉药物容易蓄积，苏醒延迟，不宜过早拔管。拔管前需排除麻醉因素的干扰，综合评估患者情况，谨慎拔管。拔管前需观察评估的指标包括：术前神经功能评估；手术方式、范围、手术持续时间、术中是否发生不良事件；麻醉插管是否顺利；术前及麻醉苏醒期意识状况；咳嗽、吞咽反射；颜面和舌水肿、气道水肿；术前及术中肺功能；呼吸参数：自主呼吸恢复、潮气量、呼吸频率、SpO_2、呼气末二氧化碳；循环参数：血压、心率、心律。

术后如自主呼吸良好，潮气量＞5 ml/kg，频率＞14 次 / 分，咳嗽、吞咽反射恢复，SpO_2 ＞ 97%，生命体征平稳可考虑早期拔管。

长时间的手术后会出现上呼吸道黏膜水肿，特别是坐位手术。这种情况在儿童身上更为明显。气管导管气囊放气后患者可以通过导管周围进行呼吸，证明呼吸道水肿已经消失才能拔除气管导管。如果呼吸道水肿存在，必须保留气管导管，必要时给予镇静。巨舌症患者发生上呼吸道水肿会引起呼吸道完全梗阻。环甲膜穿刺术、气管切开术和置入喉罩是此时最快的保护气道的方法。

脑干损伤患者术后无法恢复意识或者自主呼吸，并伴有心血管系统异常，如心动过缓和高血压 / 低血压。脑干肿瘤或后组脑神经损伤的患者术后如不能维持足够的通气量和保持呼吸道保护反射，常需要气管造口插管，以保证呼吸道通畅，便于排痰，以降低肺部感染。排除麻醉因素的影响，持续 SpO_2 监测发现低氧血症者，需机械呼吸支持和血流动力学治疗等生命支持疗法。

三、脑干损伤患者的拔管方法

手术时间长在神经外科手术中很常见。大部分行择期手术的患者若神经功能完好且术中没有出现问题，术后很快就可拔管。确定拔管时机比较困难且受多种因素影响。如果严密监测麻醉深度，很好地契合停麻药的时间与手术结束时间，即便术程较长，患者也会很快苏醒。应考虑的主要问题是神经功能，术程长短，患者体位，术中出入量，插管困难程度。

手术结束时应对患者呼吸功能评估（如：潮气量，肺活量，呼吸肌肌力）。若患者术前通气不足、神经功能受损则术后不宜拔管。某些特殊的手术如髓内或延髓肿瘤切除术应引起重视。若神经电生理监测到异常结果或出现了血流动力学的改变则表明手术操作触到了脑干并可能使其受损，这种情况下拔管应小心。这些患者的呼吸功能及上肢肌力应仔细予以评估。尽管患者体位合适，但若术中牵拉第Ⅸ及Ⅹ对脑神经亦可致术后咽反射消失或损害，吸入性肺炎的危险性增加。

术后是否拔管还应与手术医生及术后护理人员协商后决定。即便患者已经苏醒并可做出一些必要的运动有时也不宜拔管。直至咳嗽反射恢复完全、潮气量足够并可按指令做出反应时才可考虑拔管。插管困难的患者会延迟拔管。

推荐阅读

1. Ashish Bindra，Hemanshu Prabhakar，Parmod K Bithal，et al.Predicting difficult laryngoscopy in acromegalic patients undergoing surgery for excision of pituitary tumors：A comparison of extended Mallampati score with modified Mallampati classification.J Anaesthesiol Clin Pharmacol，2013，29（2）：187-190.
2. Saikat Mitra，Shobha Purohit，Sonali Bhatia，et al.A comparative study of effect of sevoflurane on intubating conditions with rocuronium in neurosurgical patients.Indian J Anaesth，2015，59（12）：774-778.
3. Airway management of patients with traumatic brain injury/C-spine injury.Jin Yong Jung.Korean J Anesthesiol，2015，68（3）：213-219.

12 术中神经电生理监测

刘海洋

近年来，神经监测技术已成为神经外科术中监测神经功能状态、最大限度地减少神经损伤、提高手术治疗效果的重要手段。应用各种电生理技术监测处于危险状态的神经系统功能，了解神经传递过程中电生理信号的变化，有助于手术医师及时、全面地判断麻醉状态下患者神经功能的完整性。术中神经电生理监测能够监测到神经生理的改变从而防止术后神经损伤。需要由神经生理监测医师放置刺激电极和记录电极后，对设备进行操作并获得信号，术中口述翻译这些信号数据，并判断信号是否发生改变，有利于外科医师决定下一个手术步骤。麻醉医师应熟知术中神经电生理监测技术，并了解术中使用的每一种麻醉药物和方法对神经生理参数的影响。

第一节　脑电图

脑电图（electroencephalogram，EEG）是监测脑功能最基本的方法，是将脑自发性生物电放大记录而获得的波形图。它反映了大脑皮质锥体细胞产生的突触后电位和树突电位的整合，包括原始脑电图、计算机处理后脑电图和双频谱分析。术中脑电图是一个非常有效的评估脑功能活动的手段，给神经外科医师和麻醉医师以极大的帮助。通常麻醉前记录的是患者清醒、焦虑、睁眼状态的脑电图，有肌肉紧张和眼球运动干扰，实施全麻诱导后，脑电图迅速改变，由快波形转为慢波形，并表现为维持在特定的麻醉状态下的形态。

一、脑电图的基本组成

1. 脑电图的波形及频率 头皮的脑电波代表的不是一个点的电位，而是一片邻近的脑皮质的电位。在人类，脑电波根据频率及波幅的不同，可分为 α 波、β 波、θ 波和 δ 波（表 12-1），一般来讲兴奋时脑电波快而波幅小，睡眠时脑电波较慢而波幅大。正常成年人脑电波通常只有 α 波和 β 波，而 θ 波和 δ 波多为病理波形。

表 12-1 脑电图波形及临床意义

波形	频率	常见位置	意义
α 波	9 ~ 12 Hz 中频	枕部最明显，其次为顶部，额部最少	清醒、闭眼时可见，可被睁眼、心算或呼其姓名等所抑制
β 波	13 ~ 30 Hz 高频	额部和中央前回多见	当 α 波活动因外界刺激（如睁眼）被抑制时出现，清醒状态时占优势，思考、情绪紧张、激动时变多
θ 波	4 ~ 8 Hz 低频	顶叶及颞叶多见，常见于正常小儿	见于成年人多属病理性，为皮质趋于抑制状态的表现
δ 波	0 ~ 4 Hz 频率最低	可见于成人及儿童睡眠时	一般出现 δ 波均属异常。过度换气、睁眼及呼叫等对 δ 波无影响。波幅升高提示脑功能抑制，和深度昏迷一致（由麻醉、代谢和缺氧引起）

2. 脑电图的记录方法　脑电图记录脑组织电位随时间而变化的曲线，通常进行双极组合记录。电极的布置和通道的数目决定了脑电图可作为局部缺血的特异性监测。电极的安放是记录的第一步。不同种类的手术应选择不同类型的电极以适应手术和监测两方面的需要（表 12-2）。放置电极的数量取决于手术部位，通常至少需要 4 个导联。

表 12-2　脑电图监测不同电极的特点

电极种类	优点	缺点
皮下针记录电极	方便、快速，头部手术中的首选	电阻高，易产生干扰，周围组织出血形成皮下血肿会降低记录的电压值。为减少不适应麻醉后再放置
盘状记录电极	无创、患者易于接受，电阻小、干扰小。颈动脉内膜剥脱术首选	安放电极所需时间较长，步骤较皮下针记录电极记录的繁琐

电极的安放方法按照国际会议建议的 10/20 系统放置 16 通道记录。术中脑电图的记录与临床脑电图记录的导联不完全一样，首先记录点会根据手术部位而改变，其次导联设置明显少于临床脑电图。应注意对术中电极位置或导联设置的改变要有详细记录。术中导联的设置主要是围绕大脑前动脉、大脑中动脉的供血区域，导联多设为 8 导或 4 导，其中以 4 导脑电图记录最为简单、实用，监测范围包括了大脑半球的大部分区域。

二、术中脑电图监测的适应证

术中正确使用脑电图监测，可及时地了解大脑皮质功能和脑血流的状况，尽量减少脑功能的损伤，其主要适应证包括：

1. 颅内动脉瘤暂时夹闭载瘤动脉
2. 脑血管畸形手术
3. 颈动脉内膜剥脱术
4. 癫痫手术中判断癫痫灶部位
5. 心肺转流术
6. 颅内外旁路手术操作
7. 指导滴定麻醉药物引发的暴发性抑制

三、手术和麻醉对脑电图的影响

麻醉医师须熟知术中脑电图变化的影响因素，充分而全面地借助脑电图，早期诊断和处理，改善患者的转归。

1. 脑血流和缺血缺氧对 EEG 的影响 脑电活动是一个耗能的过程，需要足够的氧和葡萄糖，脑血流、氧或葡萄糖的显著降低均会抑制脑电活动，因此也是最常用的脑电图适应证。缺血缺氧早期先为 β 波短暂活性升高，随后出现高幅低频的 θ 波和 δ 波，β 波逐渐消失，最后出现低幅的 δ 波。缺血进展期引起脑电活动抑制，偶发爆发性抑制。术中阻断血管时突然出现的 δ 波提示手术医师和麻醉医师有脑损害的危险。缺血半影区不足以产生电活动，因此脑电图对该区脑损伤的预示作用差。缺血性脑电图发生越快，不可逆损伤可能性越大。

2. 血压对 EEG 的影响 低血压会影响脑代谢，所导致的脑电图的改变通常为全脑性的，即两侧半球的脑电图均呈减慢节律，低电压变化。但应注意，出现阻断一侧颈总或颈内动脉导致一侧供血障碍时，对侧供血不充分，即使血压正常，也可造成局部或一侧脑缺血。特别应注意一侧性的局部变化。

3. 麻醉对 EEG 的影响

（1）术前药：绝大多数术前使用的镇静药在一定量时对脑电图的影响是相似的。低剂量时，对脑电活动抑制较小，脑电波以快波为主；镇静剂量时，脑电图与嗜睡状态下相似；中度睡眠时，可见到典型的睡眠纺锤波；患者深睡状态时，脑电图以深大慢波为主。

（2）诱导和维持：随着麻醉诱导，β 波常变为以额部为主的广泛的阵发性高幅慢波。若诱导速度较快、剂量较大时，脑电图出现爆发性抑制，即在全脑电或动降低的背景上交替出现 1 ～ 3 s 的高幅慢波形脑电爆发波。但这种情况通常不超 30 ～ 60 s。除了氯胺酮外，多数静脉麻醉药对脑电图都呈剂量依赖性抑制，并可引起爆发性抑制。吸入性麻醉药也可使脑电图呈全脑慢波状态，在各类麻醉气体中，N_2O 对波形影响最大，应避免使用。术中监测脑电图通常采用异氟烷或七氟烷。

（3）温度：脑电图在低温麻醉时称特征性演变，随温度的降低，开始为爆发性高幅慢波，进一步降温时，波幅和频率也进一步降低，然后进入相对静止期。

4. 其他影响因素　麻醉较浅导致患者活动或肌肉收缩会影响脑电图，麻醉医师只需加深麻醉或适量使用肌松剂即可。避免心电图导线和脑电图导线交叉，防止计算机把心电波形作为慢波成分计算。此外，电机导线摆动、医生挪动患者头部或将手放在患者头部、患者出汗、手术室中的电子仪器设备等都会造成脑电图出现一些伪差。

第二节　诱发电位

诱发电位（evoked potentials，EP）指于神经系统（包括感受器）某一特定部位给予适宜刺激，在中枢神经系统（包括周围神经系统）相应部位检出的与刺激有锁定关系的电位变化，即中枢神经系统在感受外在或内在刺激过程中产生的生物电活动。需要对多次采集的信息经过信号平均的方法，将诱发电位波从众多干扰信号中过滤、突出并记录的清晰的诱发电位波形（图 12-1），诱发电位的分类见表 12-3。

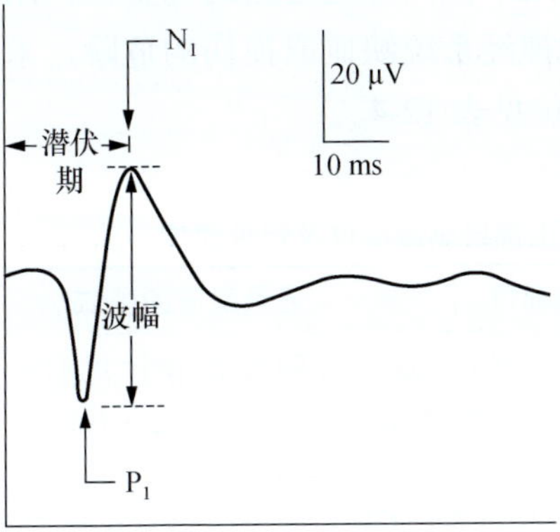

诱发电位的波形可以是单相、双相或三相波，大多为双相和三相波。双相波开始为正相（波形向下折），随后为较大的负相（波形向上折）；而三相波则开始为正相，随之为负相，继而是终末的正相。

诱发电位的标记规则是：

负相波（Negative）以"N、N_1…"表示；

正相波（Positive）以"P、P_1…"表示

图 12-1　诱发电位波形、波幅、潜伏期示意图

表 12-3　诱发电位的分类

感觉诱发电位（sensory evoked potentials，SEPs）
躯体感觉诱发电位（somatosensory evoked potentials，SSEPs）
脑干听觉诱发电位（brainstem auditory evoked potentials，BAEPs）
视觉诱发电位（visual evoked potentials，VEPs）
运动诱发电位（motor evoked potentials，MEPs）
经颅磁刺激运动诱发电位（transcranial magnetic motor evoked potentials）
经颅电刺激运动诱发电位（transcranial electrical motor evoked potentials）
脊髓诱发电位（spinal cord evoked potentials）
下行神经元性诱发电位（descending neurogenic evoked potentials）

一、感觉诱发电位

（一）躯体感觉诱发电位

刺激外周神经，感觉冲动经脊髓上传至大脑，在整个传导通路上的不同部位放置记录电极，再经信号放大得到波形，即躯体感觉诱发电位。用来监测感觉通路的完整性，用于估计手术可能造成的中枢神经系统缺血或损伤的危险。术中常用的刺激部位和记录部位见表 12-4。

表 12-4 术中体感诱发电位的周围神经刺激部位及记录部位

	常用刺激部位	记录部位	记录反应的区域
上肢	正中神经，尺神经	锁骨上窝 Erb 点 颈 2 ～ 5 椎体水平的颈部电极 头皮电极 C3’和 C4’	刺激点-锁骨上窝的外周神经电位反应 颈电位 中央区感觉皮质的皮质电位
下肢	胫后神经（术中常用），腓总神经	腘窝电极 颈 2 ～ 5 椎体水平的颈部电极 头皮电极 Cz	胫后神经刺激的腘窝电位 皮质下电位 中央区旁中央小叶感觉皮质的皮质电位

1. 躯体感觉诱发电位的适应证

（1）脊柱、脊髓手术（包括脊柱畸形、脊髓肿瘤、脊髓血管畸形等）

（2）后颅窝手术

（3）顶叶皮质区附近的手术

（4）丘脑附近的手术

（5）颈动脉内膜剥脱术

（6）颅内动脉瘤手术

2. 躯体感觉诱发电位的解释及预警 按照经典的 50/10 法则，麻醉稳定并确立诱发电位反应基线后，如果反应波幅降低＞50% 和（或）潜伏期延长＞10% 则为警报标准。

除了监测感觉神经是否受损外，躯体感觉诱发电位用在颅内外血管手术中，可反映大脑前、中动脉供血区内感觉皮质神经通路上电生理功能的改变。

引起躯体感觉诱发电位改变的影响因素很多，应综合考虑。术中监测到的变化没有绝对的界限说明神经是否已经受到损伤。此外，躯体感觉诱发电位只监测感觉通路的完整性，不能监测术中运动系统的功能。

（二）脑干听觉诱发电位

通过声音刺激监测听觉通路的完整性，听觉通路起始于耳，还包括神经结构如毛细胞，螺旋神经节，第八对脑神经，耳蜗核，上橄榄核，外侧丘系，下丘，内侧膝状体，最后到达听觉皮质。监测中一系列的“滴答”声通过放置在外耳道的传感器传导刺激听觉，从而产生脑干听觉诱发电位，由放置在头皮的电极来监测反应。通过信号平均滤出 6 ～ 7 个反应波，每个波都被赋予一个罗马数字（图 12-2）。病理损害或手术创伤可能产生多个波形。

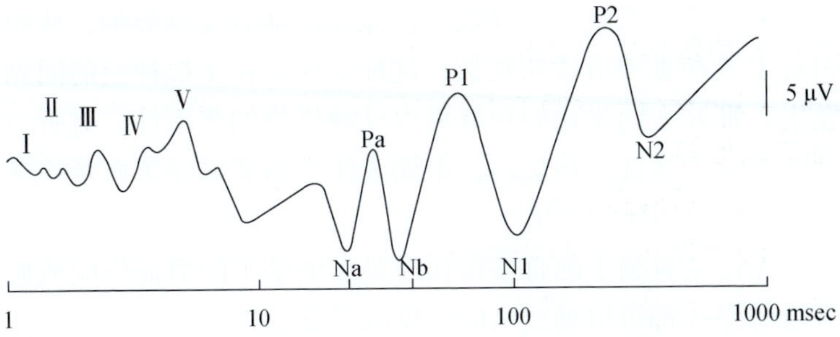

图 12-2 脑干听觉诱发电位波形示意图

1. 脑干听觉诱发电位的适应证

（1）听神经瘤

（2）第五对脑神经受压——三叉神经痛

（3）第七对脑神经受压——面痉挛

（4）后颅窝手术

（5）颞叶或顶叶皮质损伤

（6）椎-基底动脉瘤

2. 脑干听觉诱发电位的解释及预警 正常的ABRs监测应该最少有3个清晰可辨的波形或波峰，虽然ABRs一般包括7个波形，但是只有Ⅰ波、Ⅲ波和Ⅴ波常用于术中监测。术中ABRs监测最常见的改变是在后颅窝置入牵引器后，Ⅴ波潜伏期的延长以及Ⅰ波到Ⅴ波峰间潜伏期的延长。ABRs很多改变（如果变化轻微）是可逆的，并被视为常规手术操作的一部分。如果Ⅰ波完全消失就可能缘于血管阻塞、痉挛导致耳蜗丧失血供，或是由于外科医生切断了神经所致，继而引起有效听力的丧失。Ⅴ波的改变与预后的关系就不那么明确，传导途径中的去同步化也可能导致Ⅴ波的消失，此时听力可能并不受损害。一般情况下，如果Ⅰ波和Ⅴ波都存在，听力一般不受损，但是如果二者都消失，术后听力得以保存的机会很小。

牵拉神经或脑干会导致听神经颅内部分受到影响，从而引起Ⅰ波和Ⅲ波潜伏期延长，这种变化只在受损神经的同侧发生，Ⅲ波去同步化的程度可以反映损伤的严重性。对听神经的冷盐水灌洗，热烧灼，干燥或使用罂粟碱缓解血管痉挛也可以引起同样的变化。

无论是对脑干的直接损伤还是影响脑干的血流供应或血流量的操作都可以通过ABRs反映听觉通路受损的情况。持续的ABRs波形改变可以预测脑干功能障碍，但即使ABRs的波形没有变化脑干功能也有可能受损，因此推荐采取

ABRs 与其他监测方法如 SSEPs、MEPs 联合监测的方法来监测脑干功能的完整性。多模式监测具有很好的特异性，但在评估脑干功能完整性方面敏感性有限。

3. 脑干听觉诱发电位的影响因素 脑干听觉诱发电位几乎不受麻醉药物的影响。肌松药对其也无影响。体温对脑干听觉诱发电位的影响十分明显。体温降低可造成反应潜伏期和反应间期明显延长。此外，它同样受到手术室内各种电设备的电干扰。

二、运动诱发电位

运动诱发电位是指用电或磁刺激中枢运动神经（脑功能区或脊髓），在刺激点下方外周神经（神经源性运动诱发电位）或肌肉（肌源性运动诱发电位）记录反应电位。由于感觉诱发电位只监测感觉通路的完整性，因此运动诱发电位可以与感觉诱发电位互补，来监测运动传导通路的损伤。其中肌源性运动诱发电位应用最普遍，其反应最强，但是麻醉对其的抑制最敏感，特别是有肌松作用的挥发性麻醉药。刺激中枢运动神经主要有经脊髓和经颅刺激两种方法。磁刺激虽然无创、痛苦小，但无法在手术室中使用，因此术中使用电刺激。

直接刺激脊髓上端，在脊髓下端记录的电位称为脊髓诱发电位（sinal cord evoked potentials，SCEPs）；经椎板、椎间盘、脊间韧带间接刺激脊髓，在外周神经记录到的诱发电位称为神经源性诱发电位（neurogenic motor evoked potentials，NMEPs）；直接刺激运动皮质产生诱发电位的方法称为皮质刺激运动诱发电位（cortical motor evoked potentials，CMEPs）；经颅（头皮电极）刺激运动皮质产生诱发电位的方法称为经颅刺激运动诱发电位（transcranial motor evoked potentials，tcMEPs）；电刺激脊髓或运动皮质后，在外周肌肉记录到的电位称为复合肌肉动作电位（compound muscular activity potentials，CMAPs）。

从硬膜外电极所记录的脊髓诱发电位表现出两种明显不同的波形，第一个波命名为 D 波，即直接波；D 波之后的波称为 I 波，即间接波。D 波来自于下行的皮质脊髓束，因此它的波幅较高，反应期较短。I 波则可能是由上行的感觉传导束逆行传导所产生的，因而波形呈多相而分散，振幅较小，潜伏期稍长。由于皮质脊髓束的锥体细胞间没有突触传递，因而在全麻期间 D 波的波幅较稳定，在运动神经功能的监测方面比 I 波具有更好的可靠性。但是由于此法技术要求高，而且电极经常位于术野内，影响手术操作，因此在实际应用中受到一定限制。虽然 NMEPs 对麻醉药的抑制作用也有一定的抵抗性，但是由于外周神经是包括感觉和运动的混合神经，刺激脊髓后诱发的电位反应既包括上行的感觉电位也包括下行的运动电位，所以 NMEPs 对于运动功能监测缺乏特异性。在外周肌肉记录到的复合肌肉动作电位（CMAPs）是肌纤维去极化动作电位的总和，刺激信号需要由皮质脊髓束通过突触传递激活 α 运动神经元，使 α 运动神经元所支配的神经肌肉兴奋。CMAPs 的波幅与参与动作电位形成的肌纤维数量成正比，同时也反映了 α 运动神经元的活动。经颅刺激运动神经诱发的复合肌肉动作电位能够监测整个运动系统的功能，并且对脊髓缺血的敏感性也很高，因此得到了广泛的临床应用。但是由于突触传递参与到 CMAPs 的产生过程中，使得 CMAPs 对麻醉药物的抑制作用异常敏感。

1. 运动诱发电位的适应证

（1）脊柱手术

（2）髓内肿瘤

（3）运动皮质附近的颅脑肿瘤

（4）运动皮质附近的脑血管手术

2. 运动诱发电位的解释及预警 制定CMAP变化标准很困难，因为即使是在清醒状态下也有大量的变量需要考虑，全麻时需要考虑的变量更多。最常用的评估MEP反应标准是在固定刺激参数的（刺激数量和强度）情况下诱发相似的肌肉反应。一般认为需要增加刺激强度超过50 V，增加刺激次数，或与初始波形比较波幅下降大于80%是显著性改变。有关变化范围的研究是目前的热点问题，无论如何，当CMAP反应消失时需要提醒外科和麻醉医师纠正影响MEP变化的生理学因素。

第三节 肌电图

肌电描记法（electromyography，EMG）是通过放置针状记录电极到特定的肌肉或其附近，持续评估脑神经和外周神经。肌电图是记录手术区域内的神经根所支配的肌肉群的自发EMG活动。其目的是探查手术区域内的神经根是否有损伤。当手术器械触碰到神经根时，很容易观察到其所支配肌肉的自发EMG活动，这时可提醒医生及时调整操作以免造成神经损伤。虽然EMG的信号很强，对各种麻醉方式都很兼容，但还是应该避免使用肌松剂。肌电图常应用于颅底手术、颈椎和腰椎的手术中，因为这类手术有可能会造成臂丛和腰骶丛神经损伤。

一、术中肌电图监测的适应证

1. 颈椎和腰椎等脊柱手术中
2. 听神经瘤、脑桥小脑三角区和颅底肿瘤手术

二、肌电图监测的一般原则

通常情况下神经没有受到刺激时，肌电图应该保持平直

或安静，对神经的机械操作可能会导致神经活动。神经活动时间的长度取决于刺激的程度。短时间的刺激一般不会引起永久性损伤，频繁的或持续的刺激可能导致术后神经功能损伤。

术中使用手持式单极电刺激器探测手术区域，或者使用单极或成对的电刺激器从可能受累的肌群记录肌电活动可以判断脑神经的功能（表 12-5）。

表 12-5　肌电图在脑神经监测中的应用

	脑神经	监测部位或方法
Ⅰ	嗅神经	无法监测
Ⅱ	视神经	视觉诱发电位
Ⅲ	动眼神经	下直肌
Ⅳ	滑车神经	上斜肌
Ⅴ	三叉神经	咬肌和（或）颞肌（也可监测感觉反应）
Ⅵ	展神经	外直肌
Ⅶ	面神经	眼轮匝肌和（或）口轮匝肌
Ⅷ	听神经	脑干听觉反应
Ⅸ	舌咽神经	茎突咽肌（软腭后部）
Ⅹ	迷走神经	声带，环甲肌
Ⅺ	副神经	胸锁乳突肌和（或）斜方肌
Ⅻ	舌下神经	颏舌肌（舌）

麻醉药物不干扰肌电活动的反应。但要特别注意，肌松药会阻断神经肌肉接头，使肌肉完全松弛，影响或无法记录到肌肉反应活动，因此在肌电图描记时应避免使用肌松药。此外，电凝和盐水冲洗也是其主要的影响因素。

第四节　脑神经监测

后颅窝的手术毗邻脑干周围，如听神经瘤切除术，神经外科医生需在脑神经周围进行操作，有极大的可能会碰触到脑神经。如前所述，BAEP 可用于监测第Ⅷ脑神经的功能，其他几对脑神经同样需要监测。一般来说，只能监测运动神经，通过支配肌肉的反应来推测其功能的完整性，即通过产生 EMG 或通过局部电刺激诱发产生 EMG 来推测神经功能的完整性。常用的脑神经监测包括第Ⅴ、Ⅶ、Ⅸ、Ⅺ、Ⅻ脑神经监测。

一、第Ⅴ和第Ⅶ脑神经

面神经支配眼轮匝肌和口轮匝肌，三叉神经支配咀嚼肌（如咬肌和颞肌）。因此如果在这些肌肉中置入电极，就可以在肿瘤切除的过程中记录肌电图。对三叉神经的电刺激可以形成一个小于 6 ms 的峰值潜伏期，而对面神经的刺激则会形成一个大于 8 ms 的峰值潜伏期，根据这一点也可以判断哪条神经受到刺激。

二、第Ⅲ、第Ⅳ和第Ⅵ脑神经

第Ⅲ、第Ⅳ和第Ⅵ脑神经主要支配眼外肌。因此，在监测面神经和三叉神经功能时，如果监测电极置于或接近这些肌肉的部位，将会监测到支配这些肌肉的神经传导的肌电图。通过监测眼内直肌的功能可以监测第Ⅲ脑神经，监测眼外直肌的功能可以监测第Ⅳ脑神经，第Ⅵ脑神经的功能则主要依靠眼上斜肌的监测。由于空间有限，这些肌肉中只能置于单个的刺激电极，在未手术的另一侧置入参考电极。

三、第Ⅸ、第Ⅹ、第Ⅺ和第Ⅻ脑神经

第Ⅸ脑神经的运动支功能监测主要依靠使用电极记录软腭的肌电活动。将电极置入声带可以监测第Ⅹ脑神经（迷走神经）的运动支的功能，但是电极的置入方法非常困难。因此，监测迷走神经的功能主要依靠在气管插管上贴附刺激电极与声带相联系，从而获得肌电活动。副神经或第Ⅺ脑神经的功能监测相对非常简单，将电极置入斜方肌获得肌电图即可。将电极置入舌头就可以监测舌下神经或第Ⅻ脑神经的功能。舌下神经非常小但是很重要，因此一旦有任何因素影响了其功能，舌头处的刺激电极引出的肌电活动就会发生变化。进行所有脑神经功能监测时，必须注意肌电刺激的强度，如果强度过大，结果可能过度或造成损伤。

推荐阅读

1. Nuwer MR，Emerson RG，Galloway G，et al.American Association of Neuromuscular and Electrodiagnostic Medicine.Evidence-based guideline update：intraoperative spinal monitoring with somatosensory and transcranial electrical motor evoked potentials.J Clin Neurophysiol，2012，29：101-108.
2. Malcharek MJ，Ulkatan S，Marinò V，et al.Intraoperative monitoring of carotid endarterectomy by transcranial motor evoked potential：a multicenter study of 600 patients.Clin Neurophysiol，2013，124：1025-1030.
3. Kobayashi S，Matsuyama Y，Shinomiya K，et al.A new alarm point of transcranial electrical stimulation motor evoked potentials for intraoperative spinal cord monitoring：a

prospective multicenter study from the Spinal Cord Monitoring Working Group of the Japanese Society for Spine Surgery and Related Research.J Neurosurg Spine，2014，20：102-107.

4. Jong-Hwa Park，Seung-Jae Hyun.Intraoperative neurophysiological monitoring in spinal surgery.World J Clin Cases，2015，3（9）：765-773.

13 颅脑创伤手术麻醉

金海龙

第一节　颅脑创伤概述

颅脑创伤（traumatic brain injury，TBI）是创伤相关性死亡的最主要原因。在中国尚无准确数据；在美国，每年有高达 170 万 TBI 患者，造成 5 万人死亡，存活患者往往遗留不同程度的躯体或精神方面的后遗症，直接相关医疗支出约 45 亿美元。TBI 给患者本人、家庭以及整个社会都造成重大损失，因此对其防治一直以来都是公共医疗的重中之重。

一、颅脑创伤分类

（一）按颅脑解剖部位分类

按颅脑解剖部位分类，颅脑创伤分为头皮损伤、颅骨损伤与脑损伤，三者可合并存在。头皮损伤包括头皮血肿、头皮裂伤、头皮撕脱伤。颅骨骨折包括颅盖骨线状骨折、颅底骨折、凹陷性骨折。脑损伤包括脑震荡、弥漫性轴索损伤、脑挫裂伤、脑干损伤。

（二）按颅腔内容物是否与外界交通分类

按颅腔内容物是否与外界交通，颅脑创伤分为闭合性颅脑损伤和开放性颅脑损伤。

（三）按损伤发生时间分类

按损伤发生时间分类，颅脑创伤分为原发性颅脑创伤（primary brain injury）和继发性颅脑创伤（secondary brain injury）。原发性颅脑创伤在创伤即刻发生，是对颅骨和脑组织的机械撞击和加速、减速挤压引起的颅骨骨折和颅内损伤，主要有脑震荡、脑挫裂伤和原发性脑干损伤等。继发性颅脑创伤发生于原发损伤后，表现为起源于原发性损伤的一系列复杂过程，主要有脑缺血、缺氧、脑水肿和颅内血肿，后者按血肿的来源和部位又分为硬脑膜外血肿、硬脑膜下血肿和脑内血肿等。

（四）按伤情程度分类

按伤情程度分类，颅脑创伤分为轻、中、重、特重四型。

二、颅脑创伤临床表现

（一）颅脑表现

脑震荡是指头部受到撞击后立即出现的短暂性意识丧失及一过性的神经功能障碍，意识丧失不超过 30 min，较重者伴有生命体征的改变，如面色苍白、出汗、血压下降、心动过缓、呼吸浅慢、肌张力降低、生理反射迟钝或消失等表现，但随着意识的恢复很快趋于正常。脑组织形态改变不明显。

脑挫裂伤可单发或多发，受伤即刻出现意识障碍，程度和持续时间与损伤的程度和范围直接相关，绝大多数在 30 min 以上，重症者可长期持续昏迷。

原发性脑干损伤者受伤即刻出现深度昏迷，持续时间较长。其昏迷原因与脑干网状结构受损、上行激活系统功能障碍有关，不伴有颅内压（intracranial pressure，ICP）增高表现。硬膜外血肿通常是由于颅骨骨折和硬脑膜动脉或静脉窦破裂所致，原发创伤撕裂脑膜中动静脉或硬脑膜窦，可导致昏迷。受损血管发生痉挛和血栓时出血停止，患者可重新恢复意识，在接下来的数小时血管再次出血，特别是动脉出血时，病情会迅速恶化。静脉出血性的硬膜外血肿发展相对比较缓慢。

急性硬膜下血肿通常是由于大脑皮质和脑膜之间的静脉撕裂所致，临床表现差异较大，轻者无明显表现，重者出现昏迷、偏瘫、去大脑状态和瞳孔放大。若 72 h 内出现症状称为急性，3 ～ 15 天者为亚急性，2 周后为慢性。

脑内血肿患者轻者无明显症状，重者可深度昏迷。

TBI 后典型表现为颅内血肿形成、脑血管自主调节功能障碍、ICP 升高和脑血流（cerebral blood flow，CBF）降低。创伤局部 CBF 降低导致脑细胞缺血缺氧，引起细胞毒性脑水肿，而 TBI 又常常伴发不同程度的血脑屏障（blood brain barrier，BBB）破坏，并发血管源性脑水肿。由于颅腔是一个几乎封闭的结构，颅内血肿和脑水肿的形成都会导致 ICP 升高，这时机体会启动代偿机制抑制 ICP 的增加，初期以减少颅内脑脊液容量为主，后期全脑 CBF 进一步降低，形成缺血-水肿恶性循环，最终导致脑疝。

（二）全身影响

即使没有直接的颅外创伤，高达 89% 的重度 TBI 患者也会出现全身性器官功能障碍，不利于患者的转归，主要表现为以下几个系统功能障碍：

1. 心血管系统　TBI 后 ICP 升高，激动延髓和下丘脑，引起儿茶酚胺的急剧大量释放，临床上多表现为高血压和反射性心动过缓，约 73% 的 TBI 患者会出现心律失常。重度 TBI 和合并大量失血的患者则可能表现为低血压，入院时收缩压低于 90 mmHg 的患者病死率和病残率明显升高。

2. 呼吸系统 重度 TBI 后呼吸系统并发症十分常见，可出现呼吸暂停和各种异常呼吸模式，呼吸衰竭的原因包括神经源性肺水肿、吸入性肺炎、下呼吸道感染、ARDS 和呼吸机相关肺损伤等。

3. 免疫系统 由于 BBB 的存在，正常情况下中枢神经系统极少参与免疫调节，但 TBI 后 BBB 完整性遭到破坏，神经元和胶质细胞在炎性介质的作用下大量释放多种细胞因子和调节物，导致脑和全身的病情恶化。

4. 血液系统 TBI 早期即可出现凝血异常，可能是由于脑组织凝血活酶释放入循环引起，重者甚至可以发生弥散性血管内凝血，数天后往往转入高凝状态，增加血栓栓塞的风险。如今，长期服用各种抗凝药的患者日益增多，一项研究提示创伤前服用华法林的老年患者死亡率高于服用阿司匹林者。

5. 内分泌系统 TBI 后可出现下丘脑-垂体-肾上腺轴功能障碍，可由直接损伤和 ICP 增高、低血压、缺氧和体温升高等继发。垂体前叶损伤可引起 TSH、总 T_3 和游离 T_4 水平降低，导致对血管收缩药反应不良。TBI 后垂体后叶功能障碍较为常见，包括尿崩症（DI）、抗利尿激素不适当释放综合征（SIADH）和脑性盐耗损综合征（CSWS）。

6. 其他系统 TBI 患者常见应激性溃疡和出血、体温异常和全身高代谢状态等。

三、颅脑创伤的手术原则

轻度 TBI 患者大多迅速恢复且不会遗留后遗症。如果没有意识丧失史、无恶心或遗忘、神经学检查正常、帽状腱膜下肿胀较轻，患者可在他人监护下回家观察。中度 TBI 患者应留院密切观察。并非所有的重度 TBI 患者都需要手术治疗。非手术治疗主要包括 ICP 监护、脱水治疗、营养支持、循环呼吸管理、脑血管痉挛防治、常见并发症的治疗、水电解质与酸碱平衡紊乱处理和抗菌药物治疗等。凹陷性颅骨骨折、急性硬膜外、硬膜下和脑内血肿通常需要手术治疗，主要手术方式有凹陷性骨折整复术、清创术、大骨瓣减压术和开颅血肿清除术等。一旦确定手术宜尽早实施，有研究显示入院 200 min 内接受手术患者的死亡率明显低于 200 min 以后才接受手术的患者。

第二节　颅脑创伤手术麻醉

TBI 患者的预后与入院时格拉斯哥昏迷评分（Glasgow Coma Scale，GCS，见表 8-7）、脑 CT 表现、年龄、循环呼吸状态、继发性颅脑创伤的救治等相关。重度脑创伤（GCS ≤ 8）患者死亡率可达 33%，约 50% 轻度（GCS 13 ～ 15）和中度（GCS 9 ～ 12）脑创伤患者可能后遗致残和认知功能障碍。合理选择麻醉药物和精心地进行呼吸、循环、代谢、液体治疗和体温等全面管理对于改善 TBI 患者的转归十分重要。

一、术前评估

（一）神经系统评估

往往没有充足的时间详细评价患者的神经功能，可在保证足够通气（氧合和清除二氧化碳）和血流动力学稳定的同时进行快速评估。

1. 格拉斯哥昏迷评分　GCS 是一种简便和公认的评估 TBI 后意识和神经状态的方法，其在不同观察者之间差异较小，预测转归价值较高。GCS 较高者也应该严密监护，因为患者病情可突然恶化，尤其是内侧颞叶病变者，该部位的轻度肿胀也可能导致脑疝。

2. 快速评估 评估瞳孔反应（大小、对光反射和调节）和肢体运动功能的对称性。

（二）其他器官损伤的评估

TBI 创伤患者往往合并多器官系统损伤，应早期诊断胸腔、腹腔和盆腔损伤，若怀疑内脏出血必须尽早检查胸腹部。及早检测血红蛋白，按需申请红细胞和新鲜冰冻血浆。

二、颅脑创伤手术的麻醉管理

（一）呼吸管理要点

1. 气管插管 TBI 患者多为饱胃，而且常合并颅底骨折、呼吸道出血和通气不足等。大多数轻、中度 TBI 患者的呼吸功能仍可维持稳定，无需紧急气管插管，应尽早实施面罩高流量吸氧，密切观察，可待麻醉诱导后进行气管插管。GCS ≤ 8 分的 TBI 患者应立即行气管插管以保护呼吸道和进行呼吸支持，不必等麻醉诱导后才进行。气管插管会引起 ICP 进一步升高，但此时控制呼吸道和改善通气更为重要，不可因为顾虑 ICP 而延误。

大约 2% 入院时诊断为闭合性头部外伤的患者合并有颈椎骨折，GCS ≤ 8 者这一比例可高达 8% ～ 10%。对此类患者进行气管插管操作有导致脊髓损伤的风险，因此除非已经有影像学指标明确排除颈椎损伤，在插管过程中所有患者都应进行颈椎保护。插管时由助手用双手固定患者头部于中立位，保持枕部不离开床面以防头颈部过度后仰，颈部下方放置颈托也有助于保护颈椎。颈椎固定后增加了喉镜暴露和气管插管的难度，而 TBI 患者对缺氧的耐受性很差，必须事先准备好应对插管困难的措施，如训练有素的助手和各种插管设备等，紧急时应迅速行气管切开。

怀疑颅底骨折、严重面部骨折和出血素质者应避免经鼻插管，鼓室腔出血、耳漏、乳突淤血（Battle征）和眼周淤血（熊猫眼征）等都提示颅底骨折。

若怀疑有误吸，在插管成功后立即进行支气管内吸引。

2. 呼吸管理 调整通气参数将 $PaCO_2$ 维持在35 mmHg左右，调整吸入氧浓度（FiO_2）维持 PaO_2 在100 mmHg以上。某些患者可能需要呼气末正压通气（PEEP）才能维持足够氧合，尤其是肺挫伤、误吸或中枢神经源性肺水肿者。胸膜腔内压升高会妨碍脑静脉回流和升高ICP，因此应避免过度PEEP。

$PaCO_2$ 降低可收缩脑血管，有助于提高脑灌注压（cerebral perfusion pressure，CPP），所以应用过度通气使 $PaCO_2$ 达到25～30 mmHg一度成为脑创伤救治的常规。近年来其应用价值饱受质疑，研究表明TBI患者在伤后24 h内处于脑缺血状态，而过度通气可进一步降低CBF，因此目前的指南中建议避免在重度TBI后最初24 h内进行预防性过度通气。当应用过度通气控制ICP时，$PaCO_2$ 应维持在30～35 mmHg范围内以降低脑缺血相关风险。只有在处理难治性ICP升高时才考虑将 $PaCO_2$ 降至30 mmHg以下，同时连续监测颈静脉球血氧饱和度或CBF以指导治疗，并且尽量短时间使用，其后将 $PaCO_2$ 恢复正常范围时也应逐步进行，快速升高 $PaCO_2$ 也同样会干扰脑生理。

（二）循环管理要点

TBI患者多伴有中枢神经缺血反射（Cushing反射，Cushing reflex），表现为高血压和心动过缓，是机体为了提高脑灌注的重要保护性反射（CPP=MAP－ICP）。因此不可盲目地将血压降至正常水平，ICP升高的患者若伴有低血压会严重影响脑灌注。心率若不低于45次，一般无需处理，TBI

患者出现心动过速时常常提示可能有其他部位的出血。

TBI 早期 CBF 大多先明显降低，然后在 24 ～ 48 h 内逐步升高。TBI 后脑组织对低血压和缺氧十分敏感，多项研究证实轻度低血压状态就会对转归产生明显不利影响，所以对 TBI 患者应给予积极的血压支持。

正常人 MAP 在 50 ～ 150 mmHg 范围内波动时，通过脑血管自主调节功能可使 CBF 保持恒定，而 TBI 患者这一调节机制受到不同程度破坏，有研究表明约 1/3TBI 患者的 CBF 被动地随 CPP 同步改变，所以此时维持 CPP 至少在 60 mmHg 以上对改善 CBF 十分重要（儿童推荐维持 CPP 在 45 mmHg 以上）。

对于无高血压病史的 TBI 患者，为保证 CPP ＞ 60 mmHg，在骨瓣打开前应将 MAP 至少维持在 80 ～ 90 mmHg 以上。血压过高也会增加心肌负担和出血风险，应给予降压治疗，但一定小剂量分次进行，谨防低血压的发生。手术减压后（打开骨瓣或剪开硬膜）ICP 降为零，此时 CPP=MAP，同时脑干的压迫缓解，Cushing 反射消失，很多患者会表现为血压突然降低和心率增快，在此期应维持 MAP 高于 60 ～ 70 mmHg，可通过使用血管收缩药和加快输液提升血压。由于骨瓣打开后血压降低的程度很难预料，因此不提倡预先预防性给予升压药。在关颅期一般需要将 MAP 维持于 70 ～ 80 mmHg 以上。

（三）液体管理要点

TBI 患者液体复苏的目标是维持正常血浆渗透压和循环血容量、避免胶体渗透压下降。常规的开颅手术多提倡适当地限制输液以减少脑水含量和提供脑松弛，但此原则不适用于 TBI 患者。TBI 患者多处于低血容量状态，尤其是伴有其他部位出血时，往往需要大量输液，目标是达到正常血容量，此时不要仅以血压为指导，还要参考尿量和中心静脉压等的变化。在围术期应避免血浆渗透压降低以防加重脑水肿，乳酸钠林格液相对于血浆属于轻度低渗液（273 mOsm/L），不能大量使用，期间应定期监测血浆渗透压。若需大容量晶体液进行复苏，应优先选用等渗晶体液，如生理盐水（渗透压 308 mOsm/L），但后者有引起高氯性酸中毒之虞。

甘露醇和呋塞米都可以用来降低脑组织细胞外液容量。对于 BBB 破坏严重的患者，使用甘露醇有加重脑水肿的顾虑，但目前临床上仍将其作为脱水治疗的首选。甘露醇的常用剂量为 0.25 ～ 2.0 g/kg，使用后可有效地降低 ICP 或提供脑松弛时可考虑继续应用，而无效或血浆渗透压已经超过 320 mOsm/L 时则不推荐继续使用。近年来高渗盐水（3% 或 7.5%）用于 TBI 患者的效果引起了广泛的兴趣。在处理难治性 ICP 升高、提供脑松弛和维持血管内容量方面，高渗盐水可能优于其他利尿药。长期使用高渗盐水的顾虑是血浆渗透压升高引起的生理紊乱，如意识障碍和惊厥等，需要进一步研究以确定其剂量–效应关系和安全性。

关于 TBI 手术中晶体液和胶体液的选择方面一直存在争议，目前认为对于出血量不大者无需输入胶体液，但需要大量输液时应考虑加入胶体液。胶体液可选择白蛋白、明胶和羟乙基淀粉等，前两种有引起变态反应的风险，而后者大量使用时会影响凝血功能，要注意 TBI 本身即可引发凝血异常。

围术期应将血细胞比容维持在 30% 以上，不足时应输入浓缩红细胞。闭合性脑创伤可进行自体血回输。小儿本身血容量就很小，单纯的帽状腱膜下血肿和头皮撕裂即可引起相对大量的失血，往往易被忽视。脑组织促凝血酶原激酶的释放可能诱发弥散性血管内凝血，需要输入新鲜冰冻血浆、血小板和冷沉淀。

动物和人体试验都提示高血糖状态不利于缺血脑组织的转归，所以应尽量避免单纯使用含糖溶液。血糖宜维持在80 ～ 150 mg/dl之间，若高于200 mg/dl应使用胰岛素处理。低血糖症对转归的危害更大，因此使用胰岛素时需谨慎。

（四）术中监测

1. 常规监测　包括心电图、袖带和有创血压、血氧饱和度、呼气末二氧化碳分压、体温、尿量、CVP和肌松监测，还应间断监测动脉血气、血细胞比容、电解质、血糖和血浆渗透压。

2. 空气栓塞的监测　手术区静脉位置高于心脏水平时应考虑使用超声多普勒探查静脉空气栓塞。

3. 脑监测　包括脑电图、诱发电位、颈静脉球血氧饱和度（SjO_2）、经颅多普勒、ICP和脑组织氧分压（$btPO_2$）等。SjO_2可连续提供全脑氧供和氧耗平衡的信息，属有创操作，需要颈内静脉逆行置管，血管壁有时会阻碍光反射，另外假阳性率很高。ICP监测不但可以指导治疗，还可以评估疗效和预后。一项纳入844名患者的回顾性研究显示，ICP监测组患者的死亡率明显低于未监测组。ICP超过20 mmHg时通常需要处理。$btPO_2$只能进行局部监测。

（五）麻醉实施

1. 麻醉诱导　麻醉诱导的原则是快速建立气道，维持循环稳定，避免呛咳，临床上常用快速诱导插管法。给药前先吸入纯氧数分钟，静脉注射丙泊酚、依托咪酯或咪达唑仑后立即给予肌肉松弛药，不做加压通气，待自主呼吸停止即进行气管插管。除非明确排除颈椎损伤，插管过程中应保持头部中立位，助手持续环状软骨压迫直到确认导管位置正确、套囊充气。低血容量患者使用丙泊酚会引起明显的低血压，可选用依托咪酯或咪达唑仑，循环衰竭患者可不使用任何镇静药，在置入喉镜前 90 s 静脉注射利多卡因 1.5 mg/kg 可减轻气管插管引起的 ICP 升高反应。

苄异喹啉类非去极化肌松药（如筒箭毒碱和阿曲库铵等）可引起组胺释放，导致脑血管扩张，引起 CBF 和 ICP 升高，而全身血管扩张又会导致 MAP 降低，进一步降低 CPP，所以不主张用于 TBI 患者。甾类非去极化肌松药对 CBF 和 ICP 无直接影响，适用于 TBI 患者，但泮库溴铵的解迷走作用可使血压和心率升高，用于 CBF 自动调节机制已损害的患者则可明显增加 CBF 和 ICP，应慎用。维库溴铵和罗库溴铵几乎不引起组胺释放，对血流动力学、CBF、$CMRO_2$ 和 ICP 均无直接影响，尤其后者是目前临床上起效最快的非去极化肌松药，静脉注射 1.0 mg/kg 后约 60 s 即可达到满意的插管条件，尤其适用于琥珀胆碱禁忌时的快速气管插管。

2. 麻醉维持 麻醉维持的原则是不增加 ICP、$CMRO_2$ 和 CBF，维持合理的血压和 CPP，提供脑松弛。用于麻醉维持的理想药物应能降低 ICP、维持足够脑组织氧供、保护脑组织受到缺血-代谢打击。目前没有一种药物可以满足以上所有条件，具体用药选择要综合考虑颅内病变、全身状况、心肺功能以及是否并发多系统创伤等。静脉麻醉药除氯胺酮外都可收缩脑血管，对 CBF 自动调节和 CO_2 反应性影响极小，而所有的吸入性麻醉药都可引起不同程度脑血管扩张和 ICP 升高，因此当 ICP 明显升高和脑松弛不良时，宜采用静脉为主的麻醉方法，若使用吸入麻醉药应小于 1 MAC，气颅和气胸患者应避免使用氧化亚氮。临床剂量的阿片类药物对 ICP、CBF 和 $CMRO_2$ 影响较小，可提供满意的镇痛并降低全麻药的用量，对于术后需保留气管插管的患者，阿片类药物的剂量可适当加大。头皮神经阻滞或手术切口浸润阻滞有助于减轻手术刺激引起的血压和 ICP 的突然增高，避免不必要的深麻醉。

一项国际随机前瞻性安慰剂对照实验（Corticosteroid

Randomization After Significant Head Injury，CRASH）观察TBI后早期使用甲基泼尼松龙对患者转归的影响，结果发现与安慰剂组相比，糖皮质激素组伤后2周内死亡率更高，后期死亡和严重残疾的风险也更高，因此不再推荐用于处理TBI后脑水肿和ICP。术中应给予抑酸剂，积极预防应激性溃疡。

3. 麻醉苏醒 术前意识状态正常且手术经过顺利的，若满足苏醒条件，可使其在手术间苏醒且拔除气管导管。平稳苏醒、控制血压、避免咳嗽对预防术后脑水肿和血肿形成十分重要，可选用β受体阻滞剂或钙通道阻滞剂等预防苏醒期的高血压反应。对于术前意识障碍、术中脑肿胀明显者不建议在手术室拔管。

（六）颅脑创伤围术期脑保护

TBI后创伤核心区发生严重脑缺血，极短时间内即出现脑细胞坏死，治疗时间窗极其有限；而核心区周围的缺血半影区脑缺血程度相对较轻，及时有效地恢复此区域的CBF是临床上进行脑保护的关键。在此过程中，循环、呼吸、血糖和体温管理等对患者转归至关重要。

一直以来，低温脑保护都作为研究的热点。低温发挥脑保护的可能机制包括降低脑代谢、抑制兴奋性毒性反应、减少自由基形成和减轻脑水肿等。一项缺血动物模型发现34～36 ℃的轻度低温即可显著减轻缺血损伤，而在临床上的脑保护作用一直存在争议。低温治疗对临床经验和仪器设备的要求较高，实施低温时需要精心护理以避免相应的并发症如低血压、心律失常、凝血障碍和感染等。复温宜慢，复温不当时反而会加重脑损害，所以目前不推荐将低温作为一种常规治疗方案。围术期体温升高会严重影响预后，必须积极处理。

尽管大量的动物实验支持钙通道阻滞剂、自由基清除剂和抗炎药物等具有明确的脑保护作用，但无一能在临床上得到有效验证。使用大剂量的巴比妥类药物可降低脑组织间液乳酸盐和兴奋性氨基酸含量，有助于难治性颅内压增高患者的 ICP 控制，但要注意其循环抑制作用。目前认为 TBI 后药物的脑保护作用十分有限，我们应该将治疗的重点放在心肺支持、血糖控制、避免体温升高等生理治疗上。

推荐阅读

1. JosephB，HaiderA and RheeP.Traumatic brain injury advancements.Current Opinion in Critical Care，2015，21：506-511.
2. Wijayatilake DS，Sherren PB and Jigajinni SV.Systemic complications of traumatic brain injury.Current Opinion in Anaesthesiology，2015，28：525-531.
3. Wheaton P，Mathias JL and Vink R.Impact of Early Pharmacological Treatment on Cognitive and Behavioral Outcome After Traumatic Brain Injury in Adults A Meta-Analysis.J Clin Psychopharmacol，2009，29：468-477.
4. Latorre JS and Greer D.Management of Acute Intracranial Hypertension A Review.The Neurologist，2009，15：193-207.
5. Bilotta F，Giovannini F，Caramia R，et al.Glycemia Management in Neurocritical Care Patients A Review.J Neurosurg Anesthesiol，2009，21：2-9.
6. DawesAJ，Sacks GD，CryerHG et al.Intracranial pressure monitoring and inpatient mortality in severe traumatic brain injury：A propensity score-matched analysis.Journal of Trauma & Acute Care Surgery，2015，78：492-502.

14 脊柱脊髓手术的麻醉

岳红丽

1925 年，Elsberg 第一次深入地介绍了脊柱手术。20 世纪 80 年代后，随着脊柱外科取得的长足进展，许多过去认为的不治之症得以通过复杂的手术进行治疗。相关手术的麻醉必须考虑以下问题：术前风险评估、具体病变、脊柱解剖与影像学表现、拟行手术、潜在的气道问题、患者体位、麻醉的选择、术中管理和术后管理等。本章将对以上问题加以讨论。

第一节　脊柱脊髓手术的麻醉

脊柱脊髓手术麻醉的目标是在保障患者生命安全的前提下，保证脊髓的血供和氧供，并采用适当的麻醉技术和药物配合术中的电生理监测，为外科医生提供良好的手术条件，最大限度地减少脊髓损伤、切除病变、保护脊髓功能。

一、术前准备

（一）术前访视和评估

除常规项目外，术前访视尤应关注呼吸、循环和神经系统等方面。详细了解病史、体检资料并与神经外科医师沟通手术方案后制订麻醉计划。

1. 呼吸系统 脊柱脊髓手术，特别是颈椎外伤和高颈髓手术患者术前气道评估极其重要。此外，该类患者常伴有肺功能的受损。急性脊髓损伤若位于 $C_{2\sim3}$，可导致呼吸肌麻痹、呼吸无力，甚至呼吸困难，随时有死亡的可能；若损伤位于 $C_{4\sim5}$ 水平，膈肌部分麻痹、肋间肌受累，通气功能明显减少；若损伤在 C_6 以下，虽膈肌功能得以保存，但因肋间肌受累而通气量减少。高颈髓髓内肿瘤患者若脊髓功能失代偿可能出现呼吸困难、不能平卧等表现。高颈髓血管畸形的患者若发生畸形血管破裂出血，可出现急性通气功能障碍。因此，脊柱脊髓手术患者，术前应检查胸片，部分患者应行动脉血气分析及肺功能检查，以准确评估患者呼吸功能，决定术后是否保留气管导管及呼吸支持。

2. 循环系统 急性脊髓损伤早期血压可以升高，但很快出现低血压、心动过缓和心律失常。这与颈胸髓损伤阻断了高级中枢对心脏交感神经的支配而抑制心脏代偿功能有关。某些脊髓疾病的患者易存在心脏功能的受损。因此，术前应常规进行心电图检查，必要时行动态心电图、超声心动图等检查。

3. 神经系统 术前应进行详尽的神经系统检查，了解已存在的神经功能障碍，为术后的神经评估提供参照、为麻醉药物的选择及操作如深静脉穿刺部位提供依据。内容包括意识状态、感觉功能、主要肌群的功能和张力、脑神经功能以及肱二头肌反射、肱三头肌反射、膝反射、踝反射、腹壁反射、提睾反射和巴宾斯基征等其他反射。

4. 其他 急性脊髓损伤的患者常因通气功能不良或无通气出现呼吸性酸中毒。损伤 72 h 后易出现高钾血症。截瘫患者的体温调节功能受损，肢体呈变温状态。脊髓手术部分患者下肢运动功能受损、肌肉张力下降，静脉血流减慢，加上脊髓手术时间较长，麻醉及手术创伤导致组织因子释放，激活外源性凝血系统，出现高凝状态，所以术后深静脉血栓的发生率较高，随之肺栓塞的风险大大增加。麻醉医师需与患者和家属充分沟通并建议术后使用多模式措施预防静脉血栓的发生。患者长期卧床可能合并有肝肾功能不全或肺部感染等。

（二）麻醉前准备

术前合并有肺部感染者应先控制感染。脊柱脊髓手术，尤其是颈部手术患者应检查颈部活动度，以判断气管插管的难易程度及插管方式，准备相应的气管插管用具。术后需保留气管插管者可选用经鼻腔插管，但要注意鼻中隔有无偏曲等。无论采用何种麻醉方式，均应准备好监护设备，保证患者安全。

二、麻醉管理

（一）麻醉方法的选择

脊柱脊髓手术创伤大、应激反应强、手术时间长，为保证患者安全多采用全身麻醉。

（二）麻醉诱导和维持

根据手术要求、术中是否进行电生理监测及患者的血流动力学状况选择麻醉药物和剂量。

1. 麻醉诱导

（1）慢诱导插管：对可能存在困难气道的患者，常采用慢诱导插管。给予少量的阿片类药物和镇静药（如丙泊酚、咪达唑仑和依托咪酯等）并充分表面麻醉，保留患者自主呼吸进行气管插管。

（2）清醒插管：术前评估为困难气道（包括颈椎和上胸段胸椎行内固定术、halo 固定颈部等情况）或既往有困难气管内插管病史，存在高呕吐误吸的风险，可以选用清醒插管技术。

（3）术前无明显呼吸功能不全、无困难气道的患者，通常可行快诱导气管插管。

2. 麻醉维持 脊柱脊髓手术可选用全凭静脉麻醉、吸入麻醉和静吸复合麻醉。术中应避免麻醉深度过大波动，保证血流动力学平稳，尽可能避免对呼吸功能和 SEPs、MEPs 等监测的影响，最大限度地保护脊髓功能。

脊髓手术肌松药选择比较特殊。因为琥珀胆碱可引起体内血清钾轻微上升，而脊髓损伤和脊髓占位患者自身存在高血钾问题，且失去神经支配的肌肉神经肌肉接头后膜处的乙酰胆碱受体水平增高，故术前已截瘫且血钾达 5.5 mmol/L 的患者，应禁用琥珀胆碱，选用非去极化肌松药物。

3. 术中呼吸管理 如急性损伤或占位位于脊髓中高位，则患者术前已存在肺通气功能的影响。脊髓手术通常采用俯卧位或侧卧位及侧卧＋头低位，与清醒状态直立位置相比，肺顺应性降低、肺活量和潮气量减少、肺通气血流比改变。所以麻醉医师应了解患者的生理变化，密切观察潮气量、SPO_2、$PaCO_2$ 和动脉血气分析等指标进行呼吸管理。

4. 术中循环管理 急性脊髓损伤、脊髓占位尤其是高颈髓病变者，术前已存在一定程度的循环紊乱，如脊髓外伤后的脊髓休克期初期，因交感神经张力降低出现低血压、心律失常及心肌收缩力下降、心排血量减少。此外，术中多种因素均可引起循环变化，如手术操作引起脊髓反射和脑干反射、麻醉药使血管舒张、体位改变引发静脉血流重新分布而影响回心血量、扩容不当可导致肺水肿，甚至突然搬动患者而诱发循环虚脱。所以术中应严密监测心率、血压、尿量，必要时行有创压监测。术中应维持舒张压不低于 70 mmHg，以保证脊髓灌注。因术中高血糖会加重已存在缺血风险的脊髓损伤，故应避免输注含糖液。

5. 围术期脊髓功能的保护 急性脊髓损伤或脊髓占位性病变的病理生理基础均是脊髓缺血缺氧，因此脊髓手术围术期要尽量减少或避免导致脊髓缺血缺氧的各种可能因素。

目前脊髓功能保护的方法有两大部分：药物保护和非药物保护。药物保护是通过阻断和拮抗各种内源性有害因子的释放、稳定神经细胞膜通透性、改善离子通道、减少创伤缺血及再灌注损伤时氧自由基引起的脂质过氧化反应等实现的。目前常用的药物包括大剂量糖皮质激素和钙通道阻滞剂。麻醉药物的保护作用也包括在内。非药物保护即控制高血糖和低温。脊髓手术围术期应用亚低温（33±0.5 ℃）可以起到保护脊髓神经功能的作用，但要避免深低温（30 ℃）所带来的严重并发症，如心律失常、呼吸抑制、凝血功能障碍及苏醒延迟等。亚低温对脊髓的神经功能保护作用机制尚在研究探讨之中，对降温幅度、时程、时限、复温的时机等具体问题仍有不同意见。

6. 麻醉注意事项

（1）体位：①急性高颈髓损伤常导致颈椎不稳定。脊髓占位患者若病变压迫脊髓，术前常有“保护性”强迫头位。如果气管插管操作中将头颈部过伸，势必加重脊髓的伤害。因此麻醉医师在气管插管时最好保持术前的自然头位，采用轴向牵引，禁止将头过度后仰，以免加重对脊髓损伤。②俯卧位是脊髓手术的常用体位，不同手术需要患者颈部轻度伸展或屈曲。术中应避免患者眼睛受压并反复检查气管导管位置。③俯卧位手术存在空气栓塞的风险，术中出现 E_TCO_2 突然大幅度下降时，要考虑空气栓塞的可能。④侧卧位手术患者腋下需放置垫子以防止下面一侧臂丛神经受压损伤。

（2）搬动脊髓手术患者时，为避免人为的脊髓损伤，需按脊髓损伤移动的操作常规执行，以免造成颈椎脱位、椎间盘破裂、脱出，甚至高位截瘫。

（三）麻醉恢复期管理

1. 呼吸管理 脊柱脊髓手术术后是否拔管取决于患者术前的呼吸功能、病变部位、肿瘤大小及手术切除的难易程度。脊髓高位损伤和占位患者术后 48 ～ 72 h 可能因手术部位水肿导致脊髓再度受压，使呼吸功能进行性损伤，保护性呕吐反射丧失，故该类患者术后应谨慎拔管。如果病情允许拔管，也应密切观察病情变化，做好再次插管的准备。

脊髓损伤导致参与呼吸的肌肉不同程度的失神经支配，引起肺功能受损，如急性颈髓损伤后，患者总肺活量、肺活量、深吸气量、补呼气量等指标均明显降低，而残气量明显增加。如果术中应用麻醉性镇痛药不合理或麻醉较深，术后可能出现呼吸抑制，使呼吸频率减慢及潮气量降低；俯卧位、侧卧位头颈过度前屈，易导致上呼吸道梗阻或气管内导管打折屈曲。因此，脊髓手术患者术后要注意呼吸系统的参数，必要时行动脉血气分析检查。

2. 体温 脊髓手术患者发生体温调节功能障碍和自主神经反射不良的危险性增高，因此应加强体温监测。

3. 术后镇痛 脊柱脊髓手术创伤较大，需要打开椎板，操作刺激脊神经根，术后患者疼痛剧烈，这些都需要有效的镇痛措施。有效的术后镇痛可促进患者早期恢复、减少术后肺部并发症、缩短住院时间和提高患者满意度。一般来说，颈段手术后疼痛程度较轻，而脊柱融合术和胸腰段手术后常伴有剧烈的术后疼痛。目前可用的镇痛方法包括：间断肌注和静脉给药；持续外周静脉输注；患者自控静脉镇痛；患者自控硬膜外镇痛；肋间神经阻滞；脊椎周围阻断；通过局部置入导管，持续局麻药浸润伤口等方法。使用药物包括阿片类药物、非阿片类镇痛药物（如曲马多、非甾体镇痛药等）。以上方法均对术后疼痛有效，使用时可根据患者病情加以选择。

第二节　常见脊柱脊髓手术的麻醉

一、脊髓损伤

脊髓损伤可造成损伤部位远端神经功能的部分或完全丧失，同时因损伤部位不同，可能并存以下各系统的并发症：呼吸系统包括呼吸功能受损、咳嗽无力、分泌物排出不畅等；心血管系统包括脊休克、心动过缓、心律失常、心肌收缩力下降、深静脉血栓等；消化系统包括胃排空和肠蠕动减慢，增加误吸风险，腹胀引起膈肌抬高引起呼吸功能受损等；泌尿生殖系统包括尿潴留等；以及高钾血症、低钠血症等电解质紊乱，对麻醉方案造成一定影响。

（一）术前访视和评估

1. 必要的辅助检查　血常规、尿常规、血生化（包括肝肾功能、血糖及电解质）、心电图、X 线胸片，有条件时可行血气分析及肺功能测试。

2. 气道评估　除评估患者插管条件外，应重点关注患者是否需要紧急处理气道；是否存在相关的面部、颈部及软组织损伤；是否伴有颅底或中面部骨折；是否存在强迫体位；是否带有环形支架或颈部固定器，是否存在意识障碍等，还应关注操作者对各种插管技术的熟练程度。

3. 呼吸功能评估　应重点关注患者是否存在通气不足、呼吸衰竭、反复肺不张、通气 / 血流比例失调、肺水肿（神经源性、心源性）、细菌性肺炎、误吸性肺炎以及并存的胸部钝伤和肋骨骨折等。

4. 心血管功能评估 应关注患者是否存在自主神经过度反射及其严重程度；是否存在神经源性休克或出血性休克；是否存在心动过缓、心律失常、心肌缺血、肺水肿等。有条件时可行下肢血管超声检查明确是否存在深静脉血栓。

5. 神经功能评估 记录已存在的神经功能缺陷，作为术后神经功能评价的基础。

（二）术中管理

1. 监测 取决于脊髓损伤节段、神经缺陷、手术的复杂程度、时间长短以及基础病变。

（1）常规监测 ECG、无创血压、脉搏血氧饱和度、呼气末二氧化碳、体温、尿量。

（2）循环不稳定时可行直接动脉测压，必要时行中心静脉置管测压、Flo-trac 监测及肺动脉导管测压等。应尽可能在麻醉诱导前开始监测有创动脉压。术中可行动脉血气监测和其他实验室检查。

（3）神经生理功能监测常适用于无神经障碍但因脊髓损伤的不稳定性而风险较大的患者，以及伴有不完全性神经损伤且正在接受脊髓固定手术的患者。神经生理监测包括术中唤醒试验、躯体感觉诱发电位（somatosensory invoked potential，SSEP）和运动诱发电位。

2. 麻醉方法

（1）麻醉诱导：应注意保持脊髓灌注压在 60 mmHg 以上（80 ～ 90 mmHg 较为理想），并在保证气道安全的同时不引起或加重脊髓损伤。①伴有低血压及低血容量的患者，在诱导前应尽可能补充容量，并选用依托咪酯等心血管抑制小的药物。循环波动较大时可使用直接激动剂和拮抗剂，并尽可能使用短效药物。高位损伤患者在脊休克早期较易发生心动过缓或停搏，可使用抗胆碱药物加以预防。肌松药应禁用琥珀胆碱。②应根据气道评估、并存疾病或创伤以及其他因素，如面部损伤或软组织水肿等来选择插管方法。可使用清醒插管；经鼻气管内盲插被认为是可以避免脊髓活动的最佳选择之一，但面部创伤或颅底骨折时禁用；非紧急情况下可行纤维光导镜下插管；以上方法不可行时可使用直接喉镜插管，但必须维持颈部居中，避免屈颈或伸颈以防止加重脊髓损伤。当面部损伤严重、颈部极不稳定或完全丧失气道时，则必须行气管切开等操作。

（2）麻醉维持：①用药：根据病情选择合适的麻醉药物，保证脊髓血流灌注；维持正常的二氧化碳水平；术中使用神经电生理监测者应避免使用对其有影响的药物。②体位：俯卧位是最常用的手术体位。可在病床或担架上将患者麻醉后再滚木式移动到手术台。摆放体位时应注意：维持头、颈部居中；充分保护头、胸、腹和四肢；防止气管导管移动或堵塞；避免血流动力学的剧烈波动。术中尤其要注意眼睛、耳朵或鼻子等的保护。③补液：根据预估的术前体液缺失量、术中失血失液量以及损伤对心肺功能的影响进行补液。颈段及高位胸段损伤患者发生肺水肿的风险较大，更应合理补液，必要时可监测中心静脉压或每搏变异率。含糖溶液可加重急性脊髓损伤，故应绝对禁忌。④体温：急性脊髓损伤时损伤节段以下支配区域的体温调节功能遭到破坏，术中应加强体温监测，采用升高室温、加热液体、使用保温毯、呼吸回路加湿器和强力热风毯等积极预防低温。但同时需要避免体温过高。

（三）术后管理

由于麻醉药物的残存作用，即使患者术前通气功能良好，术后拔出气管导管前也需要一定的恢复时间。考虑到该类患者行再次气管插管的难度更大，故对拔管时机的把握应更为保守。拔出气管导管后，应监测患者数小时以确保呼吸功能无恶化倾向。

二、脊髓肿瘤

脊髓肿瘤可为原发性或转移性的。病情与肿瘤部位或原发灶部位有关。根据病情及相关症状、体征出现的时间长短，患者可出现类似于脊髓创伤时的并发症。

（一）术前访视和评估

1. 必要的辅助检查 血常规、尿常规、血生化（包括肝肾功能、血糖及电解质）、心电图、X 线胸片，有条件时可行血气分析及肺功能测试。

2. 呼吸功能评估 脊髓上段病变破坏性最大。肋间肌和（或）膈肌运动丧失或减弱导致的呼吸障碍较为常见。分泌物排除障碍常可导致肺炎，需行进一步治疗。

3. 心血管功能评估 可能因心血管张力降低而出现低血压。必须区分低血压为神经源性的还是因癌症导致的脱水或营养不良所致。

4. 神经功能评估 在手术开始前应对神经功能再次进行评估。

（二）术中管理

1. 监测 取决于患者病情、病变部位、拟行手术。

（1）常规监测 ECG、无创血压、脉搏血氧饱和度、呼气末二氧化碳、体温、尿量。

（2）存在自主神经亢进风险的患者可行有创动脉压监测。患者出现脊休克体征时，可行中心静脉置管测压、Flo-trac 监测及肺动脉导管测压等以指导治疗。

（3）如手术体位使术野位于心脏水平以上，应采取措施监测空气栓子（如心前区多普勒、经食管超声心电图、肺动脉压力监测等）并置入 CVP 导管以利于抽吸空气。

（4）根据手术要求行神经生理监测，包括术中唤醒试验、躯体感觉诱发电位（somatosensory invoked potential，SSEP）和运动诱发电位。

2. 麻醉方法

（1）麻醉诱导：合理麻醉用药维持麻醉诱导平稳。

（2）麻醉维持：任何全麻方法均可完成麻醉维持。若术中进行生理电生理监测，则应避免使用对监测电位有影响的药物，并维持稳定的麻醉深度，避免麻醉深度变化对监测电位的干扰。

（三）术后管理

以往的临床经验倾向于早期拔出气管插管，以尽早行神经功能检查。早期拔管与否取决于患者的基础呼吸功能、肿瘤的部位、大小以及手术切除的难易程度。脊髓高位肿瘤患者在术后 48 ～ 72 h 可因手术部位水肿导致脊髓再度受压、呼吸功能进行性损伤及保护性呕吐反射丧失，故此期间应密切观察，必要时应再次气管插管。

三、寰枕畸形

寰枕畸形也称枕大孔区畸形，是先天性疾病，主要指枕骨底部及第一、二颈椎先天发育异常，包括扁平颅底、颅底陷入、寰枕融合、颈椎分节不全、寰枢椎脱位和小脑扁桃体下疝畸形。在生长发育早期并不表现出不适症状。随着脑组织的发育、成熟，和寰枕畸形造成的后颅窝狭小之间的矛盾逐渐显现并激化，挤压小脑扁桃体向下移位，从而压迫颈延髓，闭塞第四脑室流出道致梗阻性脑积水、颅内压增高，更进一步推挤小脑扁桃体向下疝入椎管；如伴有寰枢椎脱位，延颈髓的腹背都将受压而出现症状。临床表现有呛咳、吞咽困难、颈项部疼痛和肩部活动受限等颅、颈神经受压表现，感觉分离、上肢肌萎缩等脊髓空洞表现，共济失调、走路不稳等小脑受累表现，头痛、呕吐、其他脑神经受累的颅高压表现，后期可有肢体运动、感觉障碍等延颈髓受压表现。

（一）术前访视和评估

1. 必要的辅助检查 血常规、尿常规、血生化（包括肝肾功能、血糖及电解质）、心电图、X 线胸片，有条件时可行血气分析及肺功能测试。

2. 气道评估 应关注头颈部活动情况、张口度和声带麻痹情况。对于拟行经鼻气管插管的患者，应关注是否存在鼻中隔偏曲等解剖异常及鼻腔手术史。

3. 呼吸功能评估 应关注是否存在肋间肌和（或）膈肌运动丧失或减弱导致的呼吸障碍、分泌物排除障碍或误吸导致的肺炎、吞咽反射消失和呛咳反射消失。对于术前存在中枢性呼吸困难和吸入性肺炎的患者，可作气管切开以便改善通气和吸痰。

4. 营养状况评估 对于呕吐及严重吞咽困难的患者，应评估其营养状况及是否存在水电酸碱平衡紊乱，必要时可给予鼻饲或静脉高营养治疗。

（二）术中管理

1. 监测 取决于患者病情、畸形的严重程度和手术方式。

（1）常规监测 ECG、无创血压、脉搏血氧饱和度、呼气末二氧化碳、体温、尿量。

（2）存在循环状态不稳定、延髓和后组脑神经受压表现的患者可行有创动脉压监测，必要时监测中心静脉压、SVV 等指导治疗。

（3）根据手术要求行神经电生理监测。

2. 麻醉方法

（1）麻醉诱导：选择合适的麻醉药物和剂量维持麻醉平稳，保证脑灌注并降低颅压。窥视声门及插管时应动作轻柔，力争采用自然头位。术后拟保留气管导管者应尽可能采用经鼻气管插管。

（2）麻醉维持：可采用任何麻醉方法和药物。术中行神经电生理监测者应选用对监测电位无影响的药物并避免麻醉深度的波动。目前的麻醉方法不强调保留自主呼吸。

（三）术后管理

畸形较轻者，术后完全清醒、咳嗽、吞咽反射恢复良好后，可考虑早期拔管；术前存在呼吸困难、声带麻痹、咽反射减退，术中疑有后组脑神经损伤者或畸形较重者，术后应保留气管导管。术后 48 ～ 72 h 应严密观察患者呼吸功能，必要时给予呼吸支持。

推荐阅读

1. 王忠诚 . 王忠诚神经外科学 . 武汉：湖北科学技术出版社，2005：43-45，620-651.
2. 韩如泉，李淑琴 . 神经外科麻醉分册 . 北京：北京大学医学出版社，2011：195-201.
3. Aziz M.Airway management in neuroanesthesiology. Anesthesiol Clin，2012，30（2）：229-240.
4. Bekker A，Haile M，Kline R，et al.Theeffect of intraoperative infusion of dexmedetomidine on the quality of recoveryafter major spinal surgery.J Neurosurg Anesthesiol，2013，25（1）：16-24.

15 幕上肿瘤手术麻醉

崔伟华

第一节　幕上肿瘤的临床特点

一、幕上肿瘤的分类及其特性

2011 年全国肿瘤登记地区脑瘤新发病例数为 87 220 例，发病率为 6.47/10 万，占全部恶性肿瘤发病的 2.59%，位居全部恶性肿瘤发病的第 9 位。根据北京天坛医院神经外科手术种类统计，幕上肿瘤占神经外科总手术量约 70%。以成人为例，幕上肿瘤居多（神经胶质瘤约 30%，脑膜瘤约 30%，其他约 10%）。幕上肿瘤主要是指小脑幕以上所包含的所有脑组织中所生长的肿瘤。其包含范围广泛，肿瘤性质繁杂，更因累及多个功能区而具有其独特的病理生理特性。其不同的病种和病变位置，临床症状多样，对麻醉的配合与要求也有所不同。

（一）幕上肿瘤的位置

幕上肿瘤包括位于额叶、颞叶、顶叶、枕叶、中央区、丘脑、脑室内和鞍区的广泛部位的肿瘤。其位置不同，临床表现各异。

额叶肿瘤：发生率居幕上肿瘤的首位。临床表现有精神症状（欣快、记忆障碍和性格改变）、无先兆的癫痫大发作、运动性失语、强握反射和摸索运动、尿失禁、病变对侧肢体不同程度的瘫痪等。

颞叶肿瘤：临床上表现为视野改变如幻嗅、幻视、恐惧。精神运动型癫痫发作、命名性失语等。

顶叶肿瘤：主要表现为对侧半身的感觉障碍，空间定向力丧失、失用症、失读症、局限性癫痫发作。

枕叶肿瘤：常可累及顶叶和颞叶后部，主要表现为视觉障碍（视野缺损、弱视）、幻视（如闪光、火星、线条等）及失认症。

中央区肿瘤：是指中央前回、中央后回区的肿瘤，临床表现运动障碍，病变对侧上、下肢不同程度的瘫痪，温、痛、触觉障碍，局限性癫痫。

丘脑部肿瘤：临床表现颅压增高、精神障碍（呆滞、嗜睡、抑郁）、三偏症（偏瘫、偏身感觉减退、同向性偏盲）。

脑室内肿瘤：肿瘤小时可无症状。肿瘤大影响脑脊液循环可产生颅内压增高。

鞍区肿瘤：包括鞍内、鞍上、鞍区周围区域肿瘤，临床表现为视力、视野的变化、内分泌功能障碍（巨人症、侏儒症、肢端肥大、闭经、溢乳等）。

（二）幕上肿瘤的性质

幕上肿瘤以胶质瘤最多、脑膜瘤次之，再次为垂体腺瘤、神经纤维瘤、脑血管畸形、脑转移瘤等。

二、颅内压升高的病理生理学

颅内压取决于脑组织（85%）、脑脊液（10%）和血液（5%）的容积。仰卧位颅内压正常值为 10 ～ 15 mmHg。颅内压的剧烈升高会影响脑灌注。脑脊液和脑血流的容量缓冲效应能够暂时减轻颅内压升高的程度，但是不能从根本上缓解颅内压增高。幕上肿瘤能引起颅腔内动力学的改变。在最初病变较小、生长缓慢的时候，颅腔内容积的增加可以通过脑脊液的回流和邻近的脑内静脉收缩所代偿，从而阻止颅内压的增加。当病变继续扩张，代偿机制耗竭，肿瘤大小的增加将导致颅内压的急剧升高。在颅腔顺应性差的情况下，动脉压的轻度增加，会导致脑血流的显著增加，进而引起颅内压的显著增加。

颅内压的增加对脑组织有两种危害——脑缺血和脑疝。脑灌注压（CPP）等于平均动脉压（MAP）减颅内压（ICP）。如果颅内压增加大于平均动脉压的增加，脑灌注压降低，进而引起脑缺血。颅内压＞ 25 mmHg 会导致大脑中动脉血流量减少。颅内压升高的第二个重要效应就是导致脑疝，包括大脑镰下疝、小脑幕切迹疝和枕骨大孔疝。脑疝可以快速引起神经受损和死亡。能够引起增加脑血容量的因素，例如高血压、高碳酸血症和缺氧，都应该在围术期尽量避免。

第二节　幕上肿瘤麻醉管理

一、幕上肿瘤麻醉前访视与评估

患者的术前评估与其他患者相类似，需要额外注意的是应与神经外科医生一起进行神经系统的评估。根据患者的神经功能、一般情况、手术方式制订麻醉计划。

（一）术前神经功能评估

神经功能评估的主要目的是估计颅内压的升高程度、颅内顺应性和自主调节能力的损害程度、在脑缺血和神经性损害发生之前颅内压和脑血流的稳态的自主调节能力还储存多少。其目的就是评估已经存在的永久性和可恢复的神经损害各有多少。

与神经外科医生一起，详细了解患者病史、体格检查及相关的影像学检查。了解即将采用的体位、手术入路和手术计划，进行术前讨论。

（二）患者的一般状况

幕上肿瘤手术患者一般状况尚可。呼吸、循环等系统合并疾患的处置与一般原则一致。合并颅内压增高患者可能因库欣反应导致血压增高，心率减慢，发现窦性心动过缓需注意与原发心脏疾患鉴别。

二、幕上肿瘤麻醉的麻醉管理要点

（一）麻醉药物选择：静脉麻醉还是吸入麻醉?

长期以来，对于开颅手术是使用静脉麻醉还是吸入麻醉一直存有争议。到目前为止，还没有研究证实神经外科麻醉中两种麻醉方法何种更具优势。

目前，吸入麻醉应用广泛，其主要优势在于操作方便、易于控制及快速苏醒。但是吸入性麻醉药可以引起脑血流量增加、颅内压增高和脑肿胀，与理想的神经外科麻醉药物尚有差距。研究显示，$PaCO_2$ 正常患者使用丙泊酚-芬太尼麻醉时，颅内压增高和脑肿胀的发生率低于异氟烷-芬太尼麻醉和七氟烷-芬太尼麻醉。然而，在术前 CT 扫描无中线移位的患者，无论异氟烷还是地氟烷麻醉，都未引起颅内压的明显改变。外科医师对于评价异氟烷和丙泊酚麻醉患者的脑肿胀程度也无明显差异。因此，虽然有证据表明全凭静脉麻醉的颅内压较低，临床上对于颅内压增高、颅脑顺应性降低患者的影响还需要进一步论证。虽然静脉麻醉药能很好地控制脑血流量、颅内压和脑肿胀，但延迟苏醒或苏醒时间难以预计仍然是静脉麻醉方法的主要问题，为鉴别延迟苏醒或 CT 检查除外手术并发症时机带来难度。

目前，对于具有颅内压增高和脑肿胀危险的神经外科患者，应该选择静脉麻醉；而吸入麻醉最好应用于病情相对简单的患者。当打开硬膜、脑组织松弛时，氧化亚氮快速起效，可作为辅助镇痛药。但是，氧化亚氮和吸入性麻醉药在增加脑代谢和脑血流方面有协同作用，尽量避免同时使用。吸入麻醉时，如果控制脑肿胀的诸多方法（过度通气、渗透性利尿、血压控制、体位、腰椎穿刺引流）失败，可以考虑改为全凭静脉麻醉。

（二）通气管理

1. 过度通气 过度通气引起低碳酸血症，进而引起脑血管收缩。脑血流自主调节功能正常时，当 $PaCO_2$ 在 20 ～ 70 mmHg 之间时，脑血流量与 $PaCO_2$ 大致呈线性关系。当存在颅脑创伤、颅内其他病变，尤其在脑血管已经扩张的情况下，如果应用氧化亚氮，再吸入高浓度的吸入麻醉药，脑血管对二氧化碳的反应性受损或消失。低碳酸血症引起脑血流量、脑血容量和颅内压的下降，不超过 24 h。过度通气的目标是使 $PaCO_2$ 维持在 30 ～ 35 mmHg，不建议长时间维持过低的 $PaCO_2$。已有研究证实，在异氟烷或丙泊酚麻醉下，必要时过度通气（将 $PaCO_2$ 控制在 25±2 mmHg）可以有效地控制患者的术中脑肿胀。

过度通气的主要副作用是减少脑血流量，加重脑缺血。因此，麻醉医生要权衡脑松弛与脑组织低灌注的利弊。过度通气的其他副作用，诸如冠状动脉血流的线性下降、心脏回流减少、低血钾、脑组织对阿片类药物的反应性增强等也是麻醉医师需要考虑的。

2. 保护性肺通气策略 据来自 Lancet 研究报告，每年全球至少有 2.3 亿例次重大手术实施，绝大多数手术都需要在全身麻醉机械通气下完成。全身麻醉后肺部并发症是造成患者围术期死亡和致残的重要原因。神经外科手术患者存在因术前病变累及中枢神经系统，常合并呼吸功能障碍；神经外科显微手术时间长；常采取侧卧位和俯卧位手术体位；术前及术后长时间卧床等高危因素，是术后呼吸系统并发症发生的高危人群，需要特别重视。预防肺部并发症，将会改善医疗质量，降低医疗费用。

研究表明，全身麻醉及手术体位变化可能导致肺容量显著降低和呼吸机械力学的破坏。传统的机械通气策略通过对全身麻醉患者实施呼吸支持，高潮气量（10 ～ 15 ml/kg）可以维持良好的气体交换和术中的呼吸动力学。然而，越来越多的临床和实验室证据表明使用高潮气量的通气模式可能导致肺泡过度扩张，或部分肺组织肺不张，或者同时出现两种损伤而导致所谓的呼吸机相关性肺损伤（VILI），并进而通过炎症因子介导造成其他器官功能障碍。

已经证实应用保护性肺通气策略可以降低 VILI 的发生。保护性肺通气策略是指应用小潮气量（4 ～ 8 ml/kg）和较高 PEEP，伴随或不伴随肺复张方法。理论上讲，小潮气量可以预防肺泡过度扩张，较高 PEEP 可以预防肺不张。保护性肺通气策略应用于神经外科，应注意避免通气不足，影响脑静脉回流，加强监测，避免影响颅内顺应性及术中操作空间。

（三）液体治疗

颅脑手术中应维持正常血容量和正常血压。应避免高血糖加重局部脑缺血，低渗透压加重脑水肿（正常渗透压为 290 ～ 320 mOsm/kg）。胶体渗透压对脑水肿的作用尚不明确。避免使用含糖溶液或低渗溶液（如乳酸林格液，274 mOsm/kg）。术中选择适当的液体静脉输注，如 0.9%NaCl 和对凝血功能无影响的 6% 羟乙基淀粉 130/0.4 溶液（304 mOsm/kg）。血细胞比容维持在 28% 以上。术毕为确保麻醉苏醒所需的正常体温，液体应该适当加热。

（四）循环管理

术中尽可能减少循环波动，是麻醉工作的重要目标之一。收缩压显著升高，可能增加颅内压及出血，特别是脑自主调节机制受损的情况下。收缩压降低，则可由于低灌注而导致脑缺血。高血压通常发生在插管、上头钉和麻醉苏醒期。苏醒后期的高血压，可导致术后颅内出血，造成威胁生命的合并症。应以血管舒张剂、β 受体阻滞剂和钙通道阻滞剂积极控制血压。

很多技术可以用于控制直接喉镜暴露及各种外科刺激下收缩压和心率的上升，无论采用何种技术，必须有效达到降压和降心率的目标。各种静脉、口服和气管内用药都可能是有效的，麻醉医生应联合用药达到控制收缩压和心率的目标。此外，须意识到直接喉镜暴露的时长也是影响血流动力学的重要因素。术中和苏醒期控制收缩压和心率的方法与诱导期类似。在上头钉之前、切皮之前可预先给予镇痛或抗高血压 / 控制心率的药物。

（五）颅内压的控制和脑水肿的防治

降低颅内压、获得脑松弛是幕上肿瘤麻醉的关键问题。控制术中脑组织张力是麻醉维持阶段的第一要务。通过控制脑血流量和脑代谢率达到脑松弛的技术。可采用的方法如下：

（1）达到轻度高渗状态作为基础输液；去骨瓣前给予 20% 甘露醇 0.5 ～ 0.75 g/kg 或者高张盐溶液 2 ～ 4 ml/kg。

（2）应用静脉麻醉药物（丙泊酚）维持足够的麻醉深度。足够的麻醉深度，或应用肌松药防止机械通气时出现呛咳。

（3）轻度过度通气。

（4）正常血容量；不使用血管扩张药。

（5）头高位，不阻碍脑静脉回流；不压迫颈静脉。

（6）腰穿引流 CSF。

（7）此外，维持理想的颅内环境，防止中枢兴奋，维持正常体温，防治癫痫等都是麻醉维持期必须重视的问题。

（六）麻醉实施

1. 术前准备

（1）术前用药：镇静有引起高碳酸血症、低氧血症、上呼吸道梗阻的风险，从而有可能增高颅内压。因此，须在麻醉医师密切持续监控下，滴定镇痛及镇静药，如：咪达唑仑 0.5 ～ 2 mg 和（或）芬太尼 25 ～ 100 μg，或舒芬太尼 5 ～ 20 μg。对于无颅内压增高征象的患者，可给予小剂量苯二氮䓬类药物减轻患者焦虑。但小剂量的苯二氮䓬类药物或镇痛药可能掩盖或加重已有的神经功能缺损，这种情况很难与肿瘤的迅速恶化效应及颅内压增高相鉴别。

术前激素治疗应维持到手术当天上午。组胺（H_2）受体阻滞剂和胃动力药，可以对抗与颅内压增高和激素治疗有关的胃排空减弱和胃酸分泌增多，尤其有利于是第Ⅸ、Ⅹ脑神经麻痹的患者（吞咽反射减弱或丧失），可常规使用。其他药物，尤其是抗癫痫药、抗高血压药和心血管药物，应该继续用药，但择期手术，利血平、肾素血管紧张素受体拮抗剂等应停用。

（2）开放血管通路：应充分评估病情后建立充分、有效的静脉通路。遇可能出现静脉气体栓塞、大出血和严重合并症的患者应积极建立中心静脉通路。首选颈内静脉，导管务必妥善固定，并且开台前务必再次核实是否畅通且固定稳妥。防止搬动头部造成脱落和术中发现导管阻塞。

（3）监测：除常规监测外，建议开颅手术时进行动脉穿刺置管，严密监测 CPP（动脉压换能器位于中耳水平相当于 Willis 动脉环位置，计算公式为 CPP=MAP−ICP）。在硬膜开放后，颅内压等于大气压，所以 CPP 等于 MAP。

颈内静脉逆行置管监测颈静脉球部血氧饱和度，可以持续监测颈静脉球部血流氧分压和血红蛋白氧饱和度（$SjVO_2$）。假设 CMR 恒定，或通过 EEG 监测 CMR 的变化，可以判定全脑灌注是否充分。

另外，必要时应进行 $PaCO_2$ 分析，尤其是过度通气、老年患者或者有慢性阻塞性肺部疾病的患者，同时监测血糖、血钾、渗透压等。尤其是慢性阻塞性肺部疾病出现通气-灌注损害的患者、老年患者或长时间手术的患者。

2. 麻醉诱导 对于幕上肿瘤的择期手术患者，麻醉诱导主要考虑通气控制、交感神经和血压控制以及防止颅内静脉回流受阻。

充分的抗焦虑；适当补液（0.9%NaCl 5 ～ 7 ml/kg）；心电图监测；监测潮气量、脉搏氧饱和度和无创血压；局部麻醉下建立动静脉通路。

全身麻醉诱导：芬太尼 1 ～ 2 μg/kg，或舒芬太尼、瑞芬太尼。预充氧和过度通气，用丙泊酚 1.5 ～ 2.5 mg/kg 麻醉诱导。非去极化肌松药选择维库溴铵、罗库溴铵或顺阿曲库铵。控制通气，使 $PaCO_2$ 保持在 35 mmHg，丙泊酚或异氟烷（七氟烷或地氟烷）用于维持麻醉，芬太尼（或舒芬太尼或瑞芬太尼）1 ～ 2 μg/（kg · h）（或单次给药）用于镇痛。

目前的非去极化肌松药对颅内血流动力学的影响甚微。对于插管困难的患者或快速序贯诱导时，可以考虑使用琥珀胆碱。琥珀胆碱可以导致颅内顺应性降低的患者 CMR、CBF 和颅内压一过性升高，可以通过过度通气或加深麻醉控制。

3. 麻醉苏醒期管理 幕上肿瘤患者苏醒期面临的问题有：①脑血流自主调节功能通常受损，20% 的患者出现颅内压升高；②呼吸动力和气道保护功能容易受损，高碳酸血症和低氧血症都可能引起继发性脑损伤；③血流动力学波动。故苏醒期应特别注意以下事项：稳定的动脉血压、脑血流速度和颅内压；稳定的氧合和二氧化碳压力；稳定的 $CMRO_2$；正常体温。

如患者术前反应迟钝或者气道控制不充分，术后早期拔管对患者安全不利。如果术后脑水肿、颅内压升高、颅内止血不充分或内环境不稳定的风险性增高，也不适宜早期苏醒。这种风险性在以下情况下增高：长时间手术（＞6 h）或大范围手术（尤其伴有大量出血）、二次手术、巨大胶质瘤切除术、手术累及或接近重要功能区、严重脑缺血的手术（例如长时间血管夹闭、大范围牵引力）。如果选择延迟苏醒，镇静和镇痛作用必须充分，可以使用中长效药物。

平稳的早期苏醒最主要的先决条件是手术结束时细致调节麻醉药和镇痛药。可以使用小剂量的静脉麻醉药或镇痛药（阿片类药物、利多卡因），也可用短效吸入性麻醉药，或二者同时使用。还可以应用交感神经阻断药。瑞芬太尼可能引起镇痛后痛觉过敏，应有效防止术后疼痛。单纯使用一种非麻醉性镇痛药不能提供足够的镇痛，应该联合使用两种非麻醉性镇痛药，必要时在拔管后给予小剂量的吗啡。头皮神经阻滞或伤口周围布比卡因浸润麻醉，可以提供术后早期足够的镇痛作用。手术期间给予负荷量的苯妥英（或磷苯妥英），预防癫痫发作，也可以应用其他静脉抗癫痫药物（丙戊酸盐、左乙拉西坦等）。

预期麻醉药物代谢至苏醒剂量后，或停药后 2 h，患者还没有彻底清醒，不能执行简单的言语指令，应考虑并除外非麻醉因素引起的苏醒延迟，必要时进行 CT 或 MRI 检查以明确病变。鉴别诊断包括癫痫，脑水肿，气颅，血管阻塞/缺血，代谢或电解质紊乱。

推荐阅读

1. Kumaresan A，Kasper E，Bose R.Anesthetic management of supratentorial tumors.IntAnesthesiolClin，2015，53（1）：74-86.
2. Vutskits L.General anesthetics in brain injury：friends or foes？ Curr PharmDes，2014，20（26）：4203-4210.
3. Shander A，Fleisher LA，Barie PS，Bigatello LM，Sladen RN，Watson CB.Clinical and economic burden of postoperative pulmonary complications：patient safety summit on definition，risk-reducing interventions，and preventive strategies.Crit Care Med，2011，39（9）：2163-2172.

16 神经内分泌肿瘤手术的麻醉

范议方　金　旭

第一节　垂体腺瘤手术的麻醉

一、垂体腺瘤的发病机制

垂体腺瘤的发病机制有两种假说：下丘脑假说和垂体假说。前者认为，垂体腺瘤是控制垂体前叶功能的下丘脑功能紊乱或正常生理调节机制缺失所致；后者则认为是垂体自身细胞发生改变的结果。

目前认为，垂体腺瘤发展可以分为两个阶段：首先垂体细胞发生突变，然后在内外因素作用下突变的细胞异常增殖，发展成垂体腺瘤。可以用单克隆细胞异常增殖来解释。目前还未找到垂体腺瘤真正的发病机制。

二、垂体腺瘤的临床表现

垂体腺瘤的临床表现不能一概而论，在垂体腺瘤早期，往往因为肿瘤较小，临床上没有任何颅内占位症状，仅出现内分泌改变症状，常被患者忽视。随着瘤体的增大，内分泌改变症状凸显，主要表现为三大症候群：①压迫垂体本身，造成其他垂体促激素的减少和相应周围靶腺体的萎缩，表现为生殖功能低下，和（或）继发性甲状腺功能低下，和

（或）继发性肾上腺皮质功能低下等。②压迫垂体周围组织，主要压迫视交叉，此类患者可能存在颅内压增高。表现为视力减退、视野缺损和眼底改变等，还可因肿瘤生长到鞍外，压迫颈内动脉、Willis 动脉环等组织产生血管神经性头痛。③垂体前叶功能亢进，以高泌乳素血症、肢端肥大症和皮质醇增多症多见。

在垂体腺瘤的大小诊断标准中，Hardy（1969）提出直径 10 mm 以下者为微腺瘤，10 mm 以上者为大腺瘤。Grote（1982）提出肿瘤直径超过 40 mm 者为巨大腺瘤，并普遍为人接受。相当比例的垂体腺瘤都表现为一种或几种激素异常分泌增多（表 16-1）

表 16-1　垂体瘤分型及临床表现

垂体腺瘤分型	分泌激素	临床表现
催乳素型垂体腺瘤（习惯称泌乳素型垂体腺瘤）	PRL	男：阳痿，性腺功能下降 女：溢乳-闭经-不孕
生长激素型垂体腺瘤	GH 和 PRL	巨人症，肢端肥大症，心肌病
皮质激素型垂体腺瘤	ACTH α MSH	Cushing 综合征 Nelson 综合征
甲状腺素型垂体腺瘤	TSH	（中枢性）甲状腺功能亢进
生殖激素型垂体腺瘤	FSH/LH	性腺功能减退

PRL，泌乳素；GH，生长激素；ACTH，促肾上腺皮质激素；α MSH，α-促黑素细胞激素；TSH，促甲状腺激素；FSH，卵泡刺激素；LH，黄体生成素

三、常见垂体腺瘤手术的麻醉管理

垂体腺瘤患者的临床症状表现多样，尽管内分泌紊乱所致的独一无二的表现，如肢端肥大症和 Cushing 综合征，很容易被发现，但理想的麻醉管理需要以对每一位患者的内分

泌及复杂的病理生理的充分理解为前提。所有患者都需要慎重的术前评估，有很多种可行的麻醉方案供选择，但麻醉药物的最终选择应该个体化。

（一）泌乳素型垂体腺瘤

此型腺瘤是最常见的垂体腺瘤，占所有垂体腺瘤的 50% 以上。高泌乳素血症是最常见的下丘脑–垂体紊乱表现。泌乳素型垂体腺瘤的 65% 为小泌乳素瘤，发生于女性，其余 35% 腺瘤男女均可发生。除鞍区神经占位压迫症状外，男性表现为性功能减退，女性表现为“溢乳–闭经–不孕”三联征。

高泌乳素功能腺瘤，相关激素合成或分泌不足，导致不同程度的代谢失常及有关脏器功能障碍，应激水平相对低下，对手术和麻醉的耐受性差，术前应补充糖皮质激素，以提高机体对药物的反应性。麻醉诱导、麻醉维持可适当减低镇静、镇痛药物剂量，术中亦可追加糖皮质类激素。另外这类患者术中可能会出现顽固性低血压，诱导后低血压、术中低血压给予血管活性药物几无反应，此时应用糖皮质类激素可能会得到改善。此型腺瘤的麻醉苏醒期也较其他类型为长。

（二）生长素型垂体腺瘤

患者可出现头颅面容宽大、下颌突出延长、鼻大唇厚、手足肥厚宽大，软组织及骨关节增生、内脏肥大，舌、咽喉及呼吸道管壁增生而导致睡眠呼吸暂停综合征，肺功能受损等呼吸系统受累表现，高血压、心肌肥厚、心脏扩大等心血管系统受累表现，还会出现胰岛素抵抗、糖耐量减低、糖尿病等代谢改变。

该类腺瘤的麻醉风险主要为气道管理困难、高血压、心脏病变等问题。麻醉前访视应充分评估气道，准备困难气道的应对措施。由于患者出现面容宽大、下颌突出延长、舌体肥厚、会厌宽垂等改变，麻醉诱导时面罩通气和气管插管操作均十分困难，面罩通气的漏气发生率高，常常必须双手紧扣面罩、置入口咽通气道和加大氧流量才可勉强维持通气，少部分患者甚至可因严重呼吸道梗阻而发生面罩通气困难，常需采用置入喉罩等措施缓解。气管插管时即使应用最大号喉镜片也不能充分推开舌体，全部置入喉镜片也感提升会厌吃力，声门常常暴露困难。因此麻醉前应准备好可视喉镜、纤维支气管镜、视可尼可视喉镜、探条、喉罩等辅助插管设备。对于术前评估预计存在困难气道的患者，可行清醒气管插管。另外，麻醉拔管阶段也需要足够重视，由于这类患者容易出现睡眠呼吸暂停综合征，拔管前应彻底清除其呼吸道、口腔分泌物。拔管后仍应仔细观察和监护，积极对症处理。

心血管系统并发症是导致肢端肥大症患者死亡的主要原因。GH 和类胰岛素 1 号生长因子（IGF-1）增多可引起心肌细胞增大、间质纤维化，导致心脏结构和功能异常。早期患者可表现为心率增快和心排血量增加。随着病情的进展，可出现心脏向心性肥厚，这通常与舒张功能障碍有关。若 GH 和 IGF-I 分泌过多而未予治疗，可进一步引起心脏收缩功能受损，最终导致心力衰竭。此外还可出现心律失常等临床表现。而高血压、糖尿病等并发症可加重肢端肥大症患者的心脏损害。对于这类患者麻醉前访视应了解其心功能状况，完善术前检查，通过超声心动图发现心脏结构和功能的改变。对于可行手术的患者，围术期应维持循环稳定，避免心动过速和血压剧烈波动，适量输液避免容量超负荷。

此类患者应激反应主要由交感-肾上腺髓质系统和下丘脑-垂体-肾上腺皮质系统参与，垂体是应激反应的重要环节。此型腺瘤患者麻醉诱导、维持阶段的镇静镇痛要求较高，可能与高生长激素血症、高代谢有关，也可能与骨质增厚导致外科有创操作困难、耗时长久有关。

垂体依赖性血糖升高，系因垂体占位病变造成中枢性内分泌激素分泌异常，可出现糖尿病的临床表现，也有人认为垂体瘤性高血糖是由抗激素因子存在引起的。糖代谢的紊乱是影响神经功能恢复的重要风险因素，高血糖可以加重乳酸酸中毒，造成脑继发性损害。术中动态监测血糖水平，必要时给予胰岛素进行干预，有利于术中脑保护及术后脑功能的恢复，对缺血性脑损伤有明显的保护作用。

（三）皮质激素型垂体腺瘤

典型的皮质激素腺瘤患者表现为 Cushing 综合征，是由于腺垂体的促皮质激素腺瘤引起的皮质醇增多症的一种表现形式。男：女 =1：5，女性主要集中在孕产期年龄阶段，大于 7 岁的儿童若合并有 Cushing 综合征，则多患有垂体瘤，反之，小于 7 岁的儿童若合并有 Cushing 综合征，则多提示肾上腺肿瘤。1912 年 Haevey Cushing 首次报道并定义之，并且揭示了 Cushing 综合征患者中，接近 80% 的患者是由于垂体 ACTH 分泌增多引起的，其余 20% 是由于异位存在 ACTH 分泌功能的肿瘤，如：肺小细胞癌、支气管肿瘤、胰岛细胞瘤、嗜铬细胞瘤。临床表现为向心性肥胖，皮肤紫纹，骨质疏松，高血压，糖代谢异常及电解质紊乱等。

与生长素腺瘤基本一致，此型应激反应更剧烈，增加麻醉深度，并辅以尼莫地平、艾司洛尔等维护循环稳定，将应激反应控制在一定程度内，保证内环境稳定，减少内分泌并发症，避免过强过久的应激反应造成机体损伤。

术中应动态监测血糖水平，将血糖控制在 12 mmol/L 以内，加深麻醉以削弱外科操作引起的强烈应激反应，可降低交感神经-下丘脑-肾上腺轴的反应性，使糖异生减少，抑制无氧酵解增多导致的乳酸生成；逆转应激状态下机体胰岛素受体敏感性的下降，减弱血糖升高的趋势，稳定糖代谢，有利于术后脑功能恢复。

（四）其他类型功能性垂体腺瘤及无功能腺瘤

其他类型功能性垂体腺瘤较为少见，包括促甲状腺素分泌型垂体瘤（TSH 瘤）和促性腺激素型垂体瘤（LH/FSH 瘤）。有分泌功能的垂体腺瘤因其严重扰乱内分泌功能而较易被发现，与其相对应的无功能腺瘤发病率较高（占已发现垂体腺瘤的 25% ～ 30%，实际发病率可能更高），但是因其生理扰乱小，通常因为出现占位效应或是在体检时无意发现。事实上，无功能腺瘤只是临床上或是以前诊断方法粗陋时的粗略提法，目前更倾向于称之为“内分泌不活跃腺瘤”，因其或多或少会对内分泌功能产生影响。

1. 促甲状腺素分泌型垂体瘤（TSH 瘤）发生率不足 1%，男女发病率相当，患者主要表现为中枢性甲状腺功能亢进或者压迫症状，血清 TSH 水平升高，TSH 游离 α 亚基水平也升高，约有 50% 患者肿瘤同时分泌 GH 和 PRL。治疗首选经蝶窦手术。

2. 促性腺激素型垂体瘤（LH/FSH 瘤）非常少见，多发生在中年男性和绝经后妇女，常无明显症状或表现为性功能减退。血清放射免疫检查可以检出血清 LH 和（或）FSH 升高，TSH 游离 α 亚基和 PRL 也可升高。药物抑制治疗有效，无效者可选择手术治疗。

3. 无功能腺瘤较难发现，出现非特异性症状如头痛等可能发生将视交叉向上抬高的大腺瘤，有手术指征，如果等到出现视野缺损和视力障碍再行手术治疗，则可能效果欠佳。

总之，需要手术的垂体腺瘤绝大部分为良性病变，90% 以上可以首选经蝶窦入路手术切除，其余部分可采用开颅入路切除。经蝶窦入路手术又分为显微镜下手术和神经内镜直视手术，后者优越性显著，应该是以后发展的主流术式。除了上述麻醉注意事项外，尚需注意：

1. 为了减少鼻道等易出血部位的出血，根据术者习惯，常采用肾上腺素棉条填塞使局部血管收缩，此步骤可能引起血压升高，心率加快，尤其是高血压患者和 TSH 瘤患者更需注意，必要时采取降压措施。

2. 垂体腺瘤手术常采用头高位约 15°，如果海绵窦等结构破裂，有空气栓塞的可能，需要加强监督，注意呼气末二氧化碳等指标变化，及早发现。

3. 术中可能因为颈内动脉分支或海绵窦损伤出血，经鼻蝶入路属于污染手术，血液不能回收，大出血时应尽早嘱术者压迫止血，待血液制品到位，血容量补足后继续手术。

4. 因后鼻道与口腔相通，出血和分泌物可能流入口腔或气道，所以最好待患者完全清醒后半坐位拔出气管导管。另外，需要嘱咐患者鼻腔堵塞，用口呼吸。

（五）垂体瘤卒中

突然出现的神经功能恶化，包括头痛、视力下降、眼痛、精神减弱等通常可能是出现了垂体瘤卒中。其原因可能是因为鞍内的肿瘤或邻近腺体出血坏死或梗塞致体积增大所致。少部分情况下出血会发生于正常垂体或 Rathke 囊肿。除眼痛外，海绵窦压迫可致三叉神经痛或突眼。当出血经肿瘤囊壁破入视交叉池时，可出现蛛网膜下隙出血的症状和体征。颅内压升高或下丘脑受累可引起嗜睡、意识不清或昏迷。鞍上扩展可导致急性脑积水。以卒中为首发症状的垂体瘤并不少见。

垂体瘤卒中的主要风险是失明和神经功能恶化，所以常急诊减压手术来挽救视力。手术入路包括经鼻蝶入路或开颅手术。因其为减压手术，所以完成重要结构减压即可，通常不必全切肿瘤。如果脑积水严重，可能需要实行脑室穿刺引流手术。

麻醉注意事项包括：

1. 急诊手术，患者通常垂体功能受损，需要快速补充糖皮质激素，并检查确定内分泌功能状态。术中如果出现顽固性低血压而升压药物作用不显著，可能与激素水平低下，“允许作用”不足有关，可尝试先补充糖皮质激素后调整血管活性药物。

2. 不应忽视卒中前垂体瘤的分类可能给麻醉带来的风险，包括气道管理等。

3. 即使经鼻蝶入路减压手术，术后也应根据患者情况决定是否拔出气管导管。另外，术后苏醒延迟发生率较高，原因主要与患者本身状态、减压手术及时与否和内分泌功能调整到位与否有关，麻醉医生应提高警惕。

第二节　颅咽管瘤手术的麻醉处理

一、颅咽管瘤患者的病理生理表现

颅咽管瘤是一种良性先天性肿瘤，发自颅咽管残余上皮细胞，多数为囊性，边界清楚，其体积大小、生长范围及形状可有较大差别。Bunin 等报告美国颅咽管瘤的发病率为每年 1.3/100 万。本病可以发生在任何年龄，但多见于儿童和青少年。

肿瘤组织常侵犯邻近组织而产生相应的症状，出现颅内压增高，尿崩症、性功能减退、生长发育迟缓等内分泌障碍，视力、视野障碍，体温调节障碍等表现。

二、颅咽管瘤手术的麻醉管理

由于患者可能会出现尿崩症、电解质紊乱、体温调节障碍等表现，麻醉期间除了常规的生命体征监测外，还需进行电解质、容量及体温监测。术中需降低颅内压，并维持循环稳定。若肿瘤毗邻较大血管，术中有大出血的可能，术前应积极备血。

围术期液体管理很重要，输液量是以维持体液平衡为准，尽量不使用甘露醇、呋塞米等利尿剂，以免干扰对围术期尿量变化的判断。如果患者出现多尿，提示可能出现尿崩症，如果不伴有电解质紊乱，可暂时以乳酸钠林格液补充；伴有高钠血症者要减少或停止输入含钠液体，改用 5% 葡萄糖，并按 4∶1 的比例加入胰岛素，然后根据血糖水平进行调整。由于每个患者内分泌功能异常情况、损伤程度、手术刺激等均不相同，所以满意的麻醉处理无一贯的固定模式，一定要经常检查电解质和血糖水平，随时调整治疗。

麻醉恢复期，由于内分泌功能低下以及手术本身的损伤均可导致患者麻醉后苏醒延迟，呼吸恢复的程度亦可受到一定程度的影响。如果经胼胝体入路手术损伤较大，患者可出现缄默症，首先表现为对唤醒、外来刺激反应迟钝；如果肿瘤巨大累及中脑，则可导致患者手术后意识不恢复；如果手术操作累及脑桥，手术后可出现呼吸节律（例如吸呼比）和幅度异常。在发生上述异常情况的患者，手术后拔管必须谨慎，过早拔管有导致缺氧甚至误吸的危险，可考虑留置气管导管，必要时手术后呼吸机支持。不应盲目使用催醒药物。

三、尿崩症的麻醉处理

（一）概述

尿崩症是由各种原因引起的 ADH 合成、分泌不足，或肾病变引起的肾远曲小管和集合管对 ADH 反应缺陷，造成肾自由水过度丢失。主要表现为烦渴、多饮、多尿，并排出大量低比重和低渗尿。

神经外科患者通常出现的尿崩症为中枢性尿崩症，可由手术、颅脑创伤、颅内肿瘤、感染、缺血等原因引起。

（二）麻醉管理

对于涉及下丘脑、鞍区和垂体的手术，手术前访视时应仔细询问患者的饮食习惯和大小便情况，对持续性多尿者应怀疑尿崩症。手术前检查应注意水电解质平衡失调的程度和血浆激素水平的改变。手术前正在应用 ADH 替代治疗的患者，应持续用药至手术前，口服药物应在手术前改为皮下或静脉注射。必须注意，应用 ADH 制剂可导致心肌抑制，出现冠状动脉供血不足和低血压。另外，要注意用药过量反而可引起低钠血症。手术前应纠正水、电解质平衡失调，维持血容量和血钠浓度在正常范围，低钾患者应该补钾。此类患者对禁饮十分敏感，短时间的禁饮即可引起严重脱水，除尽量缩短手术前禁饮时间外，还应静脉输注葡萄糖液或低渗氯化钠盐液。另外，由于 ADH 能够促进腺垂体释放 ACTH，所以 ADH 释放减少亦可引起 ACTH 释放减少。手术前应进行仔细的检查，并进行适当的替代治疗。此类患者围术期应给予应激剂量的肾上腺皮质激素。

术中应严密监测尿量、血容量、血钠浓度和渗透压，及时补液，纠正高渗性脱水和低钾血症。手术中应尽量维持血钠浓度在正常范围，不输或少输含钠溶液。手术中避免给予脱水剂，以防止干扰对手术中发生尿崩症的判断。手术前给予去氨加压素者，通常手术中不用追加用药，但是如果手术中出现尿量过多、血钠浓度升高和血容量减少，在补液的同时，可静脉注射去氨加压素 1 ～ 2 μg 或垂体加压素。

第三节　其他下丘脑、鞍区常见肿瘤手术的麻醉处理

一、概述

除垂体瘤和颅咽管瘤外，其他常见下丘脑、鞍区肿瘤多发生于儿童，包括生殖细胞肿瘤、视交叉-下丘脑胶质瘤、下丘脑错构瘤等，有时鉴于诊断困难，该部位肿瘤可能仅有较笼统的部位性诊断，如松果体区肿瘤等。

1. 生殖细胞肿瘤　有特殊的病理性质，起源于生殖细胞，除了良性的成熟性畸胎瘤外其他生殖细胞肿瘤均为恶性。男性多发于松果体区，女性多发于鞍上。除了肿瘤的占位效应，压迫邻近的脑组织外，还可引起脑脊液循环梗阻，导致颅内压增高和脑室扩大；压迫垂体下丘脑引起内分泌功能紊乱；肿瘤自身细胞分泌内分泌激素引起性早熟等。治疗上，不同肿瘤治疗方案不同，有手术治疗、放疗和化疗等方法。

2. 视交叉-下丘脑胶质瘤　属于视觉通路胶质瘤的一种，可向鞍上、第三脑室生长，阻塞室间孔导致梗阻性脑积水，也可能因为压迫出现视力视野改变或下丘脑功能损害，出现尿崩症、肥胖、生长发育迟缓、性早熟等。如果患者出现视力恶化或神经损害且肿瘤向鞍上迅速发展，应手术治疗。

3. 下丘脑错构瘤　属罕见疾病，并非真正的肿瘤，它是由大小不同的，似灰质的异位脑组织构成，有人认为起源于乳头体或灰结节，临床上有独特表现，多数发生于儿童早期，有性早熟、痴笑样癫痫等典型表现。确诊后可采用手术切除错构瘤来治疗。

二、麻醉处理

下丘脑、鞍区周围病变是影响麻醉用药的重要因素，麻

醉处理需要注意：

1. 发育水平差异极大，超前或延迟，包括身高、体重、智力及性早熟等。所以不能以简单的体重或体表面积计算麻醉用药量。

2. 内分泌改变带来的麻醉注意事项：如果内分泌功能低下，则可能出现药物耐受差，术前、术中、术后均应注意药物减量，内分泌激素的补充，以及可能出现的苏醒延迟，呼吸功能恢复差，体温调节失常等。如果出现性激素异常，如雄激素异常增加等可能出现功能亢进，需要增加麻醉药用量。

3. 吸入麻醉药安全范围宽，可减少麻醉过浅的失误的发生。

4. 尿崩症的围术期管理，见本章相关内容。

5. 鞍区附近手术可能会立即影响内分泌水平的变化，应加强监测。

推荐阅读

1. 王忠诚 . 王忠诚神经外科学 . 武汉：湖北科学技术出版社，2005：43-45，620-651.
2. 韩如泉，李淑琴 . 神经外科麻醉分册 . 北京：北京大学医学出版社，2011：195-201.
3. 李群，王捷，徐秀英，等 .60 例肢端肥大症患者心脏结构和功能改变 . 首都医科大学学报，2006，2：214-217.
4. Bajwa SJ，Kaur G.Endocrinopathies：The current and changing perspectives in anesthesia practice.Indian J Endocrinol Metab，2015，19：462-469.

5. Nair AS，Nirale AM，Sriprakash K，et al.Dilated cardiomyopathy in acromegaly：Case report and anesthesia management.Anesth Essays Res，2013，7：411-414.
6. Glezer A，Bronstein MD.Pituitary apoplexy：pathophysiology，diagnosis and management.Arch Endocrinol Metab，2015，59：259-264.
7. Johnston PC，Hamrahian AH，Weil RJ，et al.Pituitary tumor apoplexy.J Clin Neurosci，2015，22：939-944.

17 颅内动脉瘤手术麻醉

何　颖

第一节　颅内动脉瘤

一、流行病学

在脑卒中的病例中，约 15% ～ 20% 是出血性疾病。动脉瘤是造成自发性蛛网膜下隙出血（SAH）的首要原因，其发病率居于脑血管意外的第三位，仅次于脑梗死和高血压脑出血。约 75% ～ 85% 的 SAH 是由于颅内动脉瘤破裂引起，其中 20% 存在多发性动脉瘤。

颅内动脉瘤好发于颅内大血管的分叉处，表现为血管壁的囊性扩张。据估算，每 10 万人口中会有 2000 人罹患动脉瘤。对未破裂动脉瘤国际研究的最新报道称动脉瘤破裂的发生率很低，但每年每 10 万人口中仍会有 12 人出现由动脉瘤破裂所致的蛛网膜下隙出血（SAH）。SAH 的危险随着年龄的增加而升高，主要发病患者群集中在 30 ～ 60 岁，平均初发年龄 55 岁，女性居多，男女比例为 1∶1.6。根据北京天坛医院 1955—2009 年数据显示，平均发病年龄为 46 岁，最小 2 岁，最大 79 岁。

二、病理特点

与颅内动脉瘤相关的疾病包括常染色体显性遗传的多囊

肾病、纤维肌性发育不良、马方综合征、Ⅳ型 Ehlers-Danlos 综合征（遗传性皮肤和关节可过度伸展的综合征）和脑动静脉畸形。估计在常染色体显性遗传的多囊肾病患者中，5% ～ 40% 有颅内动脉瘤，10% ～ 30% 有多发性动脉瘤。

颅内动脉瘤发生在血管分叉处或 Willis 动脉环周围。大约 90% 的颅内动脉瘤位于前循环，常见部位是大脑前 / 前交通动脉分叉处，颈内动脉 / 后交通分叉处，大脑中动脉两分叉处或三分叉处。后循环动脉瘤的常见位置包括椎动脉 / 基底动脉分叉处，椎动脉 / 大脑后动脉分叉处及基底动脉顶部。

动脉瘤多数是囊状或浆果型的，少数是感染性动脉瘤、外伤性动脉瘤、夹层动脉瘤、梭型动脉瘤或肿瘤相关性动脉瘤。动脉瘤按大小分类见表 17-1。

表 17-1　动脉瘤分类

分类	直径（cm）
小动脉瘤	＜ 0.5
一般动脉瘤	0.5 ～ 1.5
大动脉瘤	1.5 ～ 2.5
巨大动脉瘤	＞ 2.5

三、病理生理特点

动脉瘤破裂时，动脉与蛛网膜下隙相交通，导致局部颅内压（ICP）与血压相等，引起突然剧烈的头痛和短暂的意识丧失。血液流入蛛网膜下隙导致脑膜炎、头痛及脑积水，这也可能由 CSF 再吸收受阻或脑室内血凝块所致。神经受损表现为意识障碍及局灶神经系统定位体征。单纯的脑神经麻痹可能为原发性损伤所致的神经失用症。

首次出血时大约会有 1/3 的患者死亡或出现严重的残疾，在幸存者中仅有 1/3 的患者神经功能恢复正常。虽然有经验的外科医生手术死亡率低于 10%，但再出血及脑血管痉挛等非手术相关的并发症仍会很严重。常用 Hunt-Hess 分级评分和世界神经外科医师联盟（WFNS）委员会的蛛网膜下腔出血分级系统进行评估（表 17-2、17-3）。

表 17-2　蛛网膜下隙出血的 Hunt-Hess 分级

评分	描述
0 级	动脉瘤未破裂
1 级	无症状，或轻度头痛，轻度颈项强直
2 级	中等至重度头痛，颈项强直，除脑神经麻痹无其他神经功能损害
3 级	嗜睡或谵妄，轻度定向障碍
4 级	昏迷，中等至重度偏瘫
5 级	深昏迷，去脑强直，濒死表现

表 17-3　世界神经外科医师联盟（WFNS）委员会的蛛网膜下隙出血分级

WFNS 分级	GCS 评分	运动障碍
Ⅰ	15	无
Ⅱ	14 ～ 13	无
Ⅲ	14 ～ 13	有
Ⅳ	12 ～ 7	有或无
Ⅴ	6 ～ 3	有或无

SAH 会引起广泛交感兴奋，导致高血压、心功能异常、心电图 ST 段改变、心律失常及神经源性肺水肿。全身性交

感兴奋及心肌内大量儿茶酚胺释放所致的局部钙超载及其引起的细胞坏死引发了这些心肺效应。大于 50% 的患者会出现心电图改变，90% 的患者有心律失常。除 Q 波出现或 ST 段抬高以外的心电图改变并不能说明有心功能异常，它主要与神经功能损害的严重程度有关，也就是说，心肌损害与神经损害的程度有相关性。SAH 后心功能损害的治疗方法并不确切，除非进行有创心脏监测和血管内治疗而非开颅手术，对其治疗几乎不会影响最终的疗效。

SAH 后患者常由于卧床休息及处于应激状态而引起血容量不足。常出现电解质紊乱如低钠血症、低钾血症及低钙血症，并需及时纠正。大约有 30% 的患者出现低钠血症，可能由脑性盐耗综合征（CSW）或抗利尿激素不适当释放综合征（SIADH）引起。脑及心房利钠肽可引起 CSW，并伴有细胞外液量减少，需要补充生理盐水及一些高渗液。SIADH 意味着体内水过多，但 SAH 时应最好保持血管内高容量，因此常常静脉输注含盐的溶液。

对于曾有过蛛网膜下隙出血和正处在蛛网膜下隙出血恢复期的脑动脉瘤患者麻醉处理稍有不同。蛛网膜下隙出血的患者有可能会发生多种并发症，包括心功能不全、神经源性或心源性肺水肿、脑积水，以及动脉瘤再出血。动脉瘤再出血是最严重的并发症。

动脉瘤破裂后最初两周内未行手术者再出血的概率为 30% ～ 50%，而死亡率大于 50%。首次出血时，血液在蛛网膜下隙播散。在随后的再次出血时，蛛网膜下隙会有血凝块聚集而使血液播散受阻导致颅内血肿。早期手术很关键，能够阻止再出血，还可以通过清除蛛网膜下隙的积血而减少脑血管痉挛的发生，有助于脑血管痉挛的更安全积极的治疗，降低并发症及患者住院治疗的费用。

脑血管痉挛仍旧是患者致残致死的主要原因。血管造影显示有 60% 的患者会出现血管痉挛，但仅有 50% 的患者有临床症状。临床表现首先为逐渐加重的意识障碍（为全脑血流灌注不足的表现），随后出现局灶神经定位体征。这与蛛网膜下隙出血的量、部位以及患者的临床分级有关。目前为止确切的病因仍未知晓，但可能与氧合血红蛋白及其代谢产物有关。经颅多普勒是床旁诊断脑血管痉挛的有效辅助检查方法。脑血管痉挛时脑血流速度增加，大于 120 cm/s，随脑血管痉挛加重脑血流速降低。尼莫地平是治疗及预防脑血管痉挛的有效药物。血管造影表明尼莫地平并未缓解痉挛血管，可能源于其脑保护作用。患者低血容量或在麻醉诱导时应用尼莫地平或类似药物会导致低血压。

目前，最有效的治疗措施是高血容量、高血压、高度血液稀释疗法（3 H 疗法）。这种方法的目的是提高心排血量、改善血液流变性及增加脑灌注压（CPP）。大约有 70% 的患者可通过 3 H 疗法逆转脑血管痉挛所致的缺血性神经功能缺损。其他治疗方法包括血管成形术及动脉内应用罂粟碱或钙通道阻滞剂（维拉帕米）。

四、动脉瘤的诊断

动脉瘤破裂，SAH 发作通常首先表现为剧烈头痛，这种头痛常不能缓解，典型病例会伴有恶心、呕吐、假性脑膜炎体征及畏光，患者意识可出现不同程度损害。急诊 CT 检查可以发现 95% 的 SAH。距发病时间越长，CT 敏感性越低，第二天阳性率 90%，第五天 80%。腰穿脑脊液检查有诱发脑疝的危险，仅在 CT 检查阴性而临床又高度怀疑 SAH，且病情允许的情况下才使用。有三种优先选用的方法可以识别或除外颅内动脉瘤，并可确定其大小和形态学特征，这些方法分别是静脉注射造影剂后 CT 血管造影（CTA）、磁共振血管造影（MRA）和直接动脉内插管进行血管造影（DSA），后者仍被视为动脉瘤确诊的金标准。在患者病情允许的情况下，应及时行 DSA 检查以获得进一步治疗。天坛医院近年来开通了脑卒中绿色通道，患者可以在短时间内获得明确诊断和及时的治疗。

五、动脉瘤的治疗

动脉瘤破裂后血液流入蛛网膜下隙，导致剧烈头痛、局部神经功能障碍、嗜睡和昏迷。出血后幸存的患者，应进行手术或者血管内介入治疗避免再出血。此外，对于意外发现脑动脉瘤的患者，应采取干预措施以减少蛛网膜下隙出血的风险，包括开颅动脉瘤夹闭术和血管内栓塞术。

（一）治疗原则

小的（＜ 5 mm）从未破裂的动脉瘤发生破裂出血的概率很低（每年 0.05% ～ 1%），可以定期通过影像学检查监测它的大小变化。已破裂出血动脉瘤再次出血的概率是上述情况的 10 倍，应进行治疗。目前主要有两种治疗方法，开颅动脉瘤颈夹闭术及血管内弹簧圈栓塞术。动脉瘤颈夹闭术目前仍是治疗的“金标准”。

Glasgow 昏迷评分（Glasgow Coma Scale，GCS）和 Hunt-Hess 分级是评估患者的神经功能的常用指标。Hunt-Hess 分级与患者预后相关度极高。术前分级为 Ⅰ ～ Ⅱ 级的患者经手术治疗，其预后明显好于分级较高的患者。动脉瘤手术的最佳时间取决于患者的临床状态及其他相关因素。临床状态良好的患者应早期手术（即 SAH 后 48 ～ 96 h 之内）。早期手术时手术致残率要增加，而血管痉挛和再出血的发生率要明显降低。而对困难部位的大动脉瘤及临床状态较差的患者应延迟手术（即 SAH 后 10 ～ 14 天）。目前，血管内介入治疗在动脉瘤治疗中占据了很高比例，一些患者可能在脑血管造影术后立即进行血管内弹簧圈栓塞治疗，对于那些有全身合并症或 Hunt-Hess 分级较高的患者，这种创伤小的治疗方法更适合。

（二）内科治疗

安静、卧床。降低颅内压，调控血压，预防脑血管痉挛，纠正低钠血症，改善全身状况，适当镇静、止吐，预防再出血。

（三）血管内介入治疗

同动脉瘤手术相比较，在介入放射科进行的动脉瘤血管内治疗是微创手术。神经介入医生通过动脉导管到达动脉瘤病变部位，填入弹簧圈栓塞动脉瘤。血管内治疗需要选择适合栓塞的动脉瘤，弹簧圈一旦植入就能稳定下来。随着医疗技术的进步，如在载瘤动脉邻近动脉瘤的部位植入支架，通过支架卷绕，扩大了适合进行血管内治疗的动脉瘤的范围。

虽然介入手术创伤小，但是它与开颅手术具有同样严重的并发症，包括再出血、卒中和血管断裂。尽管介入手术的刺激特别小，但仍需要全身麻醉。应该尽量避免喉镜置入时的高血压反应，手术中患者的任何体动都可能产生严重后果，影响的是弹簧圈在血管内的植入而不是动脉瘤本身。应该避免过度通气，因为过度通气将减少 CBF，使弹簧圈更难到达动脉瘤病变区域。手术中常规使用肝素，其目的是减少与动脉导管相关的血栓栓塞并发症的危险。应准备好鱼精蛋白，以备动脉瘤破裂或发生渗漏时使用。应该具备相应的条件，当神经介入治疗失败后能迅速转移到手术室进行开颅手术治疗。

（四）外科治疗

开颅手术治疗包括动脉瘤夹闭术、载瘤动脉夹闭及动脉瘤孤立术、动脉瘤包裹术等。

第二节　颅内动脉瘤手术的麻醉

颅内动脉瘤手术麻醉管理的目标是控制动脉瘤的跨壁压力差，同时保证足够的脑灌注及氧供并避免颅内压的急剧变化。另外还应保证术野暴露充分，使脑松弛，因为在手术早期往往出现脑张力增加及水肿。动脉瘤跨壁压力差（TMP）等于瘤内压（动脉压）减去瘤外周压（ICP）。其实就等于脑灌注压（CPP=MAP−ICP）。这是一对矛盾，我们需要找到平衡点，在保证足够脑灌注压的情况下而不使动脉瘤破裂。在动脉瘤夹闭前，血压不应超过术前值。SAH 分级高的患者 ICP 往往增高。另外，脑血肿、脑积水及巨大动脉瘤也会使 ICP 增高。在硬膜剪开之前应缓慢降颅压，因为 ICP 迅速下降会使动脉瘤 TMP 急剧升高。

一、术前准备

颅内动脉瘤的内科治疗包括控制继续出血、防治脑血管痉挛等。治疗方案要根据患者的临床状态而定。包括降低颅内压，控制高血压，预防治疗癫痫，镇静、止吐，控制精神症状。SAH 患者可出现水及电解质紊乱，心律失常，血容量不足等，术前应予纠正。除完成相关的脑部影像学检查，术前准备需要完善的检查包括：血常规，心电图，胸部 X 线片，凝血功能，血电解质，肝、肾功能，血糖等。完成交叉配血试验，对于手术难度大或巨大动脉瘤，应准备足够的血源，并备自体血回收装置。一些患者 ECG 会显示心肌缺血的表现，高度怀疑心肌损害的患者可以行血清心肌酶、肌球蛋白、肌钙蛋白和超声心动图检查，必要时请相关科室会诊。

二、麻醉前用药

对于高度紧张的患者可适当应用镇静剂，但应结合患者具体情况而定，尤其对于有呼吸系统合并症的患者。天坛医院的做法是在患者进入手术室后开放静脉，监测血压、血氧饱和度情况下给予镇静剂。术前干燥剂的选择要根据患者心率等情况决定，除非患者心动过缓，一般不选择阿托品，因其可使心率过快，增加心脏负担。

三、麻醉监测

常规监测通常包括心电图、直接动脉压、脉搏氧饱和度、呼气末二氧化碳分压、经食管核心体温监测、尿量等。对于临床分级差的患者，最好在麻醉诱导前进行直接动脉压监测，明显的心脏疾病需要监测中心静脉压。出血较多者，进行血细胞比容、电解质、血气分析的检查，指导输血、治疗。有些患者需要监测脑电图、体感或运动诱发电位。至今无前瞻性临床试验表明神经功能监测的有效性。

四、麻醉诱导

麻醉诱导应力求血流动力学平稳，由于置喉镜、插管、摆体位及上头架等操作的刺激非常强，最容易引起血压升高而使动脉瘤有破裂的危险。因此在做这些操作之前应保证有足够的麻醉深度、良好的肌松，并且血压应控制在合适的范围。对于老年患者或体质较差者可以选择依托咪酯，为防止出现肌阵挛，可预先静注小剂量咪达唑仑或瑞芬太尼。丙泊酚具有诱导迅速平稳、降低 CBF、ICP 和脑氧代谢需要、不干扰脑血管自主性调节和 CO_2 反应性等特点，因此具有脑保护及维持心血管状态稳定的效应，是目前诱导用药的首选。丙泊酚的注射速度不宜太快，否则引起血压下降。选择起效较快的非去极化肌松药，如罗库溴铵可以迅速完成气管插管。另外在上头钉的部位行局部浸润麻醉是一种简单有效的减轻血流动力学波动的方法。若 ICP 明显升高或监测体感诱发电位时最好选用全凭静脉麻醉。

五、麻醉维持

麻醉维持原则是保持正常脑灌注压；防治脑缺氧和水肿；降低跨壁压。保证足够的脑松弛，为术者提供良好的手术条件。同时兼顾脑电生理监测的需要。

全麻诱导后不同阶段的刺激强度差异可导致患者的血压波动，在翻身、上头架、切皮、去骨片、缝皮这些操作时，应保持足够的麻醉深度，但较深的麻醉又会使这些操作间期的血压偏低，解决的办法包括：及时追加肌松药防止呛咳，强刺激操作前给予单次剂量丙泊酚或短效的瑞芬太尼。切皮前用长效局麻药行切口部位的局部浸润麻醉，不仅在开颅期间血压波动小，甚至在头皮缝合阶段也能起到减少血流动力学波动的作用。术中如不需要电生理监测，静吸复合麻醉可以达到满意的麻醉效果。

减小脑容积可以使术野暴露更充分，使脑松弛，为夹闭动脉瘤提供便利。为了保持良好的脑松弛度，术前腰穿置管用于术中脑脊液引流是动脉瘤手术较常用的方法，术中应与术者保持良好沟通，观察引流量，及时打开或停止引流。为避免脑的移位及血流动力学改变，引流应缓慢，并需控制引流量。维持二氧化碳分压在 30 ～ 35 mmHg 有利于防止脑肿胀。也可以通过静注甘露醇 0.5 ～ 1 mg/kg 或合用呋塞米（10 ～ 20 mg，静注）使脑容积减小。甘露醇的作用高峰在静注后 20 ～ 30 min，判断其效果的标准是脑松弛度而非尿量。甘露醇增加脑血流量，降低脑组织含水量。早期 ICP 降低可能说明脑血管代偿性收缩以使脑血流恢复正常。

术中合理使用糖皮质激素及甘露醇，预防脑水肿，使用抗癫痫药物预防术后癫痫发作。

六、麻醉恢复和苏醒

在无拔管禁忌的患者，术后早期苏醒有利于进行神经系统评估，便于进一步的诊断治疗。苏醒期常出现高血压。轻度高血压可以提高脑灌注，这对预防脑血管痉挛有益。血压比术前基础值增高 20% ～ 30% 时颅内出血的发生率增加，对有高血压病史的患者，苏醒及拔管期间可以应用心血管活性药物控制血压和心率，避免血压过高引起心脑血管并发症。术中使用短效阿片类镇痛药维持麻醉者，应在停药后及时追加镇痛药，可以选择曲马多或小剂量芬太尼、舒芬太尼等，同时应注意药物对呼吸的抑制。预防性应用适宜的止吐药也可避免手术结束后患者出现恶心、呕吐，引起高血压。对术前 Hunt-Hess 分级为Ⅲ、Ⅳ级或在术中出现并发症的患者，术后不宜立即拔管，应保留气管插管回 ICU 并行机械通气。严重的患者术后需要加强心肺及全身支持治疗。

第三节　颅内动脉瘤手术麻醉的特殊问题

一、诱发电位监测

大脑皮质体感诱发电位及脑干听觉诱发电位可用来监测大脑功能。通过诱发电位监测脑缺血可以指导外科操作及循环管理。进行神经生理监测时，首选全凭静脉麻醉，因为其对诱发电位描记的干扰较吸入麻醉小。诱发电位监测要求不使用肌松药，目前多联合应用丙泊酚和瑞芬太尼静脉麻醉，既能满足监测需要，也能很好地抑制呼吸以维持机械通气。

二、脑电图监测

一些动脉瘤患者会伴有癫痫症状，术中需要监测脑电图，脑电图对麻醉的要求相对不高，每次监测要保持相对稳定的麻醉深度，便于夹闭前后对比。

三、术中造影

为提高手术质量，确保动脉瘤夹闭的彻底，术中造影是最有效的方法。动脉置管术中造影需在手术开始前放置导管，使手术时间延长，对患者创伤较大。术中吲哚菁绿（Indocyanine green，ICG）荧光血管造影使显微手术操作和荧光血管造影可以同时进行。该技术一经出现，即在神经外科领域得到迅速推广。能在术中判断动脉瘤是否完全夹闭，载瘤动脉及其分支血管是否通畅等，通常术者在造影后 1 min 以内即能做出判断。在荧光剂注射后会出现几秒钟的脉搏血氧饱和度降低。少数患者可能出现对 ICG 的过敏反应，应予以注意。

四、临时阻断术

在处理巨大动脉瘤或复杂动脉瘤时，为减少出血，便于分离瘤体，常会使用包括对载瘤动脉近端夹闭在内的临时阻断技术，阻断前应保持患者血压在 120 ～ 130 mmHg 左右，以最大限度保证脑供血。

五、防预脑血管痉挛

动脉瘤破裂 SAH 后，30% ～ 50% 的患者可出现脑血管痉挛，手术后发生概率更高。预防措施包括维持正常的血压，避免血容量不足，围术期静脉注射尼莫地平，动脉瘤夹闭后，局部使用罂粟碱或尼莫地平浸泡。

六、控制性降压

降低动脉瘤供血动脉的灌注压可以减小动脉瘤壁的压力并使手术时夹闭动脉瘤更易操作。另外，一旦动脉瘤破裂会更易止血。但是目前，随着神经外科医生技术的提高，以往常用的控制性降压技术目前不再常规使用。低血压虽然有助于夹闭动脉瘤，但可能破坏脑灌注，尤其是在容量不足情况下，使预后不良和脑血管痉挛发生率增加。大多数神经外科医生通过暂时夹闭动脉瘤邻近的供血动脉的方法达到“局部降低血压”的效果。有些是 3 ～ 5 min 短期多次夹闭，但另外一些医生发现多次夹闭可能会损伤血管而采用 5 ～ 10 min 的时间段。血压应保持在正常范围或稍高于正常水平以增大其他部位的血流量。但应避免暂时夹闭后尚未处理的动脉瘤直接处于血压过高的状态。

七、动脉瘤破裂

术中一旦发生动脉瘤破裂，必须迅速补充血容量，可采用短暂控制性降压，以减少出血。如短时间内大量出血，会使血压急剧下降，此时可适当减浅麻醉，快速补液，输血首先选择术野回收的红细胞及新鲜血浆，其次可以适当补充异体红细胞。如血压过低时可以使用血管收缩药维持血压。出血汹涌时可以采用两个负压吸引器同时血液回收，注意肝素的滴速，避免回收血凝固，回收的红细胞可加压输注。已有的大量病例证实，术野自体血液回收是挽救大出血患者生命的有力措施，术前应做好充分准备。

八、低温

低温麻醉会使麻醉药代谢降低，苏醒延迟，增加术后心肌缺血、伤口感染及寒战发生率。在研究中采用低温麻醉实施动脉瘤夹闭术并未发现有益。

推荐阅读

1. Connolly ES Jr，Rabinstein AA，Carhuapoma JR，et al.Guidelines for the management of aneurysmal subarachnoid hemorrhage：a guideline for healthcare professionals from the American Heart Association/american Stroke Association. Stroke，2012，43：1711.
2. Li LR，You C，Chaudhary B.Intraoperative mild hypothermia for postoperative neurological deficits in intracranial aneurysm patients.Cochrane Database Syst Rev，2012，2：CD008445.
3. Lord AS，Fernandez L，Schmidt JM，et al.Effect of rebleeding on the course and incidence of vasospasm after subarachnoid hemorrhage.Neurology，2012，78：31.
4. Helbok R，Kurtz P，Vibbert M，et al.Early neurological deterioration after subarachnoid haemorrhage：risk factors and impact on outcome.J Neurol Neurosurg Psychiatry，2013，84：266.
5. Vergouwen MD，Algra A，Rinkel GJ.Endothelin receptor antagonists for aneurysmal subarachnoid hemorrhage：a systematic review and meta-analysis update.Stroke，2012，43：2671.

18 脑动静脉畸形手术麻醉

李　姝　何　颖

第一节　脑动静脉畸形的临床特点

脑动静脉畸形（arteriovenous malformations，AVMs）是神经外科常见的脑血管病，为发育异常的病理血管，由颅内动脉异常扩张弯曲，并直接与颅内静脉沟通而形成的两者之间无毛细血管床的异常血管病灶。由于 AVMs 形成脑动静脉之间的短路，产生一系列的脑血流动力学上的紊乱，出现相应的临床症状和体征。AVM 病灶小不及 1 cm，大可达 10 cm，其病灶中内有脑组织，周围脑组织可因缺血而变化，形成胶质增生带。近年来，随着显微神经外科技术、术中导航技术、术中电生理监测技术的广泛采用，以及神经麻醉学的迅速发展，脑 AVMs 的治疗获得了长足进步。

一、流行病学

随着现代医学影像技术的发展，偶然发现的脑 AVMs 的病例数逐渐增多，有关脑 AVMs 流行病学的研究逐渐引起人们的重视。根据 2002 年国外文献报道，AVMs 的发病率大约为（10 ～ 18）/10 万。国内尚缺乏本病的流行病学调查和大宗尸检材料，难以确定其正确的发病率。北京天坛医院赵继宗教授等对 3094 例脑 AVMs 患者回顾性调查结果显示，男性发病率略高，男女比例约 1.81：1，平均诊断年龄为 27.3±13.2 岁，64% 的患者在 40 岁以前发病。而 2012 年 AVMs 的一项 meta 分析包括：畸形是否有既往出血史，动静脉畸形是否位于深处， 畸形引流是否仅有深静脉引流，以及是否伴发颅内动脉瘤；女性和 AVMs 引流静脉中有深静脉则被认为是可能增加 AVMs 出血的危险因素，但目前统计学无意义；小型 AVMs（＜ 2.5 cm 或 3 cm）和老年患者并不是动静脉畸形出血的危险因素。

二、临床表现

AVMs 最常见的临床症状为颅内出血（约 50%）和癫痫（16% ～ 53%），7% ～ 48% 的患者以头痛为临床症状，少于 10% 的脑 AVMs 患者可产生一过性或进行性神经功能缺失。其他症状，如颅内杂音、智力减退、眼球突出、视神经乳头水肿、心血管系统损害、脑积水等较为少见。Spetzler-Martin 分级评分系统用于评估动静脉畸形手术风险，详见表 18-1。

表 18-1　Spetzler-Martin 分级评分系统

分级特点	评分
畸形大小	
小（＜ 3 cm）	1
中（3 ～ 6 cm）	2
大（＞ 3 cm）	3
邻近脑组织	
非语言区	0
语言区	1
静脉引流类型	
只有浅表引流	0
深部引流	1

1. 颅内出血 根据既往文献报道，AVMs 的年出血率在 2% ～ 4% 之间，但是大概有 50% 的患者首发症状为出血。其出血高发年龄为 15 ～ 20 岁，多为脑内出血。患者临床表现为头痛呕吐，意识障碍等。微小出血可能症状不明显。青年患者出血风险高于高龄患者。妊娠期女性 AVMs 出血风险增高。

2. 癫痫 维吉尼亚大学团队研究发现在 1007 例 AVMs 患者中，229 例患者首发表现为癫痫，且皮质 AVMs 与非皮质 AVMs 相比，癫痫发生率分别为 33.1% 和 6.6%。在皮质 AVMs 中，枕叶 AVMs 癫痫发生率最低，为 21.5%，而额叶、颞叶以及顶叶 AVMs 癫痫发生率分别为 34%、37.3% 和 37.7%。通过多因素分析发现，患者无出血史，病灶直径偏大以及位于皮质均为癫痫发作的独立预测因素，而最有力的预测因素为无出血病史。

3. 头痛 50%AVMs 患者有头痛病史，为单侧局部或全头痛，可为间断性或迁移性。头痛可能与供血动脉、引流静脉以及窦的扩张有关，或因 AVMs 少量出血、脑积水和颅内压增高引起。

4. 神经功能缺失 AVMs 出血形成脑内血肿可导致急性的神经功能缺失，如偏瘫失语等。4% ～ 12% 未出血 AVMs 患者因盗血作用或合并脑积水出现进行性神经功能缺失，如肢体运动、感觉、视野以及语言功能障碍，个别患者可能有三叉神经痛或头颅杂音。

5. 儿童大脑大静脉动脉瘤（vein of Galen aneurysmal malformation，VGAM） 可导致高排量心力衰竭和脑积水，胎儿磁共振成像技术及超声技术可在早期对 VGAM 进行诊断。胎儿水肿合并进展性心力衰竭以及脑白质损伤，是 VGAM 患儿预后不良的危险因素。

三、相关检查与评分

目前AVMs多应用Spetzler-Martin评分对AVMs手术分级进行评估（表18-1）。根据评分值对AVMs进行定级，级别越高手术难度与大，预后越差，其中完全位于功能区，巨大AVMs或累及下丘脑和脑干的AVMs直接评定为6级，任何治疗方法危险性均极大。

四、治疗方法

1. 手术治疗 AVMs由于其复杂多样性、致死致残率高，多年来一直是神经外科的棘手问题，治疗效果不佳。近20年来，随着神经显微外科、神经放射学、立体定向显微技术和显微镜导航技术及神经外科麻醉技术的发展，使一些过去认为难以手术的AVMs病例得以治疗。AVMs的治疗方法主要有：显微手术切除、血管内栓塞治疗、切除及血管内栓塞联合治疗以及立体定向放射治疗，对一些复杂AVMs病例常需显微手术切除、血管内栓塞与立体定向放射相互结合的综合治疗。显微外科手术切除AVMs疗效良好，赵继宗教授等报道显微手术切除2086例脑AVMs，Spetzler-Martin Ⅰ级预后良好率为92%～100%，Ⅱ级良好率为95%，Ⅲ级长期随访良好率为88.16%。

2. 介入治疗 血管内栓塞治疗最初的目标是致力于完全根除畸形团。但经过近20年的发展，人们逐渐对这一治疗有了理性的思考，单纯栓塞治愈AVMs的比例较低，AVMs的复杂性又使这一目标徒增了不少并发症。然而，栓塞治疗可以使较大的畸形团体积缩小，减轻脑动静脉畸形患者的顽固性症状如癫痫、头痛等。栓塞治疗还可以闭塞与畸形团有关的动脉瘤以及畸形团内大的动静脉瘘，因此很多学者认为血管内治疗作为独立治疗手段仅能治愈极小部分的患者，更多的是作为手术和放射治疗的前期治疗措施。近年随着先进设备的应用，导管技术及栓塞材料的发展，使脑 AVMs 栓塞治疗的成功率大大提高，经单次或反复多次栓塞，血管内栓塞治疗对 AVMs 的治愈率可达到 22%。

3. 介入手术复合治疗 介入手术复合治疗可提高手术治疗效果，外科手术切除前栓塞部分动静脉畸形，可减少动静脉畸形血流，或闭塞手术不易到达的深部血管，从而减少牵拉皮质或引流静脉引起的损伤，复合治疗还可预防巨大或高流量动静脉畸形手术中发生正常灌注压突破。

4. 立体定向治疗 立体放射治疗适用于体积小，位置深，位于重要功能区（如脑干、基底节、丘脑、内囊等部位）的 AVM。直径＞ 3 cm 的 AVM 放射性治疗成功率较低。立体放射性治疗后可造成迟发性顽固性脑水肿，需使用甘露醇和激素降低颅内压。放射性治疗后 AVM 呈胶质增生，电灼后血管不易收缩，出现止血困难。

第二节 脑动静脉畸形麻醉

一、麻醉前访视

术前评估包括完整的病史和体检，尤其是神经功能评估。

1. 一般状况 麻醉诱导开始前必须确保患者心肺功能良好及内环境稳定。包括：①调整治疗心律失常；②治疗低血容量防止脑血管痉挛：AVM 术前如有出血，临床可能应用利尿剂（甘露醇等）以降低颅内压，此时应注意在术前避免出现低血容量；③治疗抗利尿激素过度分泌和脑性盐耗损综合征导致的低钠血症；④神经源性肺水肿导致的低氧血症。

2. 颅内外并发症 须对患者颅内颅外并发症的存在和严重程度进行评估。颅内并发症包括：出血、血管痉挛导致脑缺血或脑梗死、脑积水、扩大的脑内血肿、癫痫。颅外并发症包括：心肌缺血/梗死、心律失常、神经源性肺水肿、胃出血。

3. 基本检查 包括：血常规全项、电解质分析、凝血功能，12 导联心电图和 X 线胸片。

4. 在围术期评估中，必须认识到 AVMs 合并动脉瘤的可能性，也需注意哪些症状可能由脑缺血和占位效应导致。认识到多数动静脉畸形是高流量、低阻力的血管分流，平均跨壁压比 MAP 低是很有益的。因此，AVMs 破裂与 MAP 升高基本无关，除非动静脉畸形很小，供血动脉压力很高。而且，大的分流可导致周围组织非自主调节性脑缺血。诱导中，维持适当血压对防止伴发动脉瘤破裂或导致低灌注区的缺血改变至关重要。

二、脑动静脉畸形麻醉管理要点

1. 术中呼吸管理及循环管理 无论手术或血管内介入治疗，麻醉管理目标都包括：①维持术中循环稳定；②维持充足的脑灌注压和脑氧合；③防止脑水肿和血管充血导致的脑压增高。

2. 巨大脑动静脉畸形术中大出血液体复苏及输血 巨大 AVMs 在手术中供血丰富、出血凶猛，术中危险性很大。我们采用以下措施，可以收到很好的效果：

（1）低度血液稀释减少 Hb 的丢失：首先做好充分的术前准备及各项监测。为避免突发性大出血可事先开放两条外周静脉。在患者心功能良好的情况下，切除巨大 AVMs 之前输入晶体液 1000 ml 及胶体液 500 m1，加以低度血液稀释，使 Hb 维持在 10 g 左右。持续监测有创血压，保证重要器官的供血供氧。

（2）适当行控制性降压减少出血：神经细胞对脑缺氧非常敏感。要注意 AVMs 盗血现象，可引起灌注不足的缺血、静脉阻塞及术后水肿等。术中维持平均CVP 5～10 cmH_2O。

（3）术中自体血液回吸收：正常脑的重量仅占身体重量的2%，供给脑的血液量则占左心排血量的15%～20%，即全脑血流量每分钟约750～1000 ml。脑动静脉畸形手术中出血量较大。且与畸形的大小、供血的程度、血压的高低、手术操作技巧等有关。术野血回收可回收失血量的50%～70%。清洗浓缩后红细胞的Hct可达55%～65%，洗除了90%以上的游离血红蛋白、抗凝剂和活性物质。可迅速、及时地为抢救患者生命，提供新鲜血细胞。临床上，对估计术中出血超过600 ml的动静脉畸形手术均可考虑回收利用。特别是小儿因为其全身血容量基数小，即使回收少量的血液（50～100 ml）也是有意义的。自体回输血后RBC、HB、Hct有所回升，但凝血功能改善不明显，FIB和PLT可能减少。这与回收血中FIB、PLT及凝血因子浓度较低有关。总之，术野血回收能迅速、及时地提供自体血源，减少异体输血及其并发症，但在清洗过程中，血小板、血浆大部分也被清除，大量输入时有可能引起凝血功能障碍。所以术中和术后要严密监测凝血指标，以便及时地给予成分输血，保证患者的安全。

（4）输入成分血采取的原则包括：①自体输血后仍HB ＜ 70 g/L或Hct ＜ 22%时，给予异体红细胞悬液或全血；② PLT ＜ 100×10^9 时给予血小板；③成人回收的浓缩血细胞量小于1000 ml时一般不输新鲜冷冻血浆，大出血患者应密切关注APTT，PT，INR，并根据APTT和（或）PT与正常值的比值＞ 1.5倍时应按照15 ml/kg输注新鲜冰冻血浆；④对于术野渗血明显、止血困难，FIB ＜ 1.5 g/L者，给予纤维蛋白原或冷沉淀，⑤输血患者应持续关注凝血功能，可复查凝血及TEG等。新鲜冷冻血浆不但提高胶体渗透压，而且补充多种凝血因子，利于凝血功能的改善，但需要注意的新鲜冰冻血浆并不用于增加血容量。为防止大量输库存血后的一系列并发症，应事先与血库联系近期新鲜血备用。

（5）当 AVMs 切除完毕，为防止麻醉恢复期由控制呼吸转为自主呼吸时，$PaCO_2$ 突然升高引起的脑灌注压的升高、脑血供增高而导致再出血，应采取实时监测 $PaCO_2$ 的办法，同时在切除 AVMs 时失血较多的情况下，小潮气量通气策略（8 ml/kg · TV ～ 6 ml/kg · TV）效果较好。

（6）巨大的 AVMs 切除术的麻醉及手术对患者的打击很大。因而在手术开始前经静脉给激素甲泼尼龙 40 mg 或地塞米松 10 mg 以提高机体的应激能力。

（7）此外，以下方法同样有所帮助，包括：① 100% 纯氧通气，②术中应用丙泊酚等具有脑保护作用的药物，③甘露醇：高渗治疗或高渗盐水治疗脑水肿，④亚低温脑保护。

3. 盗血现象 由于大量血液直接通过 AVMs 的动静脉畸形团，血液从动脉迅速进入静脉，局部脑动脉压降低，导致并在周围的脑组织得不到相应的血液灌注，出现脑盗血现象。脑盗血的范围可比畸形血管团更大，产生的症状和体征更广泛。盗血程度与 AVMs 的大小有关，血管团越大，盗血量越多，脑缺血越重，症状亦越明显。脑盗血可能的症状可能有癫痫，一过性脑缺血或进行性神经功能缺失。

4. 正常灌注压突破（normal perfusion pressure breakthrough，NPPB） 于 1978 年由 Spetzler 报道在高流量动静脉畸形切除后同侧大脑半球出现恶性脑水肿或出血的现象。早期研究推荐切除畸形灶后降低血压以避免 NPPB，但最近的临床研究显示，切除病灶后降低血压可能给患者带来不良后果。可通过高氧血症降低 CBF 减少血流，以恢复受损的脑自主调节性，但其效果不明显。过度通气亦可改善脑自主调节，但其不可持续使用，且过度通气对双侧大脑半球的作用不一致。因此，推荐 AVMs 患者在切除病灶及术后维持正常血压以避免 NPPB。

5. 术中脑保护 虽然有许多围术期患者药物或非药物神经保护作用得到证实，但近期研究并未证实术中瑞芬太尼及丙泊酚的神经保护作用，而硫酸镁并不能改善脑卒中患者 90 天预后。

6. 术中监测技术对麻醉管理的要求 AVMs 术中监测技术包括术中功能导航、术中 B 超、术中电生理监测等，其中对麻醉管理要求较高的为术中电生理监测。而 AVMs 手术中常用电生理监测包括运动诱发电位、躯体感觉诱发电位、脑电监测等。电生理检测具体内容详见《术中神经电生理监测》章节。

三、围术期监测

患者手术后进入神经监护病房，保持患者头高位，必要时给予镇静。压低温等治疗。为预防术后发生正常灌注压突破，收缩压应保持在 90 ～ 100 mmHg，维持 1 ～ 3 日；根据颅内压监测，使用甘露醇、地塞米松等控制颅内压；术后持续抗癫痫治疗；复查 CT 及 DSA 造影。

四、麻醉实施

1. 麻醉诱导 诱导过程，MAP 应该维持在接近患者术前原有正常基础血压。应该提前预见并预防导致血层增高的各种刺激，尤其是喉镜置入、插管或喉罩置入等操作。上头架时，静脉或表面利多卡因麻醉、β 受体阻滞剂、短效阿片类药物、静脉麻醉药均可应用。Spetsler-Martone 得分高的患者可伴颅内压增高，轻度高血压可能有益。

2. 麻醉维持 吸入和全凭静脉麻醉都适于动静脉畸形手术麻醉。短效药如丙泊酚、芬太尼、瑞芬太尼、舒芬太尼都已很广泛地应用于全凭静脉麻醉技术。可以在轻度过度通气下应用吸入药，防止脑血管扩张。应用胶体液、不含糖的晶体液或两者混合液来维持正常或略高的血容量。动静脉畸形手术中，可出现严重术中出血并可导致恶性脑水肿，应谨防静脉压升高。控制性降压可减少失血，但有缺血风险或发生静脉血栓形成，需与手术医生讨论后进行。在具体病例的术中处理中，会有明显的个体差异。对于这种差异，需与手术医生讨论决定处理方法。减少颅内容物容积的方法包括甘露醇、中度过度通气、脑脊液外引流。

3. 麻醉恢复 在手术结束时，患者需在呛咳最小和血流波动最轻的情况下进行拔管。未有效处理的高血压或低血压患者需要预防心脑血管并发症。术后必须避免高血压，可以用 β 受体阻滞剂和其他药物治疗。术后癫痫发生率为 40% ～ 50%，患者需要术后预防性抗癫痫治疗。

五、血管内介入治疗脑动静脉畸形手术麻醉

近年来随着血管内治疗技术发展，需要有一种适宜的麻醉方法来配合这一新术式的开展。对于麻醉医师来说，重要的是注重如何对血管内介入治疗患者进行麻醉管理，并关注治疗时间窗以及如何维持急性脑卒中患者适宜的脑灌注。本书将在神经介入治疗的麻醉章节详述。

推荐阅读

1. 赵继宗 . 神经外科学 .2 版 . 北京：人民卫生出版社，2012：528-530.
2. Gross B A，Du R.Natural history of cerebral arteriovenous malformations：a meta-analysis.J Neurosurg.2013，118（2）：437-443.
3. Badenes R，Gruenbaum SE，Bilotta F.Cerebral protection

during neurosurgery and stroke.CurrOpinAnaesthesiol.2015；28（5）：532-536.

4. Kim H1，Abla AA，Lawton MT et al，Validation of the supplemented Spetzler-Martin grading system for brain arteriovenous malformations in a multicenter cohort of 1009 surgical patients.Neurosurgery.2015；76（1）：25-31.

19 颈动脉内膜剥脱术的麻醉

李　姝　何　颖

近年来，脑血管疾病和脑卒中已经成为我国城乡居民的首要死亡原因。颈动脉粥样硬化性疾病是脑卒中的主要原因，治疗颈动脉疾病可以有效降低卒中的发病率及死亡率。颈动脉疾病患者常常年龄较大，并有多种合并症，因此围术期发病率与死亡率不仅与治疗方法本身有关（如卒中），还与或全身疾病有关（如心肌梗死）。有报道，30% ～ 60% 的缺血性脑血管病的发生归因于颈动脉狭窄。颈动脉内膜剥脱术（carotid endarterectomy，CEA）作为治疗颈动脉狭窄的规范及标准一直沿用至今。因为颈动脉狭窄通常是由动脉硬化疾病引起，患者在围术期存在各种并发症，最重要的是源于心脑血管的并发症。因此，我们要了解相关知识，重点考虑对于患者理想的围术期管理，包括患者的选择、麻醉技术、脑功能监测和脑保护。

第一节　颈动脉内膜剥脱术

一、手术适应证和禁忌证

（一）手术适应证

1. 短暂性脑缺血发作（transient ischemia attack，TIA）
①多发 TIAs，相关颈动脉狭窄；②单次 TIA，相关颈动脉狭窄≥ 70%；③颈动脉软性粥样硬化斑或有溃疡形成；④抗血小板治疗无效；⑤术者以往对此类患者手术的严重并发症（卒中和死亡）率＜ 6%。

2. 轻、中度卒中　相关颈动脉狭窄。

3. 无症状颈动脉狭窄　①狭窄≥ 70%；②软性粥样硬化斑或有溃疡形成；③术者以往对此类患者手术的严重并发症率＜ 3%。

（二）手术禁忌证

1. 重度卒中，伴意识改变和（或）严重功能障碍。

2. 脑梗死急性期。

3. 颈动脉闭塞，且闭塞远端颈内动脉不显影。

4. 持久性神经功能缺失。

5. 3 个月内有心肌梗死，或有难以控制的严重高血压、心力衰竭。

6. 全身情况差，不能耐受手术。

（三）手术时机

1. 择期手术　①暂时性缺血发作；②无症状性狭窄；③卒中后稳定期。

2. 延期手术　①轻、中度急性卒中；②症状波动的卒中。

3. 急诊（或尽早）手术　①颈动脉高度狭窄伴血流延迟；②颈动脉狭窄伴血栓形成；③ TIA 频繁发作；④颈部杂音突

然消失。一旦发现异常 EEG 或任何神经功能改变的征兆，必须立即进行干预，以防发生永久性脑损伤。

二、术前评估及准备

（一）病史

了解患者既往脑梗死面积、时间等，病变部位和程度、对侧颈动脉病变和 Willis 环是否完整。了解患者心肺功能、手术耐受性等。近期脑梗死发作、冠状动脉供血不足、慢性阻塞性肺疾病、双侧颈内动脉严重狭窄、对侧颈内动脉闭塞、颈动脉分叉位置高和 Willis 环不完整被认为是颈动脉手术的高危患者。

（二）术前检查

1. 心脏超声心动检查 动脉硬化病变是全身性，并具有进行性加重的特点。颈动脉内膜剥脱术患者常常患有冠状动脉硬化性心脏病，也是患者早期和晚期死亡的首要原因。

2. 肺功能检查

3. 双侧颈动脉多普勒超声

4.CTA、DSA 和 Willis 环检查 明确诊断和评估手术风险和疗效。

（三）增加手术风险的因素

1. 内科危险因素 如心绞痛、3 个月内心肌梗死、充血性心力衰竭、严重高血压（> 180/110 mmHg）、慢性阻塞性肺疾病、年龄> 70 岁、严重糖尿病等。

2. 神经科危险因素 进行性神经功能缺损、术前 24 h 内新出现神经功能缺损、广泛性脑缺血、发生在术前 7 天之内的完全性脑梗死、多发脑梗死病史不能用抗凝剂控制的频繁 TIA（逐渐增强 TIA）。

3. 血管造影的危险因素 对侧颈内动脉闭塞、虹吸部狭窄、血栓在颈内动脉远端延伸＞ 3 cm 或在颈总动脉近端延伸＞ 5 cm、颈总动脉分叉在 C_2 水平并伴短且厚的颈部、起源于溃疡部位的软血栓；颈部放疗病史。

（四）术前准备

1. 改善心脏功能 颈动脉狭窄的患者常伴有冠状动脉狭窄，术前检查若有严重心肌缺血，应做心血管造影，排除冠状动脉狭窄，并行介入治疗后再行颈动脉内膜剥脱，以防止术后出现心功能不全和心搏骤停，降低死亡率。心脏治疗药物服到手术当日。如无禁忌，阿司匹林不停药。

2. 控制血压和血糖 有效的抗高血压治疗可以改善脑血流，恢复脑的自动调节机制。术前宜将血压控制在理想范围，但应避免快速激烈的降压治疗，否则可损伤脑的侧支循环，加重脑局部缺血。

三、术中管理

（一）手术相关的病理生理学改变

1. 颈总动脉邻近组织的分离和牵拉或直接刺激颈动脉窦常引起减压反射，导致剧烈的血流动力学变化，甚至冠状动脉痉挛。颈动脉窦附近常规注射 2% 利多卡因 1 ～ 2 ml 可有一定的预防作用。

2. 过度挤压、牵拉颈动脉还可引起内膜粥样斑块脱落，导致脑梗死。

3. 阻断并纵行剪开颈动脉后，在颈动脉窦内分布的Ⅰ、Ⅱ型压力感受器通过舌咽神经迅速将低压信号上传至孤束核，触发中枢性缩血管效应，导致血压急剧升高。与此同时，颈动脉血氧分压迅速下降，并通过颈动脉体内的化学感受器经上述通路将低氧信号上传，从而加剧中枢性缩血管效应，导致心脏的前、后负荷增加。在此过程中，粥样硬化内膜的粗暴剥离、动脉弹性纤维层的暴露（目前认为也有神经分布）也可能促进上述感受器的兴奋，导致血压升高。

4. 颈动脉阻断期间必须经常对区域麻醉患者进行神经系统检查，或对全身麻醉患者进行 EEG 检查。

（二）脑功能的监测

术中阻断一侧颈动脉后对脑血流及脑功能进行监测，可降低术后卒中发生率，改善患者预后。虽然常规采取转流术时可以不监测脑灌注情况，但在转流术时很可能会使斑块脱落而造成脑梗死。大部分医院常应用选择性转流术，并进行监测以发现脑灌注不足等情况。对于局麻行颈动脉内膜剥脱术的患者，监测神经功能的变化是判断脑灌注是否充足的金标准。神经功能测试简单精确，但并不是对每位患者均适用。

全身麻醉患者应用仪器进行监测，包括脑电图、体感诱发电位、运动诱发电位、残端压及近红外线光谱分析等。脑电图、体感诱发电位及运动诱发电位均依靠检测神经电活动的改变而判断脑血流量是否不足。这些监测手段比较可靠并可提供相对连续的信息，但需要专业人员进行判读，由于假阳性率较高使得许多患者接受了不必要的转流术。经颅多普勒可检测脑内大血管的血流速度。但是目前由于专业技术人员的限制，很难有明确的标准判定脑灌注不足。残端压测量的是颈总及颈外动脉阻塞后颈内动脉远端的压力，反映了 Willis 环的压力。虽然残端压的测量比较简单，但连续监测就很困难。另外，近红外线光谱分析可以监测脑内血氧饱和度。这种方法简单，可以进行连续监测，并且不需要专业人员培训，但这是项新技术，且目前尚未发现是否能够检测出脑灌注不足。

1. 颈内动脉残端压（carotid artery stump pressure，CSP）是夹闭颈总动脉和颈外动脉后的颈动脉远端压力，反映了颈动脉逆行传导压力。反映对侧颈动脉和椎基底动脉系统的 Willis 血管环侧支循环对患者血压的代偿情况。CSP ＜ 25 mmHg 是脑灌注不充足的阈值。但 CSP 不能常规作为反映脑灌注充足的唯一指标。其对术后转归的预测性不足，反映侧支循环的观点存有争议。

2. 脑电图（EEG） 可对皮质神经元的电活动进行持续监测，其波形的减慢和衰减常反映同侧大脑皮质的缺血。一般认为，当脑血流降至 0.15 ml/（g · min）以下时，大脑将发生缺血损伤，EEG 也将发生改变，此时应适当提升血压；如 EEG 仍无改善，则应考虑放置转流管。但越来越多的证据表明，EEG 监测有许多局限性，如无法监测皮质下损伤、假阳性率较高、对有脑梗死史的患者敏感性差、全身麻醉药物可影响 EEG 等。

3. 经颅多普勒超声（TCD） 是目前应用最为广泛的无创脑血流监测方法，通过颞窗探头可以连续观察到大脑中动脉的血流速度变化。阻断颈动脉后应用 TCD 技术可连续地对 Willis 环的各个组成动脉进行血流监测，可弥补测颈内动脉残端压的一些不足。

4. 皮质躯体感觉诱发电位（SSEP） 是基于感觉皮质对外周感觉神经受刺激后产生的电冲动反应，反映大脑前、中动脉供血区内运动皮质神经通路上电生理功能改变。当颈动脉夹闭期间，SSEP 波幅下降超过 50%，潜伏期延长超过 10% 作为预警阈值，提示有脑缺血发生，需放置转流管。但麻醉药物、低温以及血压可以显著影响 SSEP。此外，皮质下的缺血性改变，运动传导通路的损伤可能并不引起 SSEP 的改变。

5. 运动诱发电位（MEP） 是最新引入的术中神经生理监测项目，与 SSEP 通路定位于不同的区域、不同的皮质血供区、不同的脑干和脊髓部位。MEP 监测对于运动功能通路，皮质下缺血更敏感，与术后运动功能的预后具有更好的相关性。目前对于 MEP 监测的预警阈值并没有一致的意见，也缺乏可靠的证据支持。应用最多的是将 MEP 波幅消失作为预警阈值，提示有脑缺血发生的可能。MEP 对缺血耐受的时间较短，一旦发生变化，必须采取快速、有效的应对措施。

6. 近红外光谱监测局部脑氧饱和度（regional oxygen saturation，$rcSO_2$） 能够无创、连续、实时反映额叶的脑氧供需平衡的变化。通过测定 $rcSO_2$ 的变化能直接反映脑氧供需平衡状态的改变，间接了解额叶 CBF 的变化。正常成人 $rcSO_2$ 正常值为 62.4% ～ 73.6%，且不存在年龄与性别的差异。目前，对于 CEA 术中应用 $rcSO_2$ 监测脑氧供需 / 血供需平衡的预警阈值并没有一致的意见，CEA 术中以 EEG 变化为参考指标的系列研究表明：与 EEG 的变化显著相关，降低 5% ～ 25% 提示脑缺血事件的发生。其中，下降＞ 20% 是进行干预的临界值。

（三）脑保护措施

良好的脑保护措施、预防脑缺血损伤是手术成功的关键之一。

1. 手术方面

（1）在维持理想血压的前提下先试验性阻断颈动脉，测量其阻断远端血压，如血压高于 25 mmHg，即开始重建血管，如血压低于 25 mmHg，则考虑在临时旁路下行血管重建。置放临时旁路转流管能够保证术中足够的脑灌注，使患侧脑组织血供不受明显影响。但可增加血栓形成及颈动脉内膜剥脱的危险。手术中应注意充分灌洗剥脱的血管，并采取颈内与颈外动脉开放反冲，以防止残存的碎屑在血流开放后脱落引起脑栓塞。

（2）血管吻合完毕后，按顺序依次开放颈总动脉、颈外动脉及其分支，最后开放颈内动脉，可以避免栓子进入颈内动脉引起缺血性脑卒中。

2. 生理方面

（1）低温：头部温度降至 34 ℃，可明显增加缺血期的安全性。但要注意恢复期很多患者出现寒战，从而增加心肌氧耗并促使心肌缺血的发生。并不推荐常规使用。

（2）二氧化碳：颈动脉阻断期间诱导性高碳酸血症可扩张脑血管，改善脑缺血区域的血供，但研究表明它具有脑窃血效应，可引起对侧半球血管扩张，加重同侧脑缺血，因此目前仍主张维持 $P_{ET}CO_2$ 在正常范围。

（3）血糖：术中监测血糖，控制血糖在正常范围。

（4）高血压：在缺血期间，自动调节功能被破坏，脑血流对灌注压的依赖变得更加明显。应保持正常或稍高的血压水平。通常侧支循环良好，血压维持在术前范围内。侧支循环很差，夹闭期间，应在基础血压上提高 20% 为宜。

（5）血液稀释：脑缺血期间理想的血细胞比容约为 30%，对 CEA 患者应该避免血细胞比容过高。

3. 围术期处理

（1）手术前 2 天、术中和术后用尼莫地平 0.2 mg/（kg・d），以 1 mg/h 速度静脉泵入以扩张脑血管，增加脑血供。

（2）麻醉选择有脑保护作用的静脉麻醉药丙泊酚。丙泊酚控制性降压幅度达 30% ～ 40% 时，颈静脉球血氧饱和度（SjO_2）不仅未降低，反而升高，显示了丙泊酚在脑低灌注状态时的明显的脑保护作用。

（3）术中静脉注射地塞米松 10 mg，稳定细胞膜。

（4）血管分离完毕静脉内注入肝素 0.5 ～ 1 mg/kg，全身肝素化。

四、术后并发症及处理

（一）脑卒中和死亡的相关危险因素

1. 年龄＞75 岁、对侧颈动脉闭塞、颅内动脉狭窄、高血压（舒张压＞90 mmHg）、有心绞痛史、糖尿病、CT 和 MRI 有相应的脑梗死灶、术前抗血小板药物用量不足等。最新的 meta 分析表明：女性患者术后 30 天的脑卒中的发生率及死亡率显著高于男性患者。

2. 手术因素 内膜剥脱术后急性血栓形成造成颈动脉闭塞；内膜剥脱时脱落的栓子造成脑栓塞；术中阻断颈动脉时间过久造成脑梗死。

3. 防治 术前合理评估高危患者；尽量减少术中脑缺血时间；维持围术期血压平稳。

（二）过度灌注综合征

1. 过度灌注综合征多发生于术后 1 ～ 5 天，这是由于术前颈动脉高度狭窄，狭窄远端的大脑半球存在慢性灌注不全，大脑血管扩张以弥补血流灌注不足的影响。当严重狭窄解除后，正常或过高的血流灌注进入扩张的失去收缩调节能力的大脑半球，脑血管持续扩张，引起血浆或血液外渗，导致脑水肿或脑出血。

2. 处理 术后严格控制高血压，最好不用脑血管扩张药，慎用抗凝及抗血小板药物，严密监测神经功能的变化。应常规给予甘露醇以减轻脑水肿。

（三）高血压

颈动脉内膜剥脱术后高血压的可能与手术引起颈动脉压力感受器敏感性异常有关。积极将血压控制术前水平，收缩压理想值为 110 ～ 150 mmHg，慢性严重高血压者可耐受较高血压。短效药物往往安全有效。

（四）低血压

颈动脉内膜剥脱术后低血压的可能机制在于粥样斑块去除后，完整的颈动脉窦对升高的血压产生的反应。此类患者对液体疗法、血管加压药的反应较好，可以通过在颈动脉窦内注入局麻药而抑制。要排除心源性休克，加大补液量，严重者给予升压药。术后需要持续小心地监测血压、心率和氧供。

（五）血管再狭窄

血管再狭窄是常见远期并发症之一。是动脉内膜切除后的一种损伤反应，涉及平滑肌细胞、血小板、凝血因子、炎细胞和血浆蛋白之间复杂的相互作用。术后给予小剂量阿司匹林抗凝，同时治疗全身动脉粥样硬化及高血压、糖尿病等合并症有利于再狭窄的预防。

第二节　颈动脉内膜剥脱术麻醉管理

颈动脉内膜剥脱术麻醉管理原则在于保护心、脑等重要器官不遭受缺血性损害，维护全身及颅脑循环稳定，消除手术疼痛和缓解应激反应，保证患者术毕清醒以便进行神经学检查。颈动脉内膜剥脱术可以在全身麻醉、区域阻滞或局部浸润麻醉下进行。

一、区域麻醉

颈动脉内膜剥脱术的麻醉需要阻滞 $C_2 \sim C_4$ 的神经根。有报道应用颈部硬膜外阻滞及局部浸润麻醉，但最主要的麻醉方法是颈浅丛及颈深丛阻滞，可以单独或联合应用。此种麻醉方法可实时对清醒患者的神经功能进行连续评估；避免昂贵的脑监测；减少对分流术的需要；获得更稳定的血压；

减少血管收缩药物的应用；降低住院费用等。

颈深丛及浅丛阻滞是内膜剥脱术最常用的区域麻醉。沿胸锁乳突肌后缘皮下注射局麻药以阻滞颈丛从该处发出的支配颈部外侧皮肤的浅支。颈深丛阻滞是在椎旁对 C_2 ～ C_4 的横突部位注入局麻药进行神经根阻滞。包括将局麻药注入椎间孔（横突）以阻滞颈部肌肉、筋膜和邻近的枕大神经。颈浅丛阻滞即沿胸锁乳突肌后缘行局部麻醉。这种方法局麻药吸收慢，可以提供良好的肌松，但操作复杂，危险系数高。有大约一半的患者出现膈神经阻滞。若阻断星状神经节或喉返神经则可能分别出现 Horner 综合征或声带麻痹。若局麻药误入血管则可能导致癫痫发作。也有误入硬膜外或鞘内的报道。

许多前瞻性随机试验已经证实颈浅丛及颈深丛麻醉均可阻滞 C_2 ～ C_4 的皮区，但仍需术者在术区行局麻。对 7558 位至少行颈深丛阻滞的患者及 2533 位行颈浅丛阻滞的患者进行 meta 分析显示这两种方法的并发症均很少。两组严重并发症（如卒中、死亡、颈部血肿、心肺相关并发症等）的发生率（颈深丛与颈浅丛阻滞分别为 4.72% 和 4.18%，$P > 0.05$）基本相同。阻滞相关并发症仅在颈深丛组进行研究，包括误入血管及呼吸抑制，后者可能由膈神经或喉返神经阻滞引起。阻滞失败或患者紧张时可转为全身麻醉。

颈丛阻滞应尽量选择作用时间长且毒性小的局麻药物，如左布比卡因和罗哌卡因。区域阻滞麻醉的同时小剂量多次静脉给予芬太尼 10 ～ 25 μg 和（或）咪达唑仑 0.5 ～ 2 mg 予以镇静，使患者感觉舒适并能合作。也可以选择丙泊酚 0.3 ～ 0.5 mg/kg 静脉间断给予，或 10 ～ 50 μg/（kg · h）小剂量持续给药。术中严格控制镇静药用量以保证术中进行持续的神经功能监测。要监测患者的觉醒程度、言语以及对侧肢体力量。因术中可能出现紧急情况，应做好转为全身麻醉的一切准备。

二、全身麻醉

全身麻醉是颈动脉内膜剥脱术采用最多的麻醉方式，具有保持患者的舒适体位，减轻心理负担，易于控制通气，降低脑代谢，增加脑对缺氧的耐受性等优点。

全身麻醉诱导应该平稳，可应用艾司洛尔以控制喉镜和气管插管过程中的血压、心率波动，丙泊酚、依托咪酯、咪达唑仑均可用于诱导，可给予阿片类药物提供镇痛。所有非去极化肌松药均可达到插管时所需的肌松，无使用琥珀胆碱禁忌。麻醉维持通常使用吸入麻醉药（异氟烷、地氟烷或七氟烷）复合静脉阿片类镇痛药维持。瑞芬太尼广泛用于 CEA 手术，其短时效便于控制麻醉深度，促进迅速苏醒，特别是在结合使用短效的吸入麻醉药如地氟烷和七氟烷时。全身麻醉需要在手术结束后尽早让患者清醒以进行神经功能测定。

三、全身麻醉与区域麻醉（或局麻）的比较

颈动脉内膜剥脱术可以采用全身麻醉或局麻，这两种方法各有优缺点，见表 19-1。一些研究报道，与全身麻醉相比，颈丛阻滞可明显降低严重心脏不良事件的发生率，且血流动力学更加稳定，便于神经功能评估。患者同侧脑血流更好，耐受颈动脉阻断的时间更长，但其可能的缺点是在紧急情况下不易控制通气道，术中血压波动比较明显，血中儿茶酚胺水平较高；要求患者能够主动配合才能完成手术。全身麻醉能够更有利于气道管理、安静的手术野，当缺血发生时可提高血压提供最大脑灌注；便于采取术中脑保护措施。缺点是不能完全准确地判定脑灌注的状态，特别是在颈动脉夹闭时。

表 19-1 颈动脉内膜切除术全身麻醉与区域麻醉（或局麻）优缺点分析

	区域麻醉（或局麻）	全身麻醉
优点	患者清醒，可直接行神经功能评估 血流动力学稳定 术后疼痛易控制 术中一般不需采取搭桥术	术中患者舒适 大多数患者适用 气道管理更方便 可给予脑保护药物
缺点	不适合所有的患者 可能需要气道管理	术中多需要采取搭桥术 血流动力学不稳定 术后恶心、呕吐

颈动脉内膜剥脱术中，若出现脑血流灌注不足，需要术中采取转流术，此时最好采用全身麻醉。目前，随着外科手术技术的提高及神经功能与脑灌注监测手段的完备，全身麻醉与局麻下需放置转流管的比率相当，局麻手术为 4.4% ～ 19%。而全身麻醉手术需要放置转流管的比率为 5.7% ～ 19%。与全身麻醉相比，局麻也有其优越性，对合并有一些内科疾病的患者列为首选。

直至目前，很多研究致力于比较全身麻醉与局麻对预后的影响，如术后新发卒中、心肌梗死的发生率、死亡率，但尚未发现有何不同。目前有研究进行颈部手术行全身麻醉与局麻的比较，从多家医院随机选取 3526 位行颈动脉内膜剥脱术的患者进行研究分析。两组术前合并症与危险因素相似。结果显示，与全身麻醉相比，局麻术中转流及血压控制少，但是术后出现卒中、心肌梗死或死亡的发生率两组相比无差异。最终选择应决定于患者的适应能力和愿望、外科和麻醉医生的经验和技术，以及脑灌注监测的状况。

推荐阅读

1. Nwachuku EL，Balzer JR，Yabes JG，et al.Diagnostic value of somatosensory evoked potential changes during carotid endarterectomy：a systematic review and meta-analysis. JAMA Neurol，2015，72：73-80.
2. Malcharek MJ，Kulpok A，Deletis V，et al.Intraoperative multimodal evoked potential monitoring during carotid endarterectomy：a retrospec-tive study of 264 patients.Anesth Analg，2015，120：1352-1360.
3. Cho J，Lee KK，Yun WS，et al.Selective shunt during carotid endarterectomy using routine awake test with respect to a lower shunt rate.J Korean Surg Soc，2013，84：238-244.
4. Jiabin Liu，Hecter Martinez-Wilson，Mark D.Neuman，et al.Outcome of Carotid Endarterectomy after Regional Anesthesia versus General Anesthesia-A Retrospective Study Using Two Independent Databases.Transl Perioper Pain Med，2014，1（2）：14-21.
5. Rerkasem K，Rothwell PM.Carotid endarterectomy for symptomatic carotid stenosis.Cochrane Database Syst Rev.，2011，4：CD001081.
6. Lei Zhang，Zhiqing Zhao，Yaoming Ouyang，et al.Systematic Review and Meta-Analysis of Carotid Artery Stenting Versus Endarterectomy for Carotid Stenosis：A Chronological and Worldwide Study.Medicine（Baltimore），2015，94：e1060.

20 烟雾病脑血运重建手术及麻醉管理

李 姝 梁 发

近年来烟雾病（moyamoya disease，MMD）的基础及临床研究进展迅速，使我们对烟雾病的病理、病理生理及治疗等方面有了更深刻的了解，尤其是对外科治疗的认识进一步加深。脑血管重建手术作为一项有意义的显微外科技术，经过不断改进和创新，现已明确其可以增加脑组织的血流量，改善低灌注和预后。脑血管重建手术目前已成为烟雾病、脑动脉硬化性缺血性脑血管病及动脉瘤等疾病治疗手段之一。本章着重介绍烟雾病脑血管重建手术及其围术期麻醉管理。

第一节 烟雾病的临床特点

烟雾病在韩国、日本等亚洲东部国家高发，其发病在性别、人种、地域等差别较大。我国南京地区流行病学调查显示每年患病率和发病率分别为3.92/10万和0.43/10万，男女比例约为1∶1.15。呈现两个发病高峰，即35～39岁和5～9岁。烟雾病的发病有一定的家族聚集性，约占全部烟雾病患者的15%，且有着独特的流行病学特征：女性明显高发，且平均发病年龄明显低于散发病例。

一、脑底异常血管网病的病理生理学

（一）脑底异常血管网形成，脑血流分布异常

随着疾病的发展，颅底的血流分布发生改变。DSA 显示：双侧颈内动脉前床突段进行性狭窄闭塞，且伴有大脑前动脉、大脑中动脉等主要侧支的狭窄或闭塞，并在颅底形成纤细异常扩张的血管网（烟雾血管），可伴有眼动脉代偿性扩张，少数患者也存在大脑后动脉及基底动脉的狭窄或闭塞。MMD 额叶血流分布较少，而颞叶后部及枕叶区域血流分布相对丰富。Ogawa A 等的研究进一步验证了上述结论：5 ～ 9 岁组、10 ～ 15 岁组及成年组三组的局部脑血流（rCBF）分布相似，枕叶 rCBF 显著增加，而额叶减少，且枕叶 rCBF 随着 MMD 的进展而增加。前循环脑血流量的减少是导致烟雾血管形成的主要原因，前循环的缺血区域可通过脑膜动脉、颈外动脉的分支及椎-基底动脉系统不同程度地代偿性供血。

（二）脑血管自身调节能力受损，脑血流动力学改变

正常人群脑灌注压（CPP）在 50 ～ 150 mmHg 范围内波动时，脑血流量（CBF）保持相对稳定。但在 MMD 患者，受累血管进行性狭窄 / 闭塞，导致区域性脑灌注压（CPP）进行性降低，虽然存在侧支循环代偿，颅内阻力血管扩张、脑血容量（CBV）增加，但仍不能维持充分的 CBF，且 CBF 随着 MMD 的进展而逐步减少。正常儿童 CBF 约为 92.1 ml/（100 g · min），而在 Suzuki Ⅱ期、Ⅲ期及Ⅳ～Ⅵ期的 MMD 患儿的 CBF 分别为 72.7、65.7 及 63.5 ml/（100 g · min）。MMD 的脑血流动力学研究显示：rCBF 下降、局部氧摄取分数（rOEF）升高、局部脑血容量（rCBV）增加、平均通过时间（MTT）和达峰时间（TTP）均延长。其中，rOEF 的升

高能够暂时地维持 $rCMRO_2$ 和脑组织的功能，此时的 CPP 称为“潦倒灌注”或“挣扎灌注”（misery perfusion）。当 CPP 进一步下降时，rOEF 将不能进一步地代偿性升高而导致不可逆的脑缺血。据 Iwama T 等对缺血型烟雾病和出血型烟雾病的血流动力学的比较研究显示，两型烟雾病的血流动力学损害并无差异。

一项关于 MMD 患者脑血流自动调节能力的研究显示：控制性高血压时，脑血流自动调节能力保存相对良好，特别是椎动脉（VA）供血区域，而颈内动脉（ICA）供血区域脑血流自动调节能力高血压性受损并不少见。即当 MAP 升高 30 ～ 40 mmHg 并持续 5 min 时，青少年及成年人中额叶的脑血流自动调节能力轻度受损，而枕叶及小脑，即 VA 供血区域脑血流自动调节能力保存相对良好；与脑血流自动调节能力高血压性受损相比，低血压性受损更为严重，即当 MAP 降低 15 ～ 20 mmHg 并持续 6 min 时，青少年的脑血流自动调节能力在 ICA 和 VA 供血区域均受损严重，而成年人的脑血流自动调节能力受损相对较轻。

（三）受累区域脑血管反应性减弱或缺失，脑血管储备能力降低

Ogawa A 等在研究 MMD 的 CO_2 反应性时发现：吸入 5% 的 CO_2，青少年的脑血管反应性（CVR）在颈内动脉和椎动脉的供血区域均受损，尤以额叶为甚，成年人 CVR 受损较轻；过度通气时，青少年和成年的额叶的 CVR 均受损，而顶叶和椎动脉供血区域相对良好。另一些研究显示：低 $PaCO_2$ 时，脑血管对 CO_2 的反应性依然存在，即：烟雾血管随着 $PaCO_2$ 的降低而收缩，但是在高 $PaCO_2$，烟雾血管 CVR 减弱或消失，不再随着 $PaCO_2$ 的升高而扩张。颞叶后部及枕叶区域，脑血管对 CO_2 反应性完好，故当高 $PaCO_2$ 可能发生

大脑区域性充血，导致额叶区域脑血流向颞叶后部及枕叶区域转移，发生脑内窃血。Yusa 等的研究得到了相似的结论：无论是降低 $PaCO_2$ 还是升高 $PaCO_2$，MMD 患者大脑中动脉供血区皮质局部脑血流量都会减少。

二、烟雾病的临床分型、分期及分类

（一）烟雾病临床分型

Ⅰ型（TIA 型）：最多见，约见于全部特发性烟雾病的 70%。临床特点为反复发生一过性瘫痪或力弱，多为偏瘫，亦可为左右交替性偏瘫或双偏瘫。发作后运动功能完全恢复。病程多为良性，有自发缓解或发作完全停止的倾向。极少病例伴有半身惊厥发作、头痛和偏头痛。罕见一过性感觉障碍或智力障碍。

Ⅱ型（梗塞型）：急性脑卒中，导致永久性瘫痪、失语、视觉障碍和视力障碍。

Ⅲ型（癫痫型）：频发的癫痫发作、部分发作或癫痫持续状态，伴脑电图痫样放电。

Ⅳ型（出血型）：蛛网膜下隙出血或脑实质出血，见于年长儿和成人病例。

注：临床上可表现为混合型，如癫痫型＋梗塞型、癫痫型＋ TIA 型。

（二）烟雾病 DSA 造影分期（铃木分期）（图 20-1）

Ⅰ期：单纯的颈内动脉、大脑中动脉和大脑前动脉的狭窄，无其他异常（颈内动脉分叉部狭窄期）。

Ⅱ期：在狭窄血管附近出现烟雾血管（异常血管网初发期）。

Ⅲ期：烟雾加重，在脑底出现典型的烟雾血管（异常血管网增多期）。

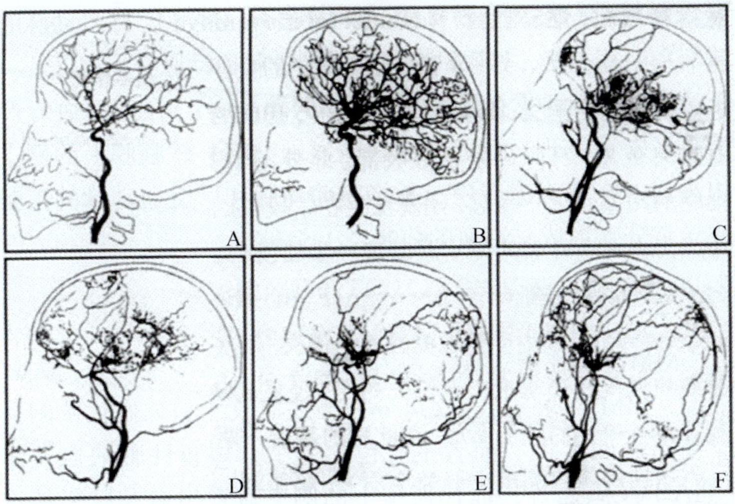

图 20-1　铃木（Suzuki）分期：A ～ F 分别表示Ⅰ～Ⅵ期。随着疾病的进展，烟雾血管逐渐出现，增多，茂盛，减少到消失

Ⅳ期：烟雾减少，血管狭窄更加明显（异常血管网变细期）。

Ⅴ期：烟雾更加减少，颅内颈内动脉系统主要脑血管全部消失（异常血管网缩小期）。

Ⅵ期：烟雾消失，颈内动脉系统主要血管和烟雾血管一起消失（异常血管网消失期，只有从颈外动脉来的侧支循环）。

（三）MMD 新生血管分类

1. “基础型烟雾血管”（basal moyamoya） 最常见和最典型的一类，脑底部异常网状血管形成，伴有穿通动脉的非正常扩张，例如位于丘脑底节区的豆纹动脉和丘脑穿支动脉的扩张。

2. 脉络膜前动脉和胼周动脉后段的烟雾血管　脉络膜前动脉和胼周动脉后段的扩张，形成侧支循环，代偿性向前循环供血。

3. "筛骨烟雾血管"（ethmoidal moyamoya） 筛骨动脉的前部和后部扩张，经眼动脉代偿供应大脑前动脉分支血管。

4. "颅顶烟雾血管"（vault moyamoya） 在此型血管严重患者常可发现。颅内外血管通过硬脑膜、软脑膜上的侧支相沟通，在成人患者中，脉络膜前动脉和后交通动脉的扩张或异常分支形成是出血的前兆。

三、临床表现

MMD 的临床表现与颈内动脉血供情况密切相关。大致来说，MMD 的临床表现可分为脑缺血改变和缺血代偿副反应及出血两大类。前者主要包括卒中、短暂性脑缺血发作（TIA）及癫痫等，而代偿增生的侧支血管出血及脉络丛过度扩张所引起的头痛等则属于缺血代偿副反应。研究认为，儿童多以 TIA 及脑梗死为主要表现，同时由于受到语言表达能力的限制，患儿常由于无法正确描述 TIA 相关症状而延误诊断，从而增加脑梗死的风险。一半以上的成年患者以颅内出血为首发症状，血管受累范围、狭窄程度、皮质缺血区域及血供耐受程度的个体差异有助于解释其临床表现的多样性。

超过 60% 的 MMD 患者可出现头痛，是烟雾病患者较常见的临床症状，其中以幼年患者为甚。这可能是由于扩张的侧支循环血管刺激硬脊膜疼痛感受器所致，并以额部疼痛或偏头痛多见。还有部分患者表现为视神经受累，以视神经盘扩大、视网膜血管畸形为主要表现，即牵牛花综合征。如果患者出现相关症状，则应尽快行脑血管影像学检查以明确诊断。此外，癫痫及出现不随意运动也是烟雾病患者的重要临床表现，不随意运动主要见于儿童患者。

四、诊断标准

（一）脑血管造影是明确诊断烟雾病的金标准

1. 颈内动脉末端或大脑前动脉和（或）大脑中动脉起始部狭窄或者闭塞；

2. 造影动脉期在狭窄或者闭塞血管附近出现异常脑血管网；

3. 双侧均符合 1 和 2 的表现。

（二）其他影像学诊断

当 MRI 和 MRA 的表现符合以下所有标准时，可不行脑血管动脉造影检查。以下为 MRI 和 MRA 影像学诊断标准：

1.MRA 显示颈内动脉末端或大脑前动脉和（或）大脑中动脉起始部狭窄或者闭塞；

2.MRA 显示在基底部出现异常脑血管网；

注意：当 MRI 显示在基底节区出现 2 个以上可见的流空影时，可以将流空影作为异常血管网的表现。

3. 双侧均符合 1 和 2 的表现。

（三）鉴别诊断

烟雾病病因学未明确，需要与以下同烟雾病临床表现相似的脑血管损伤的基础疾病进行鉴别诊断：

1. 动脉粥样硬化
2. 自身免疫性疾病
3. 脑脊膜病
4. 脑肿瘤
5. Down 综合征
6. 神经纤维瘤病
7. 头部外伤
8. 头部放射线照射后脑血管损伤

五、治疗

1. 药物治疗 药物治疗烟雾病推荐口服抗血小板药物，但该建议没有充足的科学依据支持，且不能延缓病情发展。对于出血型烟雾病内科药物治疗也无法降低再次出血的风险或延迟再次出血的时限。

2. 外科治疗 对缺血型烟雾病患者行脑血管重建术，可以增加皮质脑血流量，降低TIA发作频率以及脑梗死的风险、提高生活质量、改善脑功能的长期预后；对于出血型烟雾病，行脑血管重建术后，可降低再次出血风险或延迟再次出血时限。

第二节 烟雾病脑血运重建术的外科学基础

烟雾病是以双侧颈内动脉末端及大脑前、中动脉起始段慢性进行性狭窄或闭塞，并在颅底形成以异常纤细血管网为特征的脑血管疾病，这种颅底异常血管网在脑血管造影图像上形似“烟雾”，被称之为“烟雾血管”，因此，1969年日本学者Suzuki及Takaku将该病称之为“烟雾病”。烟雾血管是极度扩张的穿通动脉，具有侧支循环的代偿作用。病变多累及大脑中动脉和大脑前动脉的近端，少数亦可累及椎–基底动脉系统。该病可合并动脉瘤及动静脉畸形。

一、脑血运重建手术的基本理论

（一）改善缺血脑组织供血

脑血管重建术（脑血运重建术），即颅外–颅内（EC-IC）旁路移植术，是用颅外动脉系统的血液代偿缺血脑组织血流不足，提高局部脑血流量，改善受损功能，同时也增加侧支循环不良区域脑血流，提高脑血管储备能力及再次脑梗死的耐受力。

（二）延长临时血管阻断时间

为了降低脑动脉瘤和某些颅底肿瘤手术中破裂出血的风险以及提供相对安全方便的手术操作，通常需要施行相关血管的临时阻断术，但却可能导致相应区域缺血。通过脑血管旁路移植术，可以代偿脑组织血供，明显延长临时阻断时间，降低术后脑缺血、脑梗死等并发症发生率。

（三）减轻原负荷血管的血流压力，降低再出血风险

出血型烟雾病被认为是豆纹动脉和丘脑穿支动脉异常扩张和扭曲，血管壁纤维化和脆性增加，诱发形成微小动脉瘤，破裂所致（图 20-2）。直接血运重建能减少脉络膜前动脉和后交通动脉的血流量，从而减轻负荷血管的血流压力，降低再次破裂出血的风险，微小动脉瘤可消失（图 20-3）。

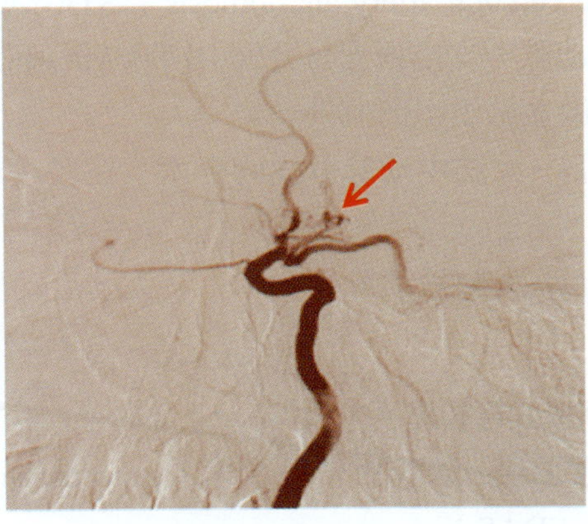

图 20-2　左侧大脑中动脉闭塞，颅底血管增生伴有小动脉瘤形成

二、烟雾病脑血运重建手术分类

目前绝大多数的烟雾病采用外科手术治疗。烟雾病有进展性，因此诊断明确后即应手术。手术可分为直接和间接的血管重建手术。但是，目前手术方法很不统一，且各种方法

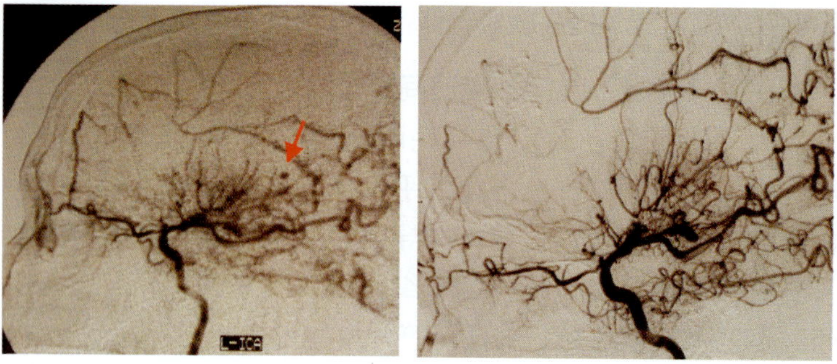

图 20-3　术后 6 个月，烟雾血管减少，动脉瘤消失

尚缺乏有循证医学证据。脑血管重建术包括：间接血管重建手术、直接血管重建手术以及组合手术。

（一）直接血管重建手术

1. 颞浅动脉-大脑中动脉分支吻合术（superficial temporal artery-middle cerebral artery anastomosis，STA-MCAA）　最常用。颞浅动脉额支或顶支与大脑中动脉 M4 段行端侧吻合，以代偿皮质缺血脑组织的血供。

2. 枕动脉-大脑中动脉分支吻合术　在颞浅动脉细小时采用。

3. 枕动脉-大脑后动脉吻合术　在大脑后动脉狭窄闭塞时应用。

（二）间接血管重建手术

1. 脑-硬脑膜-动脉血管融合术（encephalo-duro-arterio-synangiosis，EDAS）

2. 脑-肌肉血管融合术（encephalo-myo-synangiosis，EMS）

3. 脑-肌肉-动脉血管融合术（encephalo-myo-arterio-synangiosis，EMAS）

4. 脑-硬脑膜-动脉-肌肉血管融合术（encephalo-duro-arterio-myo-synangiosis，EDAMS）

5. 环锯钻孔，硬脑膜和蛛网膜切开术

三、烟雾病脑血运重建手术预后评价

（一）缺血型烟雾病脑血运重建术预后评价

血管重建手术可以有效地改善患者的血流动力学受损、减少患者缺血性卒中的再发生率。大量的文献资料及临床研究表明血管重建手术能有效地改善烟雾病患者的缺血状态。对于儿童患者，直接血管重建手术能明显改善患儿脑缺血状态，脑血管造影显示在缺血区形成良好的侧支循环，还可使颅底烟雾状血管减少或消失。但对于年龄较小的患者和由于血管条件限制而只能施以间接血管重建手术的患者，也可取得良好的临床疗效。30 岁以下成年缺血型患者，直接或间接血管重建手术都有一定的疗效，但间接手术效果不如儿童患者。30 岁以上尤其 40 岁以上患者间接手术效果不明显，应当尽量选择直接或组合血管重建手术。

（二）出血型烟雾病脑血运重建术预后评价

出血是烟雾病患者最严重的临床表现，可给患者带来严重的神经功能损害。目前，尚无对预防烟雾病患者出血确切有效的方法，血管重建手术是唯一的有希望的预防措施。大多数患者的随访过程中可以发现烟雾状血管在血管重建手术后明显减少，甚至消失（见图 20-3）。脆弱的烟雾状血管破裂出血是烟雾病患者出血的重要来源之一，因此，血管重建手术后烟雾状血管内血流动力学压力减轻，其破裂出血的风险下降，这可能是血管重建手术能降低患者出血率的机制。但也有一些研究表明血管重建手术并不能明显降低烟雾病患者出血率。这些差异可能与烟雾病出血原因复杂有关。

四、脑血运重建术并发症

（一）脑梗死

脑梗死可能与以下原因有关，但不限于此：

1. 术中手术操作引起脑血管痉挛，引起脑血流量下降。

2. 术中体位不当。颈部过度扭转可以起对侧颈动脉及椎动脉受压，血流速度降低。烟雾病患者 Willis 环闭塞，一侧血流速度降低，对侧无法通过 Willis 环补偿。

3. 血压和（或）血容量降低导致的脑灌注压不足，脑血流量降低。

4.$PaCO_2$ 维持不当，过高或过低引起缺血区脑血流进一步下降。

5. 血细胞比容过高。红细胞增多症患者血液黏滞度增加，是 MMD 患者发生脑梗死的危险因素，因此，围术期将血细胞比容在 30% ～ 42% 为宜。

6. 术后颞肌肿胀，压迫脑组织引起缺血。

（二）延迟性颅内出血

延迟性颅内出血的可能原因如下：

1. 高灌注状态　直接脑血运重建术后，受体血管远端血流量增加，加之血管壁脆弱，因此存在破裂出血的风险。

2. 脑萎缩　MMD 患者长期脑灌注不足，多有不同程度的脑萎缩，加之术中脑脊液丢失，颅内压进一步降低，加重脑萎缩程度，可能引起桥静脉撕裂，导致颅内出血（硬膜下血肿）。

3. 服用抗凝药物　阿司匹林在降低脑梗死的同时，增加脑出血的风险。

（三）脑高灌注状态（CHP）

脑高灌注状态主要表现为单侧头痛、面部和眼部疼痛、癫痫发作，以及因其导致的脑水肿脑出血引起的局灶性神经功能障碍。CHP 的发生可能原因有：

1. 脑血管自动调节能力和脑血管储备能力降低。直接脑血运重建术后，脑血流量增加，超过了这些病理血管的承受限度。因此，术后控制血压十分重要。

2. 旁路移植术后，脑再灌注产生的氧自由基可损伤脑血管，能诱发或加剧 CHP。

3.MMD 的血管脆弱，通透性大，可能与脑水肿及脑出血有关。

4.CHP 发生可能与激素水平有关，流行病学显示：MMD 更多发生于女性患者。

（四）其他

其他脑血运重建术并发症包括癫痫等。癫痫的发生可能与脑高灌注状态有关。

第三节　烟雾病行脑血管重建术的麻醉管理

一、麻醉前评估与准备

MMD 患者术前可能存在因慢性脑缺血或出血导致的神经功能障碍，如运动功能障碍、癫痫、记忆力减退或是短暂性脑缺血发作（transient ischemic attack，TIA）。如果术前 TIA 发作，表明患者存在脑血流与脑代谢（CBF/$CMRO_2$）失衡，是围术期发生脑缺血的危险信号，故术前不宜停止抗凝治疗，建议术前 7 ～ 10 天停用阿司匹林，改用低分子肝素钠，0.5 mg/kg 皮下注射，每日两次。术前禁食水，易导致循环容量不足，CBF 降低，麻醉诱导前应进行充分容量补充或在病房进行经静脉容量补充。合并癫痫的患者术前不宜停用抗癫痫药物，以免癫痫发作，造成 $CMRO_2$ 增加，导致脑缺血或是神经功能障碍的发生。焦虑或者儿童 MMD 患者，可以给予术前用药，以预防因焦虑或哭闹导致的 $CMRO_2$ 增加、低碳酸血症等导致 CBF 降低及脑缺血的发生；术前患有重度贫血或是红细胞增多症的患者宜进行纠正，维持血细胞比容在 30% ～ 42%。红细胞增多症患者血液黏滞度增加，是 MMD 患者发生脑梗死的危险因素。

二、麻醉管理

（一）麻醉诱导

麻醉诱导可以选择吸入诱导或是静脉诱导。对于儿童患者可以考虑七氟烷吸入诱导，但应注意避免过度通气导致的低碳酸血症，其可引起 CBF 的减少；且宜逐步增加吸入浓度，以免引起低血压及进一步损伤脑血管自身调节能力。对于儿童 MMD 患者，宜首选静脉诱导，其可减少喉镜置入反应、插管时的呛咳及过度通气的发生。药物可选用硫喷妥钠、丙泊酚或依托咪酯，避免使用氯胺酮。氯胺酮可导致 $CMRO_2$ 和颅内压（Intracranial pressure，ICP）的升高，但硫喷妥钠和丙泊酚引起低血压，导致脑灌注压下降。低血压发生时宜立即给予血管收缩药物，如去氧肾上腺素（新福林）等以维持血压稳定。肌松药以选择组胺释放较少，循环干扰小为原则。总之，诱导过程中宜保持平稳，避免 ICP 和 $CMRO_2$ 增加，$PaCO_2$ 和 CPP 的下降。

（二）麻醉维持

1. 麻醉维持药物的选择 麻醉的维持以选择全凭静脉麻醉（total intravenous anesthesia，TIVA）及吸入麻醉为主。氧化亚氮在 MMD 患者的应用存在着争议，目前尚无明确一致的意见。一项对 368 例 MMD 患者行脑血管重建手术术后神经功能缺损的危险因素分析显示，疾病的严重程度及手术因素是术后的神经功能障碍的主要决定因素，而术中麻醉管理为次要因素，包括应用氧化亚氮的 MMD 患者。吸入麻醉药物均能引起脑血管的舒张、增加 CBF，降低 $CMRO_2$。一项早期的研究显示，1.5 MAC 七氟烷与异氟烷相比能够更好地保持脑血管自身调节能力。但此结论是否适用于 MMD 患者有待进一步验证。Sato 等比较异氟烷吸入麻醉与丙泊酚 TIVA 对 MMD 患者行脑血管重建手术脑循环影响的研究显示，维持 $PaCO_2$ 在 38 mmHg 左右，吸入组与静脉组相比，皮质局部脑血流量（regional cortical blood flow，rCoBF）减少［11.8±6.7 ml/(100 g · min) *vs*.14.5±7.9 ml/(100 g · min)，$P < 0.01$］，局部脑氧饱和度（regional cerebral oxygen saturation，$rScO_2$）降低（65% *vs*. 72%，$P < 0.01$）；颈静脉球氧饱和度（jugular bulb venous oxygen saturation，$SjvO_2$）升高（67% *vs*. 57%，$P < 0.01$）。以上数据表明异氟烷吸入麻醉可能引起脑内区域性血流转移，导致脑内盗血，皮质局部脑血流减少，存在围术期脑缺血的风险，而丙泊酚 TIVA 中则未见此现象。Kikuta 等在研究丙泊酚对 MMD 患者皮质 CBF 和 ICP 的影响显示了类似的结果，额叶皮质 CBF 在丙泊酚麻醉时显著高于七氟烷麻醉时，ICP 在丙泊酚麻醉时明显低于七氟烷麻醉时，故而对 MMD 患者，丙泊酚能够很好地保持缺血区域的 CBF。也有研究显示，七氟烷复合瑞芬太尼麻醉时，其局部脑氧饱和度高于丙泊酚复合瑞芬太尼组的 rSO_2，但不具显著差异。目前吸入麻醉和 TIVA 对 MMD 患者预后的影响存在不一致结论：有研究显示丙泊酚 TIVA 麻醉能够显著改善 MMD 患者的预后，但也有研究结论显示两种麻醉方法对术后并发症的发生并无显著差异。因此，两种麻醉方法孰优孰劣有待进一步探讨。

2. 循环管理与液体治疗 MMD 围术期血流动力学变化与脑缺血发生密切相关，脑血流动力学的变化增加了神经功能障碍发生的风险。围术期宜将血压保持在基础或轻度升高水平，以维持正常 CPP，确保 CBF 稳定，降低脑缺血发生的风险。Takagi 等曾报道一例肾性高血压合并 MMD 患者，因术前服用抗高血压药物，导致术中血压下降而引起脑梗死。术前抗高血压药物的应用、出血型 MMD 的脱水治疗、术前禁食等造成的容量不足及麻醉药物的作用，术中和术后出现血压降低者（低于基础血压），TIA 发生率显著高于未发生血压降低者。围术期出现低血压，此时宜应用多巴胺、去氧肾上腺素、麻黄碱及补液等处理。此外，MMD 是全身血管病变的一种表现，围术期也需注重心、肾的灌注及功能保护。

液体治疗需要补充正常的生理需要量以及麻醉和手术所导致的循环血容量和液体缺失。Smith 等建议 MMD 患者围术期应保持高容量状态，以预防低血压和低脑灌注压。甘露醇和呋塞米可致脱水、低血容量，引起低血压，因此，MMD 患者围术期应谨慎或避免其应用以获取脑松弛状态，可应用脑室引流的方法降低 ICP。心功能、肾功能正常的患者，尿量是反映容量状态的良好指标。少尿是 MMD 患者发生神经功能障碍的危险信号。Sato 等研究 MMD 患者围术期脑缺血相关因素显示：发生脑缺血（TIA 发作及脑梗死）患者的尿量［2.2 ml/（kg · h）］显著低于未发生脑缺血的患者［4.1 ml/（kg · h）］。术中失血是导致 MMD 患者脑缺血的潜在因素，宜将血细胞比容维持在 30% ～ 42%，必要时进行成分输血，提高携氧能力，保证脑氧供需平衡。

3. 动脉血二氧化碳的管理　MMD 患者的受累血管对 CO_2 的反应性为单向表现，即在高碳酸血症时受累血管微弱扩张，病变血管供血区域 CBF 增加有限或减少，低碳酸血症时，病变血管保持对 CO_2 的反应，导致其供血区域的 CBF 均减少。正常脑区的血管在高碳酸血症时扩张，此时可能产生脑内区域性充血，局部脑血流转移，导致脑内窃血。Kurehara 等研究围术期高碳酸血症对 MMD 患者局部皮质脑血流量的影响显示，正常 $PaCO_2$（39±2.4 mmHg）时，rCoCBF 为 42.8±13.4 ml/（100 g · min），在高碳酸血症（$PaCO_2$ 47.1±2.5 mmHg）时，rCoCBF 为 38.7±14.4 ml/（100 g · min），rCoCBF 降低（$P < 0.05$）。因此，MMD 患者维持正常的 $PaCO_2$ 是围术期合理的选择，推荐保持术前水平，以稳定脑血流，降低围术期发生脑缺血的风险。

4. 体温管理 低温能够降低 $CMRO_2$，能够提高脑对缺血缺氧的耐受能力，起到脑保护作用。在 MMD 患者，低体温降低可能却引起脑血管痉挛；体温升高可能增加 $CMRO_2$，可能诱发脑缺血。因此，MMD 患者围术期宜维持正常体温。

三、围术期监测

（一）局部脑氧饱和度监测的应用

近红外线光谱局部脑氧饱和度（$rScO_2$）监测能够无创、连续、实时反映额叶的脑氧供需平衡的变化。氧合型血红蛋白和还原型血红蛋白对近红外光谱（NIRS）具有不同的吸收特性，依据近红外光谱在两者中不同衰减程度，准确检测出血红蛋白的变化，测定局部脑组织氧饱和度（$rScO_2$）。MMD 术中监测 $rScO_2$ 能够直接反映脑氧供需平衡（$CMRO_2/CBF$）状态的改变，间接了解额叶 CBF 的变化。

（二）颈静脉球氧饱和度监测的应用

颈内静脉球部是颈内静脉的起始处，位于颈静脉孔区，其内无颅外静脉血掺杂，故测定颈静脉球氧饱和度（$SjvO_2$）能够反映大脑半球的氧供需平衡的改变，可作为反映脑组织氧合状况的指标。MMD 具有特殊的脑血流分布：额叶血流分布较少，而颞叶后部及枕叶区域血流分布相对丰富。MMD 异常新生血管网具有特殊的二氧化碳反应性：低 $PaCO_2$ 时，其对二氧化碳的反应性依然保持，即随着 $PaCO_2$ 的降低而收缩，局部脑血流减少；但是在高 $PaCO_2$，其二氧化碳反应性减弱或消失，即烟雾血管网处于完全扩张状态，随着 $PaCO_2$ 的升高而微弱扩张或不扩张，而颞叶后部及枕叶区域，脑血管对二氧化碳反应性完好，因此，当 $PaCO_2$ 升高时颞枕区域的脑血管扩张，导致额叶区域脑血流向颞叶后部及枕叶区域转移，发生大脑半球充血与脑内窃血的危险。当 $SjvO_2$ 值大于 76% 时，大脑半球处于充血状态，预示着颅内窃血发生。有研究显示：当 $PaCO_2$ 大于 40 mmHg 时，额叶烟雾脑血管扩张不足以对抗因颞叶后部及枕叶血管扩张导致的脑内血流区域性转移，可能导致脑内窃血，造成额叶脑氧供需失衡，引起术中脑缺血等不良事件。

四、围术期并发症及预防

（一）脑缺血

1. 注意手术体位，颈部过度扭转可以起对侧颈动脉及椎动脉受压可引血流速度降低，对侧脑血流量降低。

2. 维持血压不低于基础水平，保持高容量状态，以预防低血压和低脑灌注压。

3. 维持 $PaCO_2$ 术前状态，推荐 35 ～ 40 mmHg。

4. 避免血细胞比容过高。将血细胞比容维持在 30% ～ 42% 为宜。

（二）脑肿胀

脑肿胀多见于出血型烟雾病。避免 $PaCO_2$ 剧烈快速变化，力求平稳变化；避免脑静脉回流受阻：颈部过度扭转、头低位及屏气（人机对抗）等。

（三）高血压及低血压

选用快速短效血管活性药物维持血压平稳，减少波动：

去氧肾上腺素，去甲肾上腺素，尼卡地平，艾司洛尔等。

五、烟雾病脑血管重建手术后需要的思考问题

（一）监测血压变化

MMD 患者行脑血管重建手术后的血压管理不容忽视，术后 24 h 宜严密监视血压变化。血压过高可能引起高灌注综合征及吻合口出血；血压降低可能引起吻合血管血栓形成，导致脑梗死。推荐的 MAP 控制范围为 80 ～ 100 mmHg。术后 48 ～ 72 h 内，宜对患者进行扩容治疗，每日的静脉输液量为正常维持量的 1.5 倍左右，维持血压平稳，保证脑灌注，预防脑缺血。

（二）术后镇痛

MMD 术后脑梗死可能和镇痛不足有关，良好的术后镇痛能够降低脑缺血或脑梗死的危险。术后疼痛导致焦虑，可引起脑氧代谢率增加，这对 MMD 患者非常不利。特别是儿童患者，疼痛常可引起哭闹，导致过度通气，颅内压升高，继而出现脑代谢率升高，CBF 降低，可能发生脑缺血、脑缺血等异常情况。术后镇痛可依据手术类型、年龄及疾病状态的不同选择不同途径实施，但是肌注给药的方式不应常规采用。肌内注射会增加患者的焦虑，儿童患者可能因此哭闹；当对儿童患者进行引流管或是尿管拔除的操作时，最好给予充分的镇静镇痛以降低脑血管意外的风险。

（三）监测凝血功能变化

术后宜复查凝血功能，如果异常需进行纠正并于术后第一日恢复抗凝治疗。

六、特殊烟雾病患者的麻醉

（一）MMD 合并妊娠患者行剖宫产手术的麻醉

MMD 合并妊娠患者建议行择期剖宫产手术，以避免因

自然分娩时疼痛及下坠感导致的高血压性脑出血或是过度通气性脑缺血发生脑卒中。麻醉管理的关键是在保证新生儿的安全同时，维持产妇 CBF 的稳定，减小血压避免血压波动，避免及过度通气。目前对于 MMD 合并妊娠患者的麻醉选择尚无一致的推荐指南意见，椎管内麻醉和全身麻醉都各自有成功实施的报道。

一般认为椎管内麻醉是 MMD 合并妊娠患者行剖宫产手术的首选麻醉方法，有椎管内麻醉禁忌者除外。椎管内麻醉具有方便评估神经功能的变化和避免气管插管和拔管时引起高血压的优点，但存在低血压、紧张焦虑和过度通气的缺点。术中低血压的处理措施包括：预扩容输液（乳酸林格液 15 ml/kg）、静脉注射麻黄碱及轻微左倾子宫。Ando 等在 MMD 孕妇合并妊娠患者进入手术室后应用镇静剂量的丙泊酚减轻紧张焦虑，避免过度通气。Kato 等对 MMD 孕妇合并妊娠患者在行剖宫产术前进行镇静处理，取得了同样的效果，新生儿并未出现呼吸抑制及行为异常。椎管内麻醉首选硬膜外阻滞，血流动力学变化小，低血压发生率低，并且可以实施术后镇痛。蛛网膜下隙阻滞可导致 MAP 的剧烈下降，降低脑灌注，加重脑缺血。因此，MMD 患者宜谨慎或避免应用蛛网膜下隙阻滞。

全身麻醉能够降低 $CMRO_2$，提高脑对缺血缺氧的耐受能力，起到脑保护作用，更好地控制呼吸与循环。但是可能存在反流误吸、新生儿呼吸循环抑制、插管及拔管时的高血压反应以及由此引起的颅内烟雾血管病变血管破裂出血。研究表明 2.5 mg/kg 诱导剂量的丙泊酚用于剖宫产患者并未出现新生呼吸与循环抑制；然而 2.8 mg/kg 诱导时却出现了新生儿 Apgar 评分下降的情况。与硫喷妥钠比较，丙泊酚诱导能够减轻插管反应。研究显示剖宫产患者给 2 mg/kg 诱导剂量的丙泊酚插管反应轻微。术前实施充分的预扩容输液能较好地预防丙泊酚引起的血压下降。对于 MMD 合并妊娠患者术后镇痛不容忽视。疼痛可引起焦虑—过度通气—低碳酸血症的恶性循环，导致 CBF 下降，增加脑缺血、脑梗死的危险。

（二）MMD 合并甲状腺功能亢进症（甲亢）患者的麻醉

MMD 合并甲亢患者患者的麻醉目标是维持脑氧供需平衡，关键是控制甲亢状态，避免急性脑血管不良事件的发生。合并甲亢的 MMD 患者，其脑梗死的发生与甲亢状态有关：增多的甲状腺激素引起脑耗氧增加，脑代谢率增加，脑灌注受损；此外，甲亢引起的血液高凝状态也会增加脑缺血事件的发生。一般情况下，脑缺血的症状会随着甲亢症状的控制而改善，也会伴随甲亢的复发而恶化。Kushima 等发现处于甲亢状态的 MMD 患者常可发生急性脑血管事件。甲亢未控制或未完全控制的 MMD 患者，其手术风险显著增高。Im 等报道外科相关性脑缺血性损伤仅发生在围术期甲亢未得到完全控制的患者。因此，MMD 甲亢患者的良好的术前准备尤为重要。MMD 甲亢患者术前可给予甲基咪唑和丙硫氧嘧啶进行治疗，对于出现粒性白细胞数量下降不能继续治疗者，可应用卢戈液继续治疗，但后者的疗效是否能减少甲亢相关性脑血管事件有待进一步考证。对于出现甲亢相关的心率和血压增高者，可应用 β 受体阻滞剂（普萘洛尔或阿替洛尔）进行治疗。鉴于 MMD 患者的病理生理学特点——“挣扎式脑灌注，潦倒式脑氧供”，因此，对于合并甲亢的患者宜待完全控制症状、甲功检查恢复正常后进行手术，以避免因过多的甲状腺激素引起的脑氧供需失衡，导致脑缺血等不良事件的发生。

推荐阅读

1. Parray T，Martin TW，Siddiqui S.Moyamoya Disease：A Review of the Disease andAnesthetic Management.J Neurosurg Anesthesiol，2011，23：100- 109.
2. Park HM，Kim TW，Choi HG.et al.The Change in Regional Cerebral Oxygen Saturation after Stellate Ganglion Block. Korean J Pain，2010，23（2）：142-146.
3. Scott RM，Smith ER.Moyamoya disease and moyamoya syndrome.N Engl J Med，2009，360：1226-1237.
4. Chui J，Manninen P，Sacho RH，et al.Anesthetic management ofpatients undergoing intracranial bypass procedures.Anesth Analg，2015，120（1）：193-203.
5. Blanc C，Janoura S，Pallot C，et al.Moyamoya disease：Diagnosis，clinical features，evolutionand treatment in 10 patients.Rev Neurol（Paris），2015，171（1）：58-64.
6. Thines L，Petyt G，Aguettaz P，et al.Surgical management of Moyamoya disease and syndrome：Current concepts and personal experience.RevNeurol（Paris），2015，171（1）：31-34.

21 功能神经外科麻醉

于浩杰　岳红丽

第一节　癫痫手术麻醉

世界卫生组织（WHO）对癫痫的定义是：癫痫是多种病因导致的具有发作性症状的脑病。一般分为原发性癫痫（primary epilepsy）和继发性癫痫（secondary epilepsy）。药物治疗仍然是癫痫患者的主要治疗手段，只有在药物治疗无效或不能耐受药物副作用的局限性病灶患者，才是神经外科手术治疗的适应证。癫痫的神经外科手术治疗主要分为三种：癫痫灶切除术、癫痫放电传导通路阻断术和提高癫痫放电阈值的手术。癫痫手术一般采用全身麻醉，其优点是患者舒适、不动，循环、呼吸系统监测完善，可控制颅内压（intracranial pressure，ICP），并可同时应用诱发电位监测或者手术中唤醒麻醉技术，以观察和保护患者的感觉、运动功能。切除脑功能区（尤其是语言功能区）占位病变引发的癫痫病灶，可采用手术中唤醒麻醉，又称为麻醉-清醒-麻醉技术。

一、麻醉前准备

癫痫患者需要常规进行全身各系统的评估，评价患者的

ASA分级、MET分级、是否有困难气道、既往手术史、药物过敏史等问题。明确手术的方式，是否需要皮质脑电图监测或者术中唤醒，小儿患者还需要评价发育情况、有无近期的气道高反应问题。

需要特殊注意的问题

（1）明确癫痫的病因和发作类型、特点。

（2）应用的抗癫痫药物类型、时间、用量及相关不良反应情况。长期服用抗癫痫药物的患者可能有药物性肝损害、骨髓抑制（粒细胞减少或再生障碍性贫血）及皮疹、嗜睡等不良反应。控制癫痫的长效药物应在手术前一周开始逐渐减量或停药，此期间可选用短效抗癫痫药物（例如咪达唑仑、丙泊酚或硫喷妥钠等）预防或控制癫痫发作。长时间应用抗癫痫药物可能存在凝血功能异常，较多见的是应用丙戊酸钠可能存在纤维蛋白原降低。

（3）对手术中需要进行脑电生理监测的患者，除了个别癫痫发作十分频繁者，手术前一日应停用任何具有抗癫痫作用的长效镇静药物，至少于手术前48 h停用抗癫痫药物。

（4）除非抢救性急诊手术，对手术当日麻醉前癫痫发作的患者，应延期手术。

（5）癫痫患者的精神状态，例如焦虑等。

（6）明确患者脑电图监测的方式——皮质脑电图或深部电极脑电图。深部电极的放置包括机器人引导和立体定向引导两种方式，后者在术前需要在头部固定框架便于定位靶点，该头架会妨碍面罩通气，因此需要制订好气道解决方案。

（7）患者知情和配合，例如需要术中唤醒的患者，应交代手术中可能需要短时清醒并配合医务人员进行相关的操作，但是该过程短暂而无痛。

二、麻醉选择及管理

癫痫手术的麻醉首选气管插管全身麻醉，喉罩全身麻醉已经成功用于术中唤醒的癫痫患者。因此应根据手术特点和患者的具体情况综合考虑，有反流误吸风险的患者禁用喉罩全麻。

1. 全身麻醉 基本原则：根据手术特性、手术中是否应用脑电生理监测和诱发电位监测以及患者的特点，可选用吸入麻醉、静脉麻醉和静吸复合麻醉。大多数麻醉药物具有抗惊厥的作用，但是一些麻醉药物仍具有双重效应，具体见表21-1。麻醉管理和监测的基本原则包括：①避免应用可诱发癫痫的药物；②适当增加麻醉药物用量；③长时间手术应考虑给予抗癫痫药物；④过度通气可诱发癫痫发作，除非手术需要，应尽量予以避免；⑤由于麻醉药物和手术中生理状态改变可影响抗惊厥药物的血浆浓度，手术后有发生癫痫的可能。

表 21-1 麻醉药物抗惊厥和促惊厥特点

麻醉药物	促惊厥作用	抗惊厥作用
异氟烷	++	+++
七氟烷	++	
地氟烷	−	
苯二氮䓬类		+++
氯胺酮	++	+
丙泊酚	++	++
阿片类	+++	

2. 全身麻醉的实施

（1）麻醉诱导和气管插管：癫痫手术患者的麻醉诱导大

多采用复合用药的方法，基本同普通神经外科手术患者，但应适量降低影响脑电生理监测药物的用量（例如苯二氮䓬类药物），常用的药物组合是镇静催眠药物、减轻气管插管心血管反应的药物和肌肉松弛药。气管插管操作应迅速轻柔，防止血压升高和心率增快。必要时可考虑应用纤维光导喉镜实施气管插管。较大手术应进行中心静脉置管和动脉置管监测；手术中出血较多者应充分备血和准备手术中自体血液回收装置。

（2）麻醉维持：传统抗癫痫药物如苯妥英、加巴喷丁、苯巴比妥等药物，可以抵抗非去极化肌松药的作用。因此麻醉维持过程中适量应用肌肉松弛药，以中短效非去极化肌肉松弛药为主，避免患者可能因不能耐受气管导管而出现肌肉紧张或呛咳，导致患者受到伤害。此外，服用抗癫痫药物的患者需要更高剂量的芬太尼维持足够的镇痛深度，其具体机制尚不清楚，可能的原因包括受体数量的改变和（或）药物代谢动力学的改变。已经证明，应用 0.7 ～ 1.3 MAC 七氟烷 / 异氟烷实施吸入麻醉是安全的，并且对脑电生理监测影响较小；丙泊酚和瑞芬太尼 / 芬太尼 / 舒芬太尼组合的全凭静脉麻醉（TIVA）是安全有效的麻醉维持方法，瑞芬太尼 0.2 ～ 0.4 μg/（kg · min）可以提供足够的镇痛深度并且对脑电生理监测的影响小；而静吸复合麻醉则可综合两者的优势。手术中进行硬脑膜外或皮质脑电（ECoG）监测时应适当降低麻醉药物浓度。

手术中皮质电刺激可能引起癫痫发作，应做好预防准备。手术台上应备有冰盐水，麻醉药品应备好咪达唑仑或丙泊酚静脉推注；手术后癫痫发作与血液中抗癫痫药物水平改变有关，据报道癫痫患者手术后的血浆药物浓度可明显降低，所以手术后立即应用抗癫痫药物并及时监测血浆药物浓度具有重要意义。应用药物控制癫痫发作时，如果发生呼吸抑制，应立即气管插管给氧和人工呼吸，出现循环功能抑制时应酌情应用血管活性药物。

（3）麻醉苏醒：TIVA 麻醉的苏醒快而平稳，有利于神经功能的观察，如果无特殊要求，可在手术室内拔管，指征同其他神经外科手术，但应注意避免过度呛咳和诱发癫痫发作。手术近结束缝合硬脑膜时，可适当应用抗呕吐药物（例如昂丹司琼、托烷司琼），做好镇痛衔接，以避免停用短效镇痛药物而引起的躁动。

三、围术期癫痫的处理

1. 手术前抗癫痫药物的应用 对于手术中不需要脑电生理监测或电刺激的癫痫患者，手术前（包括手术当日）可正常服用抗癫痫药物，并在手术前应用短效苯二氮䓬类药物或苯巴比妥类药物进行满意的镇静处理。对于手术中需要进行脑电生理监测的患者，除个别癫痫发作十分频繁者外，手术前 1 日应停用任何具有抗癫痫作用的长效镇静药物，至少在手术前 48 h 停用抗癫痫药物。除非抢救性急诊手术，对手术当日麻醉前癫痫发作的患者，应延期手术。

2. 癫痫发作的控制 由于患者在任何时候均可出现癫痫发作，特别是突然停药之后，因此手术前需要准备好抗癫痫药物。如果在麻醉诱导中出现强直-痉挛性癫痫发作，可静脉注射丙泊酚或咪达唑仑。手术中癫痫大发作主要与应用皮质电刺激有关，脑表面冰盐水处理可以抑制癫痫样电活动。手术后癫痫发作通常与血液中抗癫痫药物水平改变有关，手术后立即给患者应用抗癫痫药物并及时监测血浆药物浓度。应用药物控制癫痫发作时，如果发生呼吸抑制，应立即进行气管插管给氧和人工呼吸，出现循环功能抑制时应酌情应用血管活性药物。

第二节　迷走神经刺激器植入术的麻醉

迷走神经刺激器（vagus nerve stimulation，VNS）植入术是一种治疗病灶定位不明确的难治性癫痫患者的手术方案。麻醉医师应当掌握该类手术的手术步骤、作用机制、患者基础疾病与麻醉的相互影响、术前访视要点以及围术期可能发生的相关并发症的诊断和处理，确保手术顺利进行和患者安全。此外，随着迷走神经刺激器植入术在临床应用范围的增大，接受该手术的患者行其他手术和操作的概率增大，麻醉医生应了解长期接受迷走神经刺激的患者的生理改变及其对麻醉管理的影响以及除颤、电复律、电凝等操作对 VNS 的影响。VNS 植入术的麻醉管理应遵循以下原则：围术期尽可能控制癫痫发作；考虑长期使用抗癫痫药物对麻醉用药代谢的增强；避免使用降低癫痫发作阈值的药物；尽可能避免降低癫痫阈值的各种因素。

一、术前评估及准备

1. 基础疾病的治疗情况　了解基础疾病的病情程度、治疗用药及其与麻醉药物间的相互作用、治疗药物引起的副作用，必要时与神经内科会诊，确定治疗用药的剂量及是否停药。拟行 VNS 治疗的癫痫患者往往服用多种抗癫痫药物治疗，且药物作用欠佳，常伴有癫痫的反复发作。术前应继续抗癫痫药物治疗直至手术当日，术后应尽早恢复抗癫痫药物的治疗。应重点了解癫痫发作的症状、频率、诱因和先兆症状。长期服用抗癫痫药物可能引起机体凝血功能等改变，术前访视时应关注。

2. 合并症及其治疗情况　围术期高血压增加术中风险，所以应详细了解合并高血压患者的血压控制情况及治疗用药，手术当日可使用 β 受体阻滞剂等药物避免术中血压过高。但应注意术前长期服用抗癫痫药物可能影响某些心血管药物的血药浓度。

3. 呼吸功能的评估 研究表明，约 1/3 的癫痫患者术前常伴有呼吸睡眠暂停综合征、术中迷走神经刺激后可能引起咽喉部肌肉及颜面下部肌肉痉挛，引起呼吸系统异常。所以该类手术患者术中全麻时应采用气管插管。术前应重点评估患者的颈部活动度、张口度、Mallampati 分级等插管条件，必要时应做好困难插管的人员和工具的准备。

4. 心血管系统的评估 虽然术中手术操作或迷走神经刺激引起心动过缓甚至心脏停搏的概率很小，但仍有报道。故该类手术术前评估时应常规进行 EEG 检查；存在心脏传导功能异常的患者应请心内科会诊，必要时可行 holter 检查。此外，因迷走神经位于颈动脉鞘内，术中手术操作可能损伤颈动脉或颈内静脉，引起大出血，所以术前应向血库申请备血。

5. 既往史 既往有起搏器、植入性心脏除颤器应关注其与植入电极和脉冲发生器的相互影响。

二、术中麻醉管理

1. 麻醉方法的选择 目前 VNS 植入术通常选用全身麻醉。为避免术中刺激迷走神经引起的咽喉部及颜面下部肌肉麻痹以及降低术中癫痫发作时患者的气道风险，应选择气管内插管。

2. 麻醉药物的选择 麻醉医生应充分了解长期使用抗癫痫药物对麻醉药物代谢的影响以及各种麻醉用药对癫痫阈值的影响，以便术中合理使用麻醉药物及其剂量。

长期服用某些抗癫痫药物如苯妥英钠、卡马西平可能诱导肝细胞色素 P450 同工酶，增强经肝代谢的肌松药如维库溴铵、罗库溴铵、镇痛药和苯二氮䓬类类药物的代谢，缩短它们的临床作用时间。顺阿曲库铵主要依赖于 Hoffmann 消除和血浆酯酶代谢，因而作用时间不受影响。此外，长期使用抗癫痫药物可引起神经肌肉接头处的胆碱能受体的上调，因而可引起神经肌肉阻滞剂的需求量增加。

麻醉药物对癫痫发作阈值的影响不同，应避免使用降低癫痫阈值的药物。首都医科大学附属北京天坛医院目前多采用咪达唑仑、丙泊酚、舒芬太尼和肌松药诱导，持续泵注丙泊酚、瑞芬太尼，间断给予肌松药和舒芬太尼的麻醉方案。

3. 术中监测 应根据患者具体情况选择术中进行何种监测。除美国麻醉医师协会（ASA）规定的常规监测外，可根据患者的心血管或呼吸系统等的具体情况选择更多的有创检测。为避免手术操作压迫颈动脉，影响同侧上肢血压数值的准确性，建议使用对侧上肢测压。基于 ASA 推荐，术中推荐使用脑电双频谱指数（BIS）等镇静水平的监测。EEG 监测不作为必需。

4. 术中管理 因为过度通气可能会诱发癫痫发作，所以 VNS 植入术中应维持正常的二氧化碳分压，避免发生低氧血症和低碳酸血症。

应了解患者的基础血压和心率。因手术操作暴露迷走神经紧邻颈动脉和颈内静脉，血压过高容易出血，故术中应避免血压过高，并预先开放粗的静脉通路。因低血压可能诱发癫痫发作，故术中应维持循环平稳。手术暴露迷走神经可能引起心动过缓、完全性房室传导阻滞甚至心室停搏，所以应密切监测心电图（EEG），并做好心脏复苏的准备。

低钠血症可能降低癫痫发作的阈值，所以应维持电解质平衡，避免血钠过低。

三、VNS 植入患者行其他手术的麻醉管理

1.VNS 植入术患者的病理生理改变 VNS 植入术后，长

期刺激迷走神经使患者机体可能出现下列病理生理变化，进而影响该类患者行其他外科手术时的麻醉选择和管理。

（1）呼吸功能：研究证实，虽然刺激迷走神经不影响患者清醒状态下的潮气量或呼吸频率，但可能造成睡眠状态下通气量和呼吸作功的持续减少。在各种麻醉药的影响下，患者极易发生气道梗阻，导致严重的术后并发症。尽管目前对于已经植入 VNS 的患者围术期能否使用镇痛药物尚无定论，但研究显示 OSA 的患者围术期发生呼吸暂停或呼吸功能不全的风险大大增加。

（2）咽喉部功能障碍：长期刺激迷走神经可能引起不同类型的咽喉部功能障碍，包括声音改变、咳嗽、咽炎、咽喉不适和呼吸困难。

（3）其他：植入 VNS 的患者可发生头痛、恶心、呕吐、消化不良和慢性腹泻，甚至出现明显的电解质紊乱，进而影响麻醉诱导及术中的电解质平衡。

（4）对其他电磁操作的影响体外除颤、电转复、电凝、射频消融、体外超声碎石以及核磁共振（MRI）等操作可能损害 VNS 脉冲发生器和导线。脉冲发生器的参数设置容易受到磁场的影响。

2. 麻醉选择和管理　根据拟行手术操作选择合适的麻醉方法。无论患者采用何种麻醉方式，总的原则是维持围术期呼吸、循环等功能的平稳；确保 VNS 系统的功能正常；避免使用降低癫痫发作阈值的药物；避免出现降低癫痫发作阈值的各种因素。围术期管理应注意以下问题：

术前应确认 VNS 系统功能正常、癫痫的控制情况以及用药情况。术后应确认 VNS 系统功能正常及参数设置正常。必要时请神经科医生会诊。

VNS 植入的患者行其他外科手术期间需加强呼吸功能的监测，病情允许的情况下可在围术期把 VNS 调整到较低的刺激频率、减少刺激强度、延长刺激间隔或完全关闭刺激器，并在术前给予抗酸药物、实施快速序贯诱导和气管插管（不使用喉罩），以减少误吸和声门梗阻。在术后恢复室应密切监测并给予吸氧，使用非甾体类镇痛药术后镇痛，以最大限度减少术后呼吸系统并发症的风险。

VNS 植入术患者行上腔静脉穿刺置管时，应尽量避免在 VNS 系统植入侧进行穿刺；术中应密切监测，避免低钠血症、酸中毒等降低癫痫发作阈值的因素。

VNS 植入术患者需要使用电复律、体外除颤时应使用最低能量，并使得除颤电极板尽可能远离脉冲发生器和导线，并电流方向垂直于 VNS 系统。术中必须使用电凝时，应尽量选用双极、负极板的位置要尽可能远离 VNS 系统脉冲发生器。在磁共振操作期间，产生的热可能造成迷走神经及其临近组织的热损伤；产生的磁场可能引起 VNS 功能或设置参数的改变。如果必须进行 MRI 检查，应该查阅并咨询 VNS 的操作手册以便正确使用。

第三节　脑深部电极植入术麻醉

近 30 年来，功能性立体定向神经外科迅速发展，脑深部刺激器植入术因其微创、可逆和可调节性在临床上的应用日益广泛，目前已经替代毁损术，成为治疗功能性神经疾病如帕金森病、特发性震颤、肌张力障碍、癫痫、慢性疼痛、阿尔茨海默病、多发性硬化症和某些精神疾病如强迫症、抑郁症等的一种治疗手段。麻醉医师应当掌握 DBS 植入术麻醉管理的特殊需求、麻醉药和麻醉方法对手术的影响以及围术期可能发生的相关并发症的诊断和处理，确保手术顺利进行和患者安全。

DBS 系统包括 3 部分：颅内的植入电极，连接延长线和植入的脉冲发生器（电刺激器）。将电极植入颅内目标神经组织（靶点核团），通过延长线与脉冲发生器相连。后者是电池供电的神经刺激器，一般埋置在锁骨下或腹部的皮下，调节至最佳频率改善患者症状，并控制相关副作用。DBS 植入术主要包括以下两个步骤：第一步，安装调试头架，进行头部 MRI 扫描，并调试埋置植入电极；第二步，埋置脉冲发生器。第一步中安装调试头架可在病房和核磁共振室完成，而调试埋置植入电极和第二步需在手术室进行。两个步骤可同一天完成，也可在完成第一步后间隔 3 ～ 14 天再进行。目前尚无充足证据显示何时进行第二步手术更好，首都医科大学附属北京天坛医院目前多选择在同一天完成。

一、术前评估和准备

1.DBS 植入术的特殊性

（1）患者术前有神经功能障碍，且多合并心血管及呼吸系统疾病，需常规使用药物控制症状或治疗。

（2）部分手术操作时患者需使用头架固定头部且清醒合作以观察临床症状的改善及不良反应的发生。

（3）术中需通过 MRI、微电极记录和试验性刺激测试等手段来提高靶点核团定位的准确性。如患者清醒不能合作需镇静或麻醉时，麻醉药物可能影响气道、MERs 和刺激测试。

因此，麻醉医生应对患者进行术前访视，必要时请神经内科、神经电生理、药剂科及精神心理科医生会诊，评估患者的身体、认知和精神心理状态，以制订最佳麻醉方案。

2.DBS 术前访视要点　DBS 植入术术前访视和准备除常规项目外，应重点关注以下方面：

（1）基础疾病治疗情况：基础疾病（帕金森病、肌张力障碍、癫痫、慢性疼痛等）的病情程度、治疗用药及其与麻醉药物间的相互作用、停药后可能发生的情况，必要时与神经内科会诊，确定治疗用药的剂量及是否停药。

（2）合并症及其治疗情况：围术期高血压增加术中颅内出血的风险，所以应详细了解合并高血压患者的血压控制情况及治疗用药，手术当日可使用 β 受体阻滞剂等药物避免术中血压过高。术前和术后应尽可能停止抗血小板治疗。慢性抗凝治疗不应作为手术禁忌，但须在围术期关注凝血状态。严重的帕金森病患者可能出现严重但无症状的吞咽困难，容易发生误吸。

（3）呼吸道评估：因为部分手术操作时，患者需使用头架固定头部，麻醉医生难以进行气道操作，所以即使在清醒状态下也应仔细全面的评估气道，制订气道管理的方案和计划。对术前合并阻塞性睡眠呼吸暂停的患者更应重视。

（4）精神心理状态的评估及准备：术前应评估患者的精神心理状态，幽闭恐惧症患者难以进行 MRI 定位及清醒状态下完成 MERs 和刺激试验。

（5）认知功能的评估：术前确认患者认知状态，不影响其术中合作及不良反应的主诉。

（6）既往史：既往有起搏器、植入性心脏复律除颤器、动脉瘤夹闭术等磁性装置植入手术史者，不能进行 MRI 立体成像；有起搏器、植入性心脏除颤器者应关注其与植入电极和脉冲发生器的相互影响。

二、麻醉方法的选择

DBS 植入术分步进行。不同手术步骤对麻醉的要求不同。一般说来，第一步均可在局麻监测或神经阻滞或清醒镇静下完成，第二步常需全身麻醉。不论选用何种麻醉方法，DBS 植入术的麻醉管理应达到以下目的：①提供良好手术条件，充分镇痛，维持体温，使患者舒适；②协助术中的神经监测，如微电极记录或试验性刺激测试来确认靶点位置；③能及时发现并快速诊治相关并发症。

1. 局部麻醉和镇静处理 DBS 植入术的第一步即安装调试头架，并进行头部 MRI 扫描和调试埋置植入电极通常可在局部麻醉监测或（和）神经阻滞（眶上神经和枕大神经阻滞）下完成。局麻药物可使用 1% 或 2% 的利多卡因，也可使用 0.67% ～ 1% 利多卡因＋ 0.33% ～ 0.5% 罗哌卡因混合液，以发挥利多卡因起效迅速、罗哌卡因作用时间长的特点。术中患者应采取合适的体位，寰枕关节伸展以利于气道通畅；下肢弯曲，在头颈抬起至坐位的时候仍保持稳定性。密切监测血压，必要时可使用血管活性药维持血压稳定。可以通过鼻导管或面罩吸氧（面罩需要在安装头架前放置），有阻塞性睡眠呼吸暂停的患者可采用术中持续正压通气。

如患者过度紧张，可给予适当镇静，但应选择短效、停药后作用迅速消失、对 MERs 影响小的药物，并避免在 MERs 和刺激测试时停止使用。目前常用药物有丙泊酚［50 μg/（kg · min）］、阿片类药物［芬太尼 50 ～ 80 μg、舒芬太尼 2.5 ～ 5 μg、瑞芬太尼 0.03 ～ 0.05 μg/(kg · min）］和右美托咪啶［0.3 ～ 0.6 μg/（kg · h）］。由于大剂量镇静用药和镇痛药可能造成呼吸和循环抑制，而术中头架限制了麻醉医生对患者气道的管理；同时电极刺激效果的判断要求患者处于清醒、依从和配合状态；加之有研究发现患者术中谵妄的发生率与镇静药物和镇痛药的用量有关，所以应避免中、重度镇静。

2. 全身麻醉 如患者恐惧清醒手术、慢性疼痛综合征、癫痫、严重的停药后震颤、严重肌张力障碍以及儿童，则需要全身麻醉。应选择对 MERs 和刺激测试影响小的药物。此外，手术第二步，即植入脉冲发生器，更换起搏器电池以及将 DBS 与植入起搏器连接过程，需要在头皮下以及颈部打通皮下隧道，手术刺激较大，通常需要全麻下完成。麻醉诱导：丙泊酚 1 ～ 2 mg/kg 或依托咪酯 0.3 ～ 0.4 mg/kg ＋芬太尼 2 ～ 5 μg/kg 或舒芬太尼 0.3 ～ 0.5 μg/kg ＋维库溴铵 0.08 ～ 0.1 mg/kg 或罗库溴铵 0.6 ～ 0.9 mg/kg 均可满足喉罩置入或气管插管。麻醉维持：丙泊酚复合瑞芬太尼全凭静脉麻醉（TIVA）或靶控输注（TCI）或复合使用 0.2 ～ 0.4 MAC 的七氟烷或地氟烷。需要注意的是：DBS 植入术手术患者的基础疾病及治疗用药可能影响患者的血流动力学状态和麻醉药物的药代动力学，所以在全麻时应加强监测及用药个体化。

三、并发症的预防和处理

DBS 植入术术中并发症的发生率为 12% ～ 16%。麻醉医生应加强生命体征的监测，及时发现并发症并迅速治疗。

1. 心血管系统并发症

（1）高血压：术前高血压控制不良、术中焦虑等均可引起围术期血压增高。因高血压可引起颅内出血的风险增加，所以在电极植入前必须控制。可继续术前降压药治疗、适当镇静，必要时使用血管活性药，控制收缩压＜ 140 mmHg，或不高于平时血压的 20%。

（2）静脉气体栓塞（venous air embolism，VAE）和低血容量：临床指征包括突发剧烈咳嗽、呼气末二氧化碳（$ETCO_2$）迅速降低以及无法解释的低氧血症和低血压。预防措施包括降低头部升高幅度，适当补液。若发生 VAE，应迅速将患者置于头低脚高体位、止血、盐水冲洗术野、在暴露颅骨边缘应用骨蜡阻止气体进一步进入以及中心静脉导管抽出气体，同时应快速静脉补液并使用血管活性药维持组织灌注。

（3）体位性低血压：多由抗帕金森药物引起，也可因麻醉药的扩血管作用、围术期低血容量以及自主神经功能紊乱而加重。处理措施：维持适当的麻醉深度，避免麻醉过深；补充容量，维持有效循环血量；使用血管活性药等。

（4）心动过缓和心脏停搏：虽然发生率极少，但有病例报道。被认为与 Bezold-Jarish 反射（Bezold-Jarish reflex，BJR）有关。高危患者可通过术前给予抗迷走药物，如阿托品、格隆溴铵和预防性补充容量等加以预防。若发生 BJR，应在补充容量的同时，给予血管活性药，必要时可行胸外心脏按压等复苏治疗。

2. 呼吸系统并发症　过度镇静、体位不当、颅内出血导致的意识障碍均可引起上呼吸道梗阻。此外患者基础疾病尤其是帕金森病，可引起呼吸肌功能不良造成限制性通气功能障碍、上呼吸道梗阻、构音障碍以及阻塞性睡眠呼吸暂停。术中应密切观察患者的血氧饱和度，必要时调整体位或置入喉罩进行气道管理。

3. 神经系统并发症　表现为意识或言语障碍，包括疲劳，药物戒断，震颤，颅内出血或气颅。局灶性抽搐可以初始使用小剂量咪达唑仑和（或）丙泊酚，等症状控制后再手术。颅内出血是严重的并发症，会导致永久性神经功能损伤，需迅速处理和进一步治疗。

4. 术中不适、应激和震颤　清醒患者由于在陌生环境里长时间保持不动，并且要配合手术，会有身体不适和心理压力。术中理疗、局部按摩和呼吸练习可减轻疼痛和紧张。鞘内注射吗啡可以减轻术中腰痛。

5. 长期并发症　包括感染，电极移位，电极断裂，皮肤糜烂。认知方面的副作用包括情绪改变，抑郁，记忆力下降，冲动，幻觉，尤其是术前即有长期抑郁症状的患者，应术前评估和术后密切随访，及时治疗。

推荐阅读

1. Perks A，Cheema S，Mohanraj R.Anaesthesia and epilepsy. Br J Anaesth，2012，108（4）：562-571.
2. Bindra A，Chouhan RS，Prabhakar H，et al.Perioperative anesthetic implications of epilepsy surgery：a retrospective analysis.Journal of anesthesia，2015，29（2）：229-234.
3. Smith DA，Bath J.Epileptiform activity during induction of anesthesia with sevoflurane prior to elective carotid endarterectomy.Vascular，2016，24（1）：96-99.
4. Venkatraghavan L，Li L，Bailey T，et al.Sumatriptan improves postoperative quality of recovery and reduces postcraniotomy headache after cranial nerve decompression.Br J Anaesth，2016，117（1）：73-79.
5. Wilkinson MF，Chowdhury T，Mutch WA，et al.Analysis of facial motor evoked potentials for assessing a central mechanism in hemifacial spasm.Neurosurg，2017，126（2）：379-385.
6. Grant R，Gruenbaum SE，Gerrard J.Anaesthesia for deep brain stimulation：a review.Curr Opin Anaesthesiol，2015，28（5）：505-510.

22 小儿神经外科麻醉

金　旭

现代神经外科技术和手段的进步已经明显改善了神经外科小儿患者的预后。小儿神经外科麻醉医生必须掌握相关进展，合理应用不同麻醉处理方法。因为婴幼儿解剖、神经系统发育和生理与成人有很大差别，麻醉医师必须充分了解这些差别才能制订出一个安全有效的麻醉方案。

第一节　小儿颅内生理学

出生时人体中枢神经系统发育不完善，直至 1 岁后才会发育成熟。生长时期的脑组织耗氧量较大，小儿脑氧耗在基础代谢状态下占总耗氧量的 50%，而成人为 20%，其主要能量为葡萄糖。葡萄糖的耗竭将导致昏迷，最终发生脑死亡。小儿的脑代谢率高于成人，小儿脑组织耗氧 5.8 ml/（100 g · min），耗葡萄糖 6.8 mg/（100 g · min），成人脑组织耗氧 3.5 ml/(100 g · min)，耗葡萄糖 5.5 mg/(100 g · min)。婴儿颅骨尚未完全骨化，比成人颅骨的顺应性好，未闭合的囟门和颅缝可以增宽。因为随着颅内占位的增大或脑积水的发展，颅骨可随之增大，不易引起典型的临床表现。

脑血流量（CBF）影响脑血容量（CBV）、颅内容积和颅内压（ICP）。新生儿和婴儿的脑血管自动调节的界限明显下调［平均动脉压（MAP）20～60 mmHg］。由于“安全范围”变窄，婴儿对急性低血压和高血压的代偿能力差。低血压有导致脑缺血的危险，而高血压可能会导致颅内出血。现在研究建议足月健康新生儿最低MAP应该大于35 mmHg，或者变化小于20%（与基础值比较）是保证脑灌注的极限。婴儿对过度通气的反应敏感，极低的$PaCO_2$（＜20 mmHg）有导致脑缺血的危险。耐受力不等于代偿力，围术期异常情况处理不及时，婴幼儿比成人更容易出现严重后果。

第二节　小儿神经外科麻醉管理

一、麻醉前评估准备和麻醉前用药

小儿神经外科手术的麻醉前访视极为重要，包括神经疾病的病理生理变化，对所有合并症的全面评估，用药史，血容量情况和麻醉史。颅内压增高有时会危及生命。有可疑的或确诊的ICP升高的患儿，在麻醉诱导和维持时需要注意避免ICP的进一步升高。患儿常因摄入量少或反复呕吐而导致血容量不足。另外还要注意有无松动乳牙，请口腔科医生协助处理。有些患儿由于颅面畸形而导致气道异常。要注意以颅脑疾患为主要表现的先天性疾病综合征可能合并心血管和呼吸系统的异常，例如黏多糖贮积症病患者存在特殊困难气道等。

哮喘或近期上呼吸道感染的患儿气道反应性升高，需要加强围术期护理。有研究表明，小儿，尤其是早产儿可能反复发生上呼吸道感染，即使临床症状消失后数周气道仍呈高敏感性，麻醉医师与手术医师必须权衡手术时机和气道情况。如果诱导时发生喉痉挛/支气管痉挛，会导致$PaCO_2$升高，CBF 增加，最终导致 ICP 升高。在多数情况下，麻醉前给予预防性处理，静脉诱导可有效避免气道并发症，七氟烷气道刺激较小，并可以扩张支气管。气管插管时避免麻醉过浅。

有先天性心脏病的患儿，必须要了解疾病的解剖和生理，术中药物选择应遵循不加重左右分流的基本原则。要评估肾功能，尤其是在神经影像造影检查前。有癫痫的患儿，长期服用抗惊厥药物可能会改变麻醉药物的代谢。

术前镇静可缓解患儿的紧张和恐惧情绪。剧烈哭闹、尖叫或抵抗可明显升高 ICP。疑有颅内压增高的患儿，术前镇静药物可能抑制呼吸，引起高碳酸血症和脑血管扩张，应避免使用。术前镇静首选咪达唑仑口服，推荐剂量 0.5 mg/kg，最大剂量 20 mg，绝大部分可以达到消除小儿紧张恐惧的目的，比较容易与家长分离。其他可选方法包括咪达唑仑、右美托咪定滴鼻，也可以获得良好效果。氯胺酮增加脑血流（CBF）和脑代谢率，升高 ICP，应避免使用。推荐的麻醉前给药顺序依次为：口服或滴鼻，吸入，静脉，肌注。

常规抗胆碱药，阿托品 0.01 ～ 0.02 mg/kg 是最安全有效的选择。其他如东莨菪碱有可能产生谵妄等副作用，影响神经功能状况判断。盐酸戊乙奎醚已被证明可以用于小儿，在减少分泌物同时不增加心率，应用有其优势。

二、麻醉诱导选择

麻醉诱导取决于患儿的外科病情和合并症的情况。首选静脉诱导，可以使用能降低 ICP 的静脉药物诱导，如丙泊酚、咪达唑仑、依托咪酯等，快速起效的非去极化肌松药，合用阿片类药物可使插管时循环稳定。去极化肌松药因其增加 ICP 且作用时间短暂，如非特殊情况不建议使用。

没有静脉通路的婴幼儿推荐通过面罩进行吸入诱导。诱导用药推荐七氟烷。由于所有吸入麻醉药都会增加 CBF，吸入诱导过程麻醉医师应尽早控制通气，保持轻度的过度通气可抵消 CBF 的增加。同时可开放静脉通路，一旦成功，尽量改静脉诱导。如静脉开放仍然困难，可于 2.0 MAC 值以上深度气管插管，动作必须轻柔且迅速，因为七氟烷代谢迅速，在没有使用肌松药情况下，患儿呼吸会迅速恢复，应在插管后把麻醉深度控制在 1.5 MAC 以上进行其他操作。

三、麻醉的维持

（一）呼吸参数的设置

潮气量＝ 8 ～ 12 ml/kg，年龄越小，体重越轻者，可适当加大潮气量，因为 Y 型接头前的无效腔量相对占比较大。呼吸频率参照小儿正常呼吸频率（6 岁以下 15 ～ 30 次 / 分）。气道峰压＜ 20 cmH_2O，如果侧俯卧位或俯卧位可以接受适当增加。调节吸呼比在 1∶1 ～ 1.5，要提供足够的吸气时间保证气体的交换。将 $P_{ET}CO_2$ 调整至 30 ～ 40 mmHg（术中可维持轻度的过度通气）。推荐在保证潮气量的情况下采用压力控制通气模式，如果有压力控制通气-容量保证模式更佳。气管插管后及体位变动要听诊确认导管位置，听诊也可以及时发现分泌物等的阻塞。

麻醉维持可选择静脉丙泊酚或吸入麻醉药，复合应用阿片类药和肌松药。由于吸入麻醉药可扩张脑血管，加重颅脑顺应性降低患者颅内压增高，随着吸入浓度的增加，还会明显减弱脑血管自动调节功能。运动神经诱发电位监测要避免使用吸入麻醉药，或吸入浓度低于 0.5 MAC。静脉输注短效阿片类药物，如芬太尼、舒芬太尼或瑞芬太尼，可提供足够的镇痛和快速苏醒，尽早进行术后神经功能评估。除了术中需要监测运动神经功能的手术外，一般手术都可以使用肌松药。麻醉药使用应该按照患儿体表面积计算，因小儿代谢相对旺盛，麻醉药用量应酌情增加，停药时间应酌情延后。

尽管近年来较多研究指出吸入麻醉药和NMDA受体拮抗剂会增加神经凋亡，但是更多共识认为低血压引起的脑灌注不足与小儿麻醉手术后出现的认知损害关联性更大。

（二）液体管理

神经外科手术的液体管理非常重要，可按小儿外科麻醉计算公式按“4-2-1”原则补充。但术前呕吐、进食困难、应用脱水利尿药物导致脱水情况复杂，手术时间、出血量、速度等等需要神经外科医生和麻醉医生之间很好的沟通。

术中管理的目标是在等血容量的条件下避免脑和其他器官灌注不足。常选用乳酸钠林格液（Na^+ 130 mEq/L），人工胶体液（一般 Na^+ 154 mEq/L）。但对于鞍区、下丘脑受损从而出现电解质失衡的病例，如高钠血症，一定要根据术中电解质化验数值调整输液成分。对于术前有颅内压增高的患儿，可使用药物降低ICP，通常使用高渗甘露醇。袢利尿剂呋塞米，可产生利尿作用，减少CSF生成和改善全脑水转运的作用。使用这些药物时要注意避免低血容量、低血钾和脱水。所以推荐20%甘露醇剂量不高于5 ml/kg。如复合使用呋塞米，首次小剂量0.1 mg/kg。

小儿对缺血耐受较差，应根据血气分析结果及时补充血液制品。有文献表明年龄低于4岁，围术期血红蛋白低于122 g/L和手术时间超过270 min的开颅手术是异体输血的独立危险因素。

（三）拔管时机的选择

在有些情况下，术后需要保留气管导管，应在术前或术中充分与神经外科医师沟通。当手术操作影响了神经核或脑干功能，抑制气道反射和呼吸驱动力时，术后要继续保护气道和通气支持，直到这些功能可以被评估。俯卧位手术时间过长，可能因面部和气道水肿引起拔管后气道梗阻，需要术后带管。脑干及邻近区域手术者，后组脑神经损伤者，颈段和上胸段脊髓手术者，伴有脑脊液鼻漏或口鼻出血者需要特别注意。如果确定可以拔管，要选择拔管时机，我们不主张深麻醉下拔管，同时应尽量避免拔管并发症。

四、术后常见并发症

麻醉后常见并发症以呼吸、循环和中枢神经系统为主。要避免拔管期间剧烈呛咳，通气不足对颅内压、脑代谢十分有害，也可能增加手术部位再出血的风险。术后经常出现恶心呕吐，要避免误吸。

（一）拔管期喉痉挛

小儿拔管期比成人更容易出现喉痉挛，也更为严重，尤其气道高敏感者易发生。喉痉挛会迅速发生缺氧、二氧化碳蓄积、颅内压增高等严重问题，如不能及时解决，严重者发绀、心率下降甚至心搏停止。一旦发生要面罩加压给氧并静脉推注丙泊酚缓解，如果仍不能有效缓解，可在气道保护下酌情加深麻醉，必要时加用肌松药解除喉痉挛，但应注意肌松药对支气管痉挛无效。

预防：不推荐在深麻醉情况下拔管，因为随着麻醉变浅还有可能呕吐、分泌物增加，仍然可能发生喉痉挛。关键在于拔管时残余麻醉药是否有兴奋喉反射的作用（如吸入性麻醉药、氯胺酮等）。如发生连续呛咳同时全身肌肉紧张、四肢伸直，提示此时拔管极易喉痉挛，应继续输入丙泊酚，待吸入麻醉药彻底排出再考虑拔管。建议程序是：手术后期静脉维持，彻底排净吸入麻醉药，呛咳恢复前吸痰，不刺激患儿。吸痰管置于咽喉部预备，等待自主呼吸恢复并达到呼气末二氧化碳达到或接近正常值，出现呛咳即同时吸痰拔管。此时一般患儿清醒或基本清醒，不会出现喉痉挛或呕吐后误吸。

（二）心动过缓

肿瘤巨大，切除后空腔很大，拔管时头颈扭转引起脑干摆动，同时可能伴有呼吸暂停。这时要恢复到原手术体位，辅助呼吸，一般可自行缓解。

（三）心动过速

一般发生于脑干背侧手术后，持续性的心动过速可伴有通气过度甚至呼吸性碱中毒，可持续数小时至一两天，静脉泵注短效 β_1 受体阻滞剂如艾司洛尔，心率恢复即行减量或停药。麻醉恢复期持续输入艾司洛尔对关颅至拔管期间循环稳定非常有效。

（四）中枢性过度通气

麻醉药残余作用可致通气不足。如果术后出现通气过度，一般为中枢性，多为术中操作影响延髓呼吸中枢所致，不应轻率拔管，应该测定血气，评估是否需要呼吸机辅助。可保留气管导管，适当给予阿片类药物使 $P_{ET}CO_2$ 接近正常，避免过度通气带来的并发症。待患者稳定，清醒，呼吸正常再拔出气管导管。

（五）苏醒延迟或不醒

目前常用麻醉相关药物一般作用时间较短，如果达到苏醒延迟诊断，需要考虑神经外科因素，比如中脑附近手术容易出现苏醒延迟，另外内分泌低下患儿也易出现苏醒延迟。也需要判断麻醉苏醒延迟、不醒和昏迷的关系，观察瞳孔是最简单有效的方式。

（六）体温异常

婴幼儿手术必须注意保温。如果出现中枢性体温异常，需要慎重处理。如果体温过高，在排除恶性高热和感染的情况下，需要降温。

第三节　常见小儿神经外科手术麻醉

一、小儿脑肿瘤

脑肿瘤是小儿最常见的实体肿瘤，在小儿恶性肿瘤中发病率列第二。在所有的小儿脑肿瘤中，2/3位于小脑幕下，因此肿瘤体积虽然逐渐增大，而临床症状出现较晚。在不同的年龄，肿瘤好发部位也不同。年龄越小，越好发于小脑和脑干。随着年龄增大，大脑和幕上肿瘤逐渐增多。不同肿瘤位置和类型可表现出各种各样的症状和体征。婴儿的典型表现是易激惹，发育不良和头围增大，较大儿可表现为头痛、恶心、呕吐、癫痫、肌力减弱和视觉障碍。麻醉时需要注意ICP升高，脑水肿，失血，静脉气栓，凝血障碍，保护性气道反射丧失，代谢异常和水电解质平衡紊乱。麻醉方案应注意维持ICP，维持足够的脑灌注压（CPP）和CBF，手术结束时允许患儿快速苏醒，以便及时评估神经功能。

（一）鞍区肿瘤

肿瘤临近下丘脑、垂体，常见的有颅咽管瘤、视神经胶质瘤和星形细胞瘤（图22-1）等。易发生内分泌改变，如甲状腺素、肾上腺皮质激素分泌不足和水、电解质代谢紊乱，还伴有发育落后、营养不良（具体请参见颅脑内分泌相关章节）。

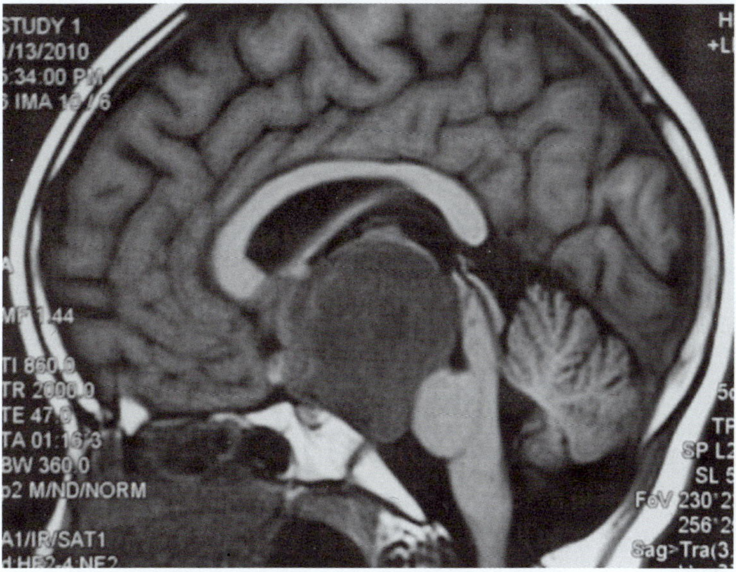

图 22-1　星形细胞瘤

（二）后颅窝肿瘤

最常见位于第四脑室，多为恶性星形细胞瘤、髓母细胞瘤等。术前梗阻性脑积水，高颅压，呕吐、脱水、营养不良，伴有呛水、吞咽困难、呼吸异常等后组脑神经受损症状者较成人少，但因肿瘤巨大，术后这些症状却并不少见，仔细评估术后情况，拔管要慎重。

如评估需要保留气管插管，优先考虑经鼻插管，术后患者痛苦相对小且耐受较好。准备较正常经口气管插管直径小 1 mm 的带气囊导管，液体石蜡棉签充分润滑鼻腔并探查左右鼻孔区别，导管过后鼻孔可经口明视下用插管钳送入。固定深度为经口深度＋ 1 ～ 2 cm，要注意听诊呼吸音并妥善固定。

脑干及附近操作、牵拉刺激迷走神经或核团可导致严重窦性心动过缓，如不及时通知术者暂停操作，可致心搏停止。肿瘤切除完毕止血、注水都可能刺激延髓，出现心动过速、呼吸异常。刺激三叉神经可能出现血压突然升高，心动过速。围术期着重观察心率变化，如发现上述情况立即告知术者。

如术后发生呼吸异常要查血气，评估是否呼吸机辅助，发现自主呼吸通气过度一般保留气管导管，给予芬太尼使呼气末二氧化碳分压在 20 mmHg 以上。累及中脑也可能苏醒延迟。

二、功能神经外科手术

包含癫痫手术及肌张力障碍等手术。癫痫手术除包含小儿神经外科麻醉特点外，其余同癫痫手术麻醉，请参见相关章节。但要了解儿童有强大的重塑能力，即便难治性癫痫需要大脑半球全切，术中可能出血较多，但恢复数年后患儿可能与同龄儿童没有明显不同。目前也已出现改良的脑深部刺激手术，适应证是儿童的肌张力障碍，可以帮助重建功能，麻醉要点参见相关章节。

三、颅缝重建手术

单纯的颅缝早闭会导致颅骨生长不对称和变形。颅缝早闭也可以是某种先天性疾病的部分表现，如 Crouzon 综合征或 Apert 综合征，Pierre Robin（小下颌）序列或神经纤维瘤病。许多患儿的气道管理是一大挑战，甚至需要气管镜来保证气道安全。通常在婴儿早期进行手术，以保证头颅和精神的正常发育。随着神经外科理念发展，颅缝重建手术趋于复杂，时间长，出血多，除常规实施深静脉置管，动脉置管监测以外，还应备好自体血液清洗回收装置，必要时输注异体血。如为俯卧位手术，要妥善保护易受压受损部位，注意呼吸循环管理。有研究表明预防性使用新鲜冰冻血浆并不会降低小儿颅缝重建手术出血量，也不会减少输血量和 ICU 停留时间及住院时间。

四、血管畸形

血管畸形，如动静脉畸形，在儿童期常表现为急性颅内血肿。有 Galen 静脉或其他大血管异常的婴儿，由于畸形血管的高速血流，可能导致充血性心力衰竭。治疗方案取决于畸形血管的位置和滋养血管的类型。手术时间可能会很长，应做好大出血输血准备，在恢复期需要严密监测神经功能，及时发现颅内出血或颅内压增高。很罕见的情况下，术中才需要心肺转流术进行生命支持。

烟雾病患儿麻醉管理的目标是优化脑灌流，通过术前积极补液维持术中和术后血压正常或轻度增高。术中维持 CO_2 正常水平至关重要，因为高碳酸血症和低碳酸血症均可导致缺血区盗血现象。脑电图监测者对监测术中脑缺血可能提供一定帮助。要密切注意术后脑灌注的优化，包括维持正常血容量和使用镇静药和阿片类药物以防止过度通气和疼痛引起的患儿哭泣。

五、神经管闭合不全

胎儿发育时期发生的神经管闭合不全，在出生后表现为脑脊膜膨出。脑膨出是指颅内容物（硬膜或 CSF）从缺损的颅骨处膨出。若是膨入鼻内则很难发现，若是在头上形成一个软肿块，则很容易发现。脊髓脊膜膨出是指脊髓内容物（硬脊膜和 CSF）从脊柱的骨性缺损处膨出。膨出的组织中可能包含神经组织。

脊髓脊膜膨出一般在出生时即发现，如发生破溃或表面极薄即将破溃，需要立即手术。术后缺损部位的愈合需要几天的时间，在这些天里要使患儿侧俯卧位，预防感染和受压致神经组织的进一步受损。CSF 漏或硬膜破裂可能会发展至血容量和电解质异常，在术前需要纠正。诱导插管时的体位应避免损伤膨出的脊髓组织，枕部、颈部脊膜膨出因体位问题插管比较困难，可侧卧位诱导插管。鼻根、额部脑膜膨出病例选用向下异形气管导管，有效杜绝手术操作致导管打折、深浅移位问题；带螺旋钢丝的导管，不能很好地解决因侧向触碰产生深浅移位的问题。术中采用俯卧位的新生儿病例，要小心衬垫，保护受压部位，腹部留呼吸空间，脸侧位如手术时间长可考虑每两小时转换方向，避免面部压伤。

神经管闭合不全的患儿经常在术后由于 CSF 循环障碍而发生脑积水，需要脑室-腹腔分流手术。相关的泌尿科、骨科和神经外科功能不全，在患儿的一生中常需要多次外科手术治疗。

六、脑积水、蛛网膜囊肿腹腔分流术

正常 CSF 循环受阻会导致脑积水。大多数脑积水的患儿有不同程度的颅内压增高。脑积水的原因包括脑室内出血、Arnold-Chiari 畸形、脑肿瘤、先天性梗阻和脊髓脊膜突出。患儿的典型症状为头痛和易激惹，但是症状和体征可逐渐演变为嗜睡、癫痫、呕吐和视神经乳头水肿。脑积水的外科治疗包括从脑部插入引流管将 CSF 引流至身体的另一个部位，最常见的是腹腔内。颅内肿瘤伴梗阻性脑积水患儿，肿瘤切除手术前常需要行侧脑室-腹腔分流，以降低颅内压、改善一般状况，而且，下一步肿瘤切除手术暴露条件也较好。麻醉术前用药、诱导应注意避免增加颅内压。巨大头颅可能造成麻醉未清醒时上呼吸道梗阻。切皮和贯穿皮下隧道时可出现突发疼痛刺激引起体动，麻醉医师应该做好预判并提前加深麻醉以维持循环稳定；反复移动头位可能导致气管导管移位、脱落，麻醉医师必须认真观察，及时作出处理。

蛛网膜囊肿巨大，影响脑发育或有神经症状，要行囊肿-腹腔分流术。

七、脊髓手术

脊髓手术最常见的有两种，解除脑瘫导致的痉挛的手术和脊髓栓系矫正术，其他的如肠源性囊肿、脊髓胶质瘤，麻醉无需特殊技术。脊髓栓系综合征是指由于发育异常导致马尾神经随着身体的生长，由于神经牵拉所造成的神经症状。手术矫正方法为暴露马尾，松解异常栓系。

解除痉挛的手术包括背侧脊神经根切断术和植入巴克洛芬（baclofen）泵。脑瘫引起的痉挛会导致患儿的腿关节挛缩和运动障碍。背侧神经切断术是在俯卧位下，在神经收缩试验后将定位好的神经对应的椎板切开。选择性切断神经根，减弱对肌肉的神经冲动传导，减轻肌肉痉挛。手术在神经刺激器引导下操作，术中禁用肌松药，俯卧位下应避免压伤。在术后，患儿会有严重疼痛，需要镇痛或用苯二氮䓬类药物控制肌肉痉挛。

脊髓手术全麻，主要是体位问题，注意呼吸通畅；长时间俯卧位手术可能导致坠积性肺炎，必须重视；如果蛛网膜下隙开放，需注意有出现脑疝的可能。

八、外伤性脑损伤

小儿死亡的最常见原因之一是外伤，其中外伤性脑损伤（traumatic brain injury，TBI）居首位。由于小儿的头部较大，而颈部较薄弱，在较慢速度时也可能发生 TBI。应积极治疗原发性损伤，避免继发性损伤，尽量降低死亡率。最常见的损伤是弥漫性脑水肿、硬膜外、硬膜下及脑内血肿伴有颅内压增高，如不及时治疗会造成脑疝。约有 50% 的脊髓损伤患儿可能伴有 TBI，弥漫性脑损伤是最常出现的 TBI 类型，而脑水肿则是最常出现的 CT 表现。患儿可能伴有颅面及颈部骨折。围术期应当注意：①外伤性气道的处理，出血，异物或牙齿脱落进入气道；②饱胃和误吸的可能；③由于脑出血和水肿导致的颅内压增高；④继发性缺氧或低血压导致的脑缺血，低血压需要及时的治疗，在补足容量的同时，适时应用血管活性药物；⑤大约超过 1/3 的患儿可能合并其他器官损伤，特别是内脏损伤和骨折；⑥婴幼儿颅内出血量经常导致失血性休克，此时外周静脉收缩难以建立通畅的经脉通路，需及时深静脉置管输血；⑦ GCS 小于 9 分和进行性意识丧失的小儿需要给予气管插管以保护气道和降低颅内压，同时保持颈椎的固定；⑧在麻醉诱导时，静脉给予的诱导药物应具有收缩脑血管的功能，维持期吸入麻醉药物的浓度低于 1MAC，并用阿片类药物及肌肉松弛剂维持麻醉在一定的深度；⑨避免过度通气，除非有出现脑疝的征象；⑩继发的损伤多由高血糖、脑组织充血、脑缺血及凝血功能障碍引起，因此需及时对症治疗。

推荐阅读

1. Clebone，A，Pediatric neuroanesthesia.Curr Opin Anaesthesiol，2015，28（5）：494-497.
2. Vassal，O，et al.Risk factors for intraoperative allogeneic blood transfusion during craniotomy for brain tumor removal in children.Paediatr Anaesth，2016.26（2）：199-206.
3. Aleksic，V，et al.A retrospective analysis of anesthesiologic complications in pediatric neurosurgery.Paediatr Anaesth，2009，19（9）：879-886.

4. McClain，C.D.，S.G.Soriano.Anesthesia for intracranial surgery in infants and children.Curr Opin Anaesthesiol，2014，27（5）：465-469.
5. Soriano，S.G.，E.A.Eldredge，M.A.Rockoff.Pediatric neuroanesthesia. Neuroimaging Clin N Am，2007.17（2）：259-267.

23 脑室镜手术麻醉管理

熊 萨 金 旭

在脑室脑池系统疾病的外科手术治疗中，脑室镜的应用日趋广泛。通过人体自身的 CSF 通道作为操作空间，脑室镜手术具有定位准、创伤小、恢复快等优势。同时，脑室镜手术操作也对颅内病理生理改变有着独特影响，存在其特有的局限性与潜在的并发症。本章对脑室镜手术进行简单概述，并阐述脑室镜手术的麻醉管理。

第一节 脑室镜手术概述

1922 年，美国神经外科创始人之一 Dandy 应用膀胱镜对脑积水患者的脉络丛实施烧灼，并将之命名为“脑室镜”（ventriculoscope）。基于技术所限，当时内镜在神经外科方面的应用主要局限于治疗脑积水，并且创伤大、疗效差、死亡率高。20 世纪六七十年代，随着 Hopkins 柱状透镜系统、光导纤维技术的出现，内镜下照明度与图像分辨率大大提高，神经内镜（neuroendoscopy）技术重新受到重视。1975 年，Griffith 在内镜下完成第三脑室造瘘术和脉络丛烧灼，手术效果较以往明显提高。不断改进后的内镜及配套设备可辅助观察到难以直视的脑内结构，并完成冲洗、吸引、止血、切割、球囊扩张、摄影和录像等复杂操作。1986 年，Griffith 提出“内镜神经外科”的概念。现代神经内镜技术通过与显微神经外科、立体定向、激光、术中超声、神经导航以及人工智能机器人技术相结合，作为微创神经外科的重要手段，其临床应用不断拓宽。

脑室镜是神经内镜应用的最初领域，它以人体自身的 CSF 通路作为操作空间，也是神经内镜最具特点和代表性的。脑室镜手术操作绝大多数是通过专门的内镜器械经由内镜自身管腔完成。随着内镜手术设备和技术不断更新，神经内镜手术理念也不断进步。内镜也可作为影像引导，提供光源及监视系统，辅助观察颅内结构，或利用常规显微神经外科手术器械在内镜外完成显微神经外科手术。同样也可以在显微神经外科术中结合内镜辅助完成一些难以发现的死角部位的操作。目前，在一些脑室肿瘤的手术中，更多采用的是内镜外操作切除肿瘤。

一、脑室镜手术的优势和局限

脑室镜手术在脑室、脑池系统内，通过内镜工作通道在水环境中操作（少数手术使用脑室镜工作通道外行内镜外操作），具有创伤小，对 CSF 干扰小等特点。

与脑室-腹腔分流手术比较，脑室镜下脑积水治疗的优点在于：①更符合人体的生理规律；②避免了终生带管的各种并发症和不适。

与显微神经外科手术比较，大多数脑室脑池囊肿和脑室系统肿瘤更适合使用神经内镜治疗，原因是：①脑室脑池囊肿往往体积较大，显微镜操作常需要较大的骨瓣或皮质造瘘才能完成手术操作。而内镜由于其多角度观察的优势，仅需一个小窗口就可以完成手术操作，可以明显减少手术创伤。

②脑室系统病变位置通常较深，而且脑室系统结构复杂，形状不规则，使用显微镜手术往往有视觉死角，而神经内镜可以避免这一缺点，可以减少非直视操作。

当然，脑室镜手术也存在自身的局限性。首先，脑室镜手术的术野位于脑的深部，手术空间狭小，内镜在术野中移动很容易造成邻近血管、神经、脑组织的损伤。其次，脑室镜术中出血较多时处理比较困难，情况严重时需要改行开颅手术。

二、脑室镜手术的常见疾病及主要手术方法

脑室镜手术主要用于脑室、脑池系统疾病，包括：脑积水、蛛网膜囊肿、脑囊虫、脑室内肿瘤等多种疾病的治疗。脑室镜手术的基本原则是经脑的非功能区入路，减少正常脑组织的损伤，取最短的距离到达病灶。

（一）脑积水

脑积水是由于各种原因导致脑脊液在脑室或蛛网膜下隙过度积聚。脑积水的病因通常为：脑脊液分泌过度；脑脊液通路梗阻；脑脊液吸收障碍。临床上分为脑脊液通路梗阻引起的梗阻性脑积水；脑脊液吸收障碍引起的交通性脑积水。脑室镜最早用于治疗脑积水，尤其是梗阻性脑积水是良好的手术适应证。

1. 三脑室造瘘术　只需在颅骨上钻孔，将内镜置入侧脑室内，通过室间孔进入第三脑室内，用内镜器械、球囊导管在第三脑室底上开放一瘘口，使脑脊液能够从脑室通过瘘口流入蛛网膜下隙，从而缓解脑积水。

2. 透明隔造瘘术　对于三脑室以上部位如室间孔的梗阻所致侧脑室的脑积水，如是单侧室间孔的阻塞则可行透明隔造瘘术，术中宜从正常脑室侧向扩大脑室进行穿通以避免损伤侧脑室壁的正常结构。

3. 脉络膜丛电灼术 在脑室镜下电灼脑室脉络丛以减少脑脊液的分泌，达到治疗脑积水的目的。

4. 导水管成形术 对于中脑导水管狭窄所致的梗阻性脑积水应用脑室镜技术进行导水管的疏通术可达到治疗目的。

（二）脑室系统的囊性病变

脑室镜可用于多种颅内囊性疾患的手术治疗，包括蛛网膜囊肿、脑室内孤立囊肿、透明隔囊肿、脑室相关囊性病变及颅内囊性肿瘤等。以往一些需要开颅或难以手术治疗的颅内囊性病变，只行颅骨钻孔或小的开颅手术，可经脑室镜手术而治愈。不仅提高了疗效，手术的创伤也大大减小。

1. 蛛网膜囊肿 为一种先天性疾病，与外伤、炎症有关，常见于颞极、侧裂、枕大池和脑表面。囊肿内含脑脊液，脑脊液通过囊肿壁上的小裂隙不断流入腔内，使囊肿逐渐增大，压迫局部脑组织，产生症状。内镜手术采用小弧形切口，在颅骨上做一直径 2 cm 的小骨瓣，先切除部分囊壁，然后将囊肿腔与脑池打通，使囊内的脑脊液能够流入脑池，从而缓解对脑组织的压迫。

2. 鞍上囊肿 是生长在鞍区的蛛网膜囊肿。影像学检查主要表现为第三脑室内巨大的圆形或卵圆形囊性占位病变，伴侧脑室额角扩大，呈“米老鼠”征。鞍上囊肿的治疗主要为手术切除部分囊壁，使囊肿与脑室或脑池相通，或行囊肿分流手术。随着神经内镜技术的发展，鞍上囊肿逐渐成为内镜治疗的适应证。在脑室镜下进行囊肿壁部分切除或脑室-囊肿-脑池造瘘术，使囊肿与脑室、脑池、蛛网膜下隙相通。手术创伤小，疗效好。

3. 脑室内囊肿 根据组织来源可分为脉络丛囊肿、室管膜囊肿和蛛网膜囊肿。多位于侧脑室三角区，呈大囊泡状，完全位于脑室内。内镜手术采用病变部位颅骨钻孔，将硬性内镜插入脑室内，使用内镜器械切除囊壁，多可将囊肿完整切除。如囊壁切除困难，可将囊肿与脑室之间打通，起到内引流作用。

4. 透明隔囊肿 是透明隔间腔发育并增大膨隆形成。手术治疗的目的是将透明隔囊肿与双侧脑室打通，使用硬性神经内镜，在囊壁上的血管区，用活检钳等将其穿通，进入囊腔后，再穿透对侧囊壁进入对侧脑室，使囊腔与侧脑室沟通，可行多处造瘘。

（三）脑室旁囊肿或肿瘤

1. 囊性胶质瘤 手术切除、内放疗和化疗治疗囊性胶质瘤和囊性颅咽管瘤都存在易复发的问题。对立体定向活检证实病理诊断的低度恶性囊性胶质瘤、囊性颅咽管瘤以及复发的蛛网膜囊肿，可以使用不锈钢支架将囊液内引流入脑室系统。该支架全长布满小孔，可以更好地沟通囊肿和脑室。首先使用立体定向技术确定置入支架的最佳路径，该路径可以把囊肿和脑室联系起来，然后置入脑室镜，在其辅助下，将支架置入预期位置，支架一端在囊肿内，一端在脑室内，从而可以避免瘘口重新封闭，也可以避免囊肿塌陷以后的瘘口闭塞。

2. 鞍上囊性肿瘤 对于鞍上的囊性颅咽管瘤和 Rathke 囊肿可以使用脑室镜经额角-室间孔入路到达第三脑室底部。首先抽吸瘤体内容物，然后用 37 ℃的林格液持续冲洗以避免化学性脑膜炎的发生。同样在漏斗隐窝和乳头体之间的中线上造瘘，然后用活检钳尽量切除囊壁和瘤内的实性内容物。

（四）侧脑室、第三脑室内实质性病变

常见的脑室内肿瘤包括：室管膜瘤、脉络丛乳头状瘤、星形细胞瘤、胶样囊肿、脑膜瘤等。应用脑室镜治疗脑室内

肿瘤，可清楚地辨认肿瘤组织和周围正常结构，减少对脑组织的损伤，适用于直径在 2.5 cm 以下的肿瘤。与立体定向、超声、无框架计算机辅助立体定向、导航等技术联合应用，可以更准确地选择手术路径。脑室镜手术还可进行活检及缓解脑积水。

脑室内肿瘤中，最适合采用脑室镜手术治疗的疾病是第三脑室胶样囊肿。病变位于第三脑室前部上方，临近室间孔，外有薄层囊壁，内含胶样液体。传统的治疗方法是开颅手术或进行立体定向穿刺抽吸术，而内镜手术综合了两者的优点，目前已成为治疗胶样囊肿的首选方法。手术中在脑室镜的直视下，先抽吸囊液，然后分块切除囊壁，恢复室间孔通畅。

三、脑室镜手术并发症

脑室镜手术具有微创手术的优点，通常创伤小、并发症少。但由于手术区域位于脑内重要结构周围，同时颅内空间局限，也可能发生一些危及患者安危的严重并发症。比如，术中出血、冲洗等引起颅内压骤然升高而造成全身血流动力学改变，严重者可发生心搏骤停、神经源性肺水肿。最常见并发症是由于血性脑脊液等刺激，术后患者发热、头痛、细胞计数升高等。手术操作可牵拉或直接损伤脑内重要结构，比如动眼神经和展神经，下丘脑及穹隆丘脑等。下丘脑受损可引起血压升高、心动过缓、体温调节紊乱；少数患者出现术后短暂性尿崩及电解质紊乱。穹隆受损可产生术后一过性记忆力下降。其他并发症还有：脑室内出血（术中静脉出血、基底动脉破裂），脑室塌陷后硬膜下积液，脑室系统术后感染、脑脊液漏、短暂意识丧失等。

第二节　脑室镜手术的麻醉管理

脑室镜下操作是非常精细的过程，所以脑室镜手术麻醉的首要原则是确保患者头部的绝对制动。患者任何微小体动都可能导致镜筒、光源和器械损伤脑组织。另外，这类手术患者往往术前已经存在颅内压的升高，麻醉过程力求平稳，避免二氧化碳蓄积，避免进一步的脑损伤。此外，尽可能选择能够使患者术后快速清醒的麻醉方案，以利于术后神经外科医生尽早对患者进行神经功能评价。

一、术前准备

（一）术前评估

除常规术前评估以外，脑室镜手术术前应着重评估患者神经功能状况，尤其是患者意识水平、是否存在颅内压升高的相关临床表现及其严重程度，术前是否进行脱水治疗、患者是否有脱水表现，以及原发病进展程度和当前治疗可能对围术期麻醉计划的影响。另外，脑室镜手术中婴幼儿患者较多。当颅内压升高时，不同于儿童及成年人以恶心、呕吐、视神经乳头水肿的临床表现，婴幼儿主要表现为头围增大、前囟饱满。术前认真了解患儿年龄、体重、全身状况，对于有高颅压的婴幼儿患者，需仔细评估其气管插管条件，包括患儿头围大小及气道的解剖学标志。对可能存在的困难插管做好充分术前准备，避免在诱导插管过程中进一步升高颅内压而加重脑损害。此外，这类手术的婴幼儿患者往往合并其他先天性疾病、存在其他器官畸形，比如：神经管缺损（neural tube defects）、Dandy-Walker 畸形的患儿往往合并其他中枢系统畸形及非中枢系统畸形，如：唇裂、腭裂、心血管先天性疾病、多囊肾、多指（趾）等等。术前评估时应认真了解患儿是否合并其他系统畸形及其严重程度，尤其要重视口腔、心血管系统的检查。

此外，术前麻醉医师应详细了解患者病变类型、部位、大小、与毗邻组织的关系、血运是否丰富以及拟行手术的方案。

（二）术前用药

脑室镜手术时间一般比较短，并且为了术后尽早对患者进行神经功能评估，要求快速苏醒。因此，术前不推荐常规使用镇静、阿片类药物。对于有颅内压增高和（或）意识状态改变的患者，术前应避免镇静及阿片类药物的使用。这类药物可能造成患者呼吸抑制及其导致的高碳酸血症使得颅内压力进一步升高，加重颅内损伤。为了减少婴幼儿患者入室后哭闹，可以在进入手术间前，在患儿家长陪同下建立静脉输液通道。并且，应完成所有麻醉准备工作以后，再将患儿带入手术间内。

二、术中管理

（一）术中监测

脑室镜手术不同于一般微创手术，除了常规监测患者心电图、脉搏血氧饱和度、无创血压、体温、呼气末二氧化碳、脑电双频谱指数（BIS）等无创监测以外，绝大多数回顾性研究推荐所有患者（包括婴幼儿）行动脉穿刺置管，连续监测有创动脉压。放置导尿管是有必要的，术中可能使用利尿剂或脱水药物。一些研究认为连续监测颅内压、脑灌注压也是有益的。动物研究中显示，一些苏醒后没有神经功能损害的动物存在脑组织的病理改变，这种现象同样可能存在于人类，推荐连续观察术中脑灌注压，并维持在 40 mmHg 以上。

（二）麻醉方法

脑室镜手术选择全身麻醉。为确保脑室内精细操作时患者绝对制动，需给予肌肉松弛剂。建立人工气道及机械通气保证患者术中通气功能良好。虽然喉罩在神经外科的应用逐渐增多，但脑室镜手术中气管插管是更安全可靠的。麻醉诱导、气管插管过程，尽可能不增加患者 ICP 及危害患者 CBP，避免缺氧或二氧化碳蓄积，保证患者血流动力学平稳。

1. 麻醉诱导 对于成人患者，选择静脉麻醉诱导。最常使用的诱导药物是丙泊酚、非去极化肌松剂、阿片类镇痛药物。麻醉诱导后，患者呼吸减弱过程中，通过辅助通气确保患者通气良好，避免二氧化碳蓄积。婴幼儿患者，根据其入室后安静程度，选择吸入或静脉诱导。也可以先用吸入诱导使患儿入睡，建立静脉输液通道，再给予静脉药物加深麻醉、气管插管。最常使用的吸入诱导药物是七氟烷。小儿静脉诱导药物选择与成人相似。

2. 麻醉维持 术中麻醉维持可以使用全凭静脉麻醉、吸入麻醉以及静吸复合麻醉等方法。尽量选择作用时间较短，代谢较快，持续用药不易蓄积的麻醉药物。在吸入麻醉药物的选择中，有研究认为应避免使用氧化亚氮（nitrous oxide，N_2O，笑气），它可轻度升高 ICP，同时，也增加气颅、脑室积气的风险。全凭静脉麻醉最常使用的是丙泊酚、瑞芬太尼持续输注。也有研究使用吸入七氟烷等药物同时持续输注瑞芬太尼。脑室镜手术操作的创伤刺激较轻，术中麻醉药物用量相对较少，为避免患者发生体动甚至呛咳，可间断使用肌肉松弛剂。当脑室内解剖标志不清晰，第三脑室底部解剖异常，或者脑室有微小出血等情况，内镜往往需要在脑室内重要结构附近长时间操作，避免患者体动尤其重要。此外，头皮神经阻滞以及局麻的使用可以减少术中维持所使用的麻醉药物用量，尤其是阿片类药物的用量，有利于术后快速苏醒。在我院，最常用的是0.5%罗哌卡因。

3. 术后苏醒 脑室镜手术的术后监测与观察是十分必要的。对术后苏醒延迟的患者应及时告知术者，警惕颅内并发症的发生。及时处理癫痫、低体温等相关并发症。

（三）冲洗液的选择和影响

脑室镜术中往往通过持续冲洗的方法保持术野清晰，获得满意的视野。麻醉医师应了解并重视冲洗液种类的选择，以及冲洗液的温度、使用量、冲洗速度对患者产生的相关影响。不同于泌尿系统内镜手术及宫腔镜手术，脑室镜手术中使用的是双极电凝，其冲洗液可以选择含电解质的液体。为减少对患者脑脊液成分的影响，术中最常使用的冲洗液是37 ℃的乳酸林格液。研究显示用生理盐水作为冲洗液对脑脊液的成分有明显影响。并且，对脑脊液的pH值、HCO_3^-、PO_2、PCO_2、剩余碱、标准碳酸、糖及钙等含量变化影响最大的，并不是内镜操作时长，而是术中冲洗液的用量。使用500 ml生理盐水可使CSF的pH值下降0.2。因此，在一些不是很复杂的第三脑室造瘘镜手术中，有学者认为并不是必须使用冲洗液。冲洗液的温度应与患者体温（37 ℃）相近，过高或过低温度的冲洗液都可以刺激脑室周围下丘脑，影响体温调节中枢的功能。低温液体的冲洗可造成心动过缓，也会增加婴幼儿患者低体温的发生率。

（四）脑及全身血流动力学变化

脑室镜手术作为一种微创技术，术中出血较少，极少由于患者容量不足造成全身血流动力学改变。在麻醉深度稳定、患者无严重心肺疾病的情况下，术中血流动力学突然改变的发生机制主要是：脑室周围重要结构下丘脑、延髓受到刺激或损伤，以及ICP的骤然升高。其表现多样，包括轻微的心率和血压改变，也可导致心搏骤停等严重并发症。

术中球囊扩张、脑室造瘘以及脑室镜通过室间孔等操作容易牵拉或直接损害下丘脑、延髓等脑室周围重要结构。研究发现下丘脑后部受刺激主要表现为血压升高、心动过速；而视前区受影响容易表现为血压下降、心动过缓。引起的血流动力学改变主要表现为心动过缓，甚至心搏骤停。有研究报道，球囊扩张过程 26.8% 儿童可发生心动过缓（心率低于 50 次 / 分）。通常停止操作可立刻缓解，少数患者需要给予阿托品。

ICP 骤然升高可导致脑灌注受损和（或）视前区受刺激所引起的“Cushing 样”反应，可表现为反射性高血压和心动过速和（或）心动过缓。ICP 骤然升高的最早表现以及临床最常见的往往是心动过速和血压升高，相对于典型的心动过缓，血压升高的表现，前者能更早的提示脑灌注的不足。

术中导致 ICP 骤然升高的主要因素是冲洗速度及用量。脑室镜术中少量出血的处理方法，是通过加快冲洗得到清晰术野进行止血。当出血较多，冲洗量过多、过快，或者冲洗液引流不通畅的时候可造成 ICP 骤然升高。尤其在感染后高颅压、出血性脑积水的患者要特别注意。常见的出血部位包括皮质窦道、透明隔前静脉、囊肿壁、小的穿支动脉等。其中小的穿支动脉出血最为凶险。术中出血严重，需紧急开颅手术止血。

神经源性肺水肿（neurogenic pulmonary edema，NPE）是术中 ICP 骤然升高、控制不当所导致的围术期严重并发症。指在没有心、肺、肾等原发病情况下，由各种中枢神经系统损伤所致的突发性颅内压增高而引起的急性肺水肿，也称中枢性肺水肿。临床表现是继发性、以急性呼吸困难和低氧血症为特征的综合征，包括：①颅内压增高；②急性肺水肿和呼吸困难两大方面。NPE 重在预防，发生后治疗肺水肿的同时，强调降低颅内压和抑制交感神经过度兴奋。

熟悉掌握脑室内解剖结构是减少脑损伤最重要的原则。手术操作中切忌动作粗暴，适当控制冲洗的速度及用量，保持引流通畅。同时，对避免发生不可逆脑损伤至关重要的是，麻醉医师应与神经外科医生保持良好、及时的沟通，密切观察患者生命体征变化，警惕并及时处理术中患者颅内压的骤然升高以及手术操作牵拉刺激邻近脑组织等不良事件。

推荐阅读

1. 张亚卓，邸虓 . 内镜神经外科学 . 北京：人民卫生出版社，2012：2-6，56-137.
2. Fabregas N，Craen RA.Anaesthesia for endoscopic neurosurgical procedures.Current opinion in anaesthesiology，2010，23（5）：568-575.
3. Kazim SF，Enam SA，Shamim MS.Possible detrimental effects of neurosurgical irrigation fluids on neural tissue：an evidence based analysis of various irrigants used in contemporary neurosurgical practice.International journal of surgery，2010，8（8）：586-590.
4. Meier PM，Guzman R，Erb TO.Endoscopic pediatric neurosurgery：implications for anesthesia.Paediatric anaesthesia，2014，24（7）：668-677.
5. Schroeder HW.General principles and intraventricular neuroendoscopy：endoscopic techniques.World neurosurgery，2013，79（2 Suppl）：23-28.
6. Kalmar AF，De Ley G，Van Den Broecke C，et al.Influence of an increased intracranial pressure on cerebral and systemic haemodynamics during endoscopic neurosurgery：an animal

model.British journal of anaesthesia，2009，102（3）：361.
7. Fabregas N，Lopez A，Valero R，et al.Anesthetic management of surgical neuroendoscopies：usefulness of monitoring the pressure inside the neuroendoscope.Journal of neurosurgical anesthesiology，2000，12（1）：21-28.
8. Kalmar AF，Van Aken J，Caemaert J，et al.Value of Cushing reflex as warning sign for brain ischaemia during neuroendoscopy.British journal of anaesthesia，2005，94（6）：791-799.

24 后颅窝手术麻醉

李 艳

第一节 后颅窝解剖及病理生理改变

后颅窝区解剖结构复杂，神经和血管丰富，有循环、呼吸中枢、小脑及多对脑神经，因此后颅窝手术难度大，对麻醉要求高。后颅窝病变主要为肿瘤，包括小脑半球肿瘤、小脑蚓部肿瘤、第四脑室肿瘤、脑桥小脑角（cerebellopontine angle，CPA）肿瘤、颈静脉孔区肿瘤、岩骨斜坡肿瘤及枕大孔区肿瘤。

一、小脑

小脑在中枢神经系统中是调节运动的重要中枢，主要功能是维持身体平衡、调节肌肉张力和维持肌肉间运动协调。小脑损伤可引起共济失调，眩晕、呕吐等症状。中线部位的占位病变早期引起导水管或第四脑室梗阻造成颅高压，如刺激第四脑室底将引起严重的呕吐。小脑扁桃体疝常是对称性的，慢性脑疝常表现为头部前倾、强迫头位，晚期可出现阵发性去大脑强直和意识丧失，并出现急性延髓受压症状。

二、第四脑室

腹侧毗邻脑桥、延髓等脑干结构，又是脑室系统内脑脊液循环通路的最后环节。第四脑室肿瘤容易引起脑脊液循环障碍，导致梗阻性脑积水，故颅内压升高的症状出现早，病情严重。肿瘤可直接刺激迷走神经背核的呕吐中枢，早期就可出现呕吐，特别在儿童患者，至手术时多已出现脱水症状。第四脑室肿瘤有一定范围的活动性，变动头位或其他原因可使肿瘤突然阻塞第四脑室出口而出现急性脑脊液梗阻，颅内压急剧升高。特别容易发生在麻醉诱导插管期或安置手术体位时，可发生呼吸骤停、血压升高及心律失常。应立即施行脑室穿刺放液，排除急性脑脊液梗阻，否则因脑干受压时间过长而发生不可逆性脑干损伤。

三、脑桥小脑角区

指脑桥延髓与其背方的小脑相交的区域。此区域有关的脑神经有三叉神经（Ⅴ）、外展神经（Ⅵ）、面神经（Ⅶ）、听神经（Ⅷ）、舌咽神经（Ⅸ）、迷走神经（Ⅹ）。CPA 肿瘤以听神经纤维瘤最多见，其次为脑膜瘤和胆脂瘤，本病以脑神经（Ⅴ、Ⅶ、Ⅷ）损害和小脑功能障碍最常见，肿瘤过大时可损伤后组脑神经，出现声音嘶哑、饮水发呛，常致误吸而发生急性呼吸道梗阻、窒息，晚期可合并颅内压增高。

四、颈静脉孔区

颈静脉孔位于外耳道后方，内有颈静脉球、舌咽神经（Ⅸ）、迷走神经（Ⅹ）和副神经（Ⅺ）通过。颈静脉孔区常见肿瘤为颈静脉球瘤，是颈静脉球外膜生长的化学感受器瘤，大多属于副交感非嗜络细胞良性肿瘤。仅有大约 1% 的颈静脉球瘤有内分泌功能的细胞，血浆中去甲肾上腺素水平升高，引起神经活动。

五、岩骨斜坡区

枕骨基底部分临床称之为斜坡，斜坡的背方为脑干。脑干为生命中枢，分为延髓、脑桥和中脑，延髓下端平枕骨大孔，下端与脊髓相续，中部膨大为脑桥，脑干内部有诸多神经核团，上下行传导束及网状结构，均参与呼吸、循环重要生命功能的调节。网状结构含有呼吸中枢（包括呼吸调节中枢、长吸气中枢、延髓基本呼吸中枢）、循环中枢（交感神经中枢、迷走神经中枢、循环调节中枢）、运动传导通路、感觉传导通路、上行网状激活系统、内脏活动中枢及内分泌活动中枢等重要功能区。一旦受损可致呼吸、循环的变化甚至昏迷。

六、枕大孔区

位于后颅窝最低部的中央，前方为斜坡，后方枕内嵴，是小脑镰的附着处。枕大孔下缘相当于延髓与脊髓的衔接处，前部和前上方为延髓，后上方为小脑的蚓锥，下方为颈髓。舌下神经和副神经的脊髓根均与枕骨大孔有关。

第二节　麻醉前评估与准备

一、麻醉前评估

麻醉医生术前需要了解患者病变的位置、大小、与毗邻组织的关系、性质、血运是否丰富、是否有中线移位及脑干压迫程度等，应对患者做出全面系统的评估。

（一）全身一般状况评估

1. 患者卧床时间、进食情况、脱水治疗情况、补液情况、营养状况、是否有体重降低等。

2. 了解患者治疗用药情况，如是否使用抗高血压药物、抗癫痫药物、激素、洋地黄等，注意麻醉中药物之间的相互作用；有一些药物可能需要持续应用到手术当天。

（二）神经功能评估

系统的神经功能评估对指导麻醉的处理十分重要，神经功能发生异常时的临床表现应引起麻醉医生足够的重视（表24-1）。

表24-1　术前对神经功能的评估

颅内压增高征象	头痛、恶心、呕吐 视神经乳头水肿、视力减退 精神与意识障碍 生命体征变化（心动过缓、呼吸变慢、血压升高）
脑干功能不良征象	意识状态改变 呼吸类型改变 心律失常
脑神经功能不良	吞咽困难、饮水发呛、流涎 咳嗽反射、呕吐反射减弱 发音改变
小脑功能不良	共济失调 辨距障碍

（三）呼吸功能评估

后颅窝病变患者的呼吸功能障碍主要由脑神经功能不全、气道保护性反射异常、气道机械性梗阻、呼吸中枢功能不全及呼吸肌收缩乏力引起。

1. 脑神经在吞咽和气道保护中起着十分重要的作用（表24-2）。呼吸道的正常反射依赖于三叉、面、舌咽、迷走和舌下神经的功能正常。舌咽和迷走神经损伤可发生吞咽功能异常。舌下神经损伤后舌体的运动不良，易发生上呼吸道阻塞。迷走神经损伤可引起声带麻痹，严重时可发生肺水肿。第Ⅸ、Ⅹ、Ⅺ、Ⅻ对后组脑神经功能障碍，表现吞咽困难、饮水发呛、流涎、咳嗽反射、呕吐反射减弱等，极易造成误吸。误吸大量低 pH 值的液体或固体物质可引起误吸性肺炎和急性肺损伤（ALI）。误吸入大的异物，可导致支气管梗阻、肺不张和低氧血症，可能最终导致坏死性肺炎的发生。

表 24-2　脑神经在吞咽和气道保护中的作用

脑神经	在吞咽和气道保护中的作用
三叉（Ⅴ）神经	咀嚼肌，正常下颌活动
面（Ⅶ）神经	口腔感觉
舌咽（Ⅸ）神经	触发吞咽反射
迷走（Ⅹ）神经	支配软腭和声带肌。软腭运动麻痹造成进食的鼻腔反流和说话带鼻音。喉返神经麻痹造成喉麻痹，因声带肌麻痹声嘶
舌下（Ⅻ）神经	舌肌的运动

2. 呼吸中枢功能不全及呼吸肌收缩乏力引起的呼吸功能障碍表现为通气量减少，咳嗽反射减弱，患者对麻醉药的敏感性增加，易发生通气不足或呼吸停止，术前用药需谨慎，术后可出现阻塞性局灶性肺不张、PaO_2 降低、$PaCO_2$ 升高等呼吸功能不全征象。脑桥和中脑的呼吸中枢受损出现呼吸节律紊乱，延髓网状结构呼吸中枢受损则呼吸停止。

（四）循环功能评估

患者术前长时间进食困难、严重的恶心、呕吐、利尿脱水治疗、限制输液可引起血容量不足及水、电解质平衡紊乱如低血压、低钠、低氯、低钾、低血糖等；脑干多个部位受压可引起室性或室上性心律失常；脑桥或髓质受压可引起低血压；迷走神经受压可能引起心动过缓和逸搏心率；三叉神经、面神经等脑神经、脑室周围灰质、网状结构或传导束核团等受刺激可引起血压升高、心率增快；颅内压升高引起血压升高、心动过缓等。

为防止功能性颈静脉球瘤术中产生高血压危象的危险，术前应检查患者心血管功能，注意术前有无阵发性或持续性高血压、心脏病史，测定24 h尿中香茶扁桃酸、三甲基肾上腺素、儿茶酚胺和5-羟色胺的浓度。测定前三天应停服有关儿茶酚胺类药物防止假阳性出现。术前准备需要应用α肾上腺素受体阻滞剂酚妥拉明或酚苄明，调节和维持围术期循环系统的稳定。另外，术前需纠正长期血管痉挛引起的体液相对不足。

（五）强迫体位

枕大孔区病变，因牵拉脑干和脊髓患者可出现强迫头位及颈部活动受限，增加气管插管的难度。因此，在术前访视时，要特别注意患者发病以来的循环和呼吸功能方面的表现，应查血气及肺功能，同时要注意有无强迫头位及颈部活动受累。

二、术前准备

（一）静脉穿刺

开放足够的静脉通路，以保证长时间手术中输液输血的需求。通常可以选择远离手术区域的下肢静脉，也可选择上腔静脉穿刺，如发生静脉空气栓塞的风险很高（在X线的引导下放置导管，使尖端在腔静脉/右心房交界区），预计出血量多，手术时间长（> 6 h），心血管系统功能受损，需持续输注血管活性药。需要注意的是：行颈静脉穿刺置管应确保脑静脉回流通畅。

（二）动脉穿刺

由于后颅窝手术的特殊性，建议行动脉穿刺置管，实时监测血流动力学变化；同时还可准确监测动脉 $PaCO_2$、Hb、血糖、血钾等生化指标。

（三）术前用药

后颅窝病变，尤其是伴有颅内压增高、颅内顺应性降低或脑干功能受损表现的患者，对镇静镇痛药物更加敏感，易加重呼吸功能障碍，导致通气量降低，$PaCO_2$ 升高，术前应尽量避免应用。如需应用则应在具有完善监护及抢救条件下由麻醉医生指导使用。脑神经或者小脑占位的患者术前用药无严格禁忌。

（四）术前补液

因术前进食困难、严重的恶心、呕吐、长时间利尿脱水治疗、限制输液而引起血容量不足及水、电解质平衡紊乱低钠、低氯、低钾，麻醉前应根据脱水情况适当补液，积极纠正水、电解质平衡紊乱以免麻醉诱导后发生严重的低血压或加重心律失常。如果肿瘤压迫脑导水管，可产生梗阻性脑积水，患者表现头痛、呕吐、血压升高、脉搏和呼吸缓慢等，易掩盖循环血容量不足和严重脱水体征，导致麻醉用药相对过量，尤其是麻醉诱导期。通常认为在麻醉诱导前可先做适度的扩容、血液稀释，维持血细胞比容在 30% 左右，有助于缓解血容量不足，改善微循环灌注，还可以节约术中用血。

第三节　麻醉管理与监测

后颅窝手术麻醉的原则包括：①维持血流动力学平稳；②避免颅内压增高；③维持脑灌注，脑氧合；④确保术野静止不动；⑤易于外科手术显露肿瘤；⑥易于神经电生理监测脑功能和神经功能；⑦及时补充血容量，积极预防和治疗凝血功能障碍；⑧麻醉苏醒平稳、安全、快速，便于术后早期神经功能评估；⑨术后监护要继续遵循上述要点；⑩加强术后通气道的管理。

一、麻醉诱导

力求迅速平稳，对心血管功能抑制较轻，避免呛咳、屏气等加重颅内压的因素。麻醉诱导前可行直接动脉压监测，在诱导期间严格控制血压和 CPP，尤其对颅内压已经增高的患者更有必要。常用的药物组合为芬太尼 3 ～ 5 μg/kg（或舒芬太尼 0.3 ～ 0.5 μg/kg）、维库溴铵 0.1 ～ 0.12 mg/kg（罗库溴铵 0.6 ～ 0.8 mg/kg、顺阿曲库铵 0.15 ～ 0.2 mg/kg）、丙泊酚 2 ～ 2.5 mg/kg（或依托咪酯 0.3 ～ 0.5 mg/kg），显露声门后，咽喉及气管内喷雾 2% 利多卡因 2 ml 表面麻醉，然后行气管插管。应避免暴力托枕部及头过度后仰，否则有延髓过度受压的危险。考虑到术后可能需要保留气管导管的患者，诱导时直接选择经鼻气管插管。

二、麻醉维持

原则是通过降低 $CMRO_2$、CBF 来降低脑部张力，维持最佳的颅内环境。低浓度（0.5 ～ 0.8 MAC）吸入麻醉药与小剂量静脉镇静催眠药及镇痛药复合，可以取长补短，常用于后颅窝手术的麻醉。

1. 吸入麻醉药可选用七氟烷，对脑血管扩张作用较弱，麻醉效能好、便于调控，又有降低脑代谢率和脑保护作用。但应避免吸入浓度过高，当吸入浓度＞1～1.5 MAC时，CBF呈剂量依赖性的降低，同时伴自身调节功能的减弱或丧失，易引起脑血管扩张、脑血流量增加，颅内压升高。由于脑血管对CO_2的反应性仍存在，因此，可通过适当的过度通气对抗吸入麻醉药扩张脑血管的作用。吸入麻醉适用于术前神经功能及颅内顺应性正常的患者。

2. 静脉麻醉药常用丙泊酚，有良好的降低$CMRO_2$、CBF及脑保护的作用，对于电生理监测影响较小，适用于术前已经出现神经功能障碍，颅内顺应性降低及术中需要行电生理监测的患者。采用微量泵持续输注或靶控输注，维持适当麻醉深度。

3. 后颅窝手术要求术野绝对静止，需用肌松剂维持肌松，机械通气控制呼吸。术中进行神经电生理监测，避免使用肌松药时，可以辅助持续输注或靶控输注瑞芬太尼或舒芬太尼，有很好的抑制呛咳反射的作用，有助于保证手术的安全。

4. 手术前可应用长效局麻药（如0.5%罗哌卡因）进行头皮神经阻滞和（或）切口浸润，可减少上头架、术中、术后阿片类药物用量，有助于维持循环稳定。

5. 为保留心血管系统对脑干手术操作的反应性，应尽量避免使用抗胆碱能药物或β-肾上腺素受体阻滞剂，防止掩盖脑干操作时引起的心血管反应。

三、术中管理

1. 气道管理 后颅窝手术时为了更好地暴露术野，通常会拉伸或扭曲颈部，这样会使气管内导管进入主支气管或者使气管内导管在咽后部打折。因此一定要在体位固定好后再次确认导管位置及是否通畅。胸骨切迹处的听诊对确定导管的位置很有帮助，使用钢丝加强管可以避免气管导管打折。

2. 呼吸管理 呼吸的变化（频率和潮气量的改变）对于脑干部位的操作比血流动力学改变更敏感。因此，多年以前有些学者主张保留自主呼吸，以便术中观察手术对脑干功能的影响。但是，在全麻状态下保留自主呼吸使 $PaCO_2$ 很难控制，$PaCO_2$ 增高或降低对脑血流量和颅内压也产生不利影响；保留自主呼吸增加术中咳嗽、躁动的发生率；呼吸本身存在耗能和应激反应；静脉空气栓塞的并发症在自主呼吸时也明显增加。随着显微外科的发展，操作技术的改进和神经监测水平的提高，权衡利弊，脑干及相邻区域的手术选择控制呼吸更安全。手术中保持气道通畅极为重要。过度通气不作为常规，对于颅内压升高的患者，可采用适当的过度通气，使 $PaCO_2$ 维持在 30 ～ 40 mmHg，同时还可抵消异氟烷、七氟烷扩张脑血管的作用。尽量避免 $PaCO_2$ ＜ 25 mmHg。

3. 循环管理 心率及心律的变化在排除体温升高、缺氧、CO_2 蓄积及血容量不足等因素外，常见的原因为牵拉脑干引起，如果停止牵拉即可复原，一般不需要使用抗心律失常药。常见的心血管反应包括：心动过缓和低血压、心动过速和高血压、心动过缓和高血压、室性心律失常。术中严重的高血压通常见于手术刺激脑神经时，可用短效血管活性药物对症处理。手术过程中必须严密监测 ECG、直接动脉压和脉搏血氧饱和度的波形变化。

4. 液体管理 目标是维持正常的血容量和血管张力。输液应首选平衡盐液，按 10 ml/（kg · h）的速率输入，维持尿量 2 ml/（kg · h）的安全水平。输液可采用胶体液配平衡盐液，比例按 1 ∶ 2，忌用葡萄糖液，以免透过血脑屏障增高颅内压，特别是脑缺血后，高血糖会使患者预后更差。后颅窝手术出血多，应及时补充血容量，积极预防和治疗凝血功能障碍。进颅前可静注 20% 甘露醇，渗透性利尿降低脑容积和颅内压，利于手术显露肿瘤。

四、术中监测

（一）常规监测

常规监测包括心电图、脉搏氧饱和度、直接动脉压、气体监测、体温、尿量、血气分析、肌松监测、脑电双频指数监测。是否置入中心静脉须依据患者的具体情况、肿瘤大小和病理、估计可能的出血量和静脉空气栓塞的可能性。

（二）神经电生理监测

1. 肌电图（electromyography，EMG） 通常使用肌电图监测脑神经支配肌肉的电活动来发现脑神经损伤，根据手术部位使用肌电图监测含有运动成分的脑神经如Ⅴ、Ⅶ、Ⅸ、Ⅹ、Ⅺ、Ⅻ有助于保护它们的完整性，提高手术质量，改善患者生存质量。可记录自发和诱发两种类型的电位。测量自发电位可监测损伤，提示意外的手术失误，使用电刺激诱发电位有助于识别和保护脑神经。尽管理论上部分神经肌肉阻滞时也可测到肌电图，但在脑神经监测时最好避免使用任何肌松药。

2. 诱发电位

（1）感觉诱发电位（sensory evoked potentials，SEPs）：临床上常用的诱发电位形式有躯体感觉诱发电位（somatosensory evoked potentials，SSEPs）、视觉诱发电位（visual evoked potentials，VEPs）和脑干听觉诱发电位（brain stem auditory evoked potentials，BAEPs）。其中脑干听觉诱发电位常用于后颅窝术。脑干听觉诱发电位包括一系列使用插入式耳机发出重复性的“滴答”声刺激听神经产生的7个短潜伏期的峰，每个神经发生器产生一个峰，以罗马数字排列。检查不同的峰之间的潜伏期间隔可以定位损伤部位。听神经瘤手术中监测脑干听觉诱发电位有助于保护听神经的完整性。尽管脑干听觉诱发电位的神经发生器是专为听神经设计的，它也可用在后颅窝手术中反映脑干的总体功能。

（2）运动诱发电位（motor evoked potential，MEP）：体感诱发电位只能监测感觉传导路的完整性，因此理论上不能监测出那些只影响运动传导路而不影响感觉传导路的损伤，因此临床上应用运动诱发电位监测补充体感诱发电位监测。运动诱发电位基本上是皮质运动区去极化后在手或足部肌肉记录到的肌电电位。

体感和运动诱发电位可以用于神经和血管结果的功能监测，例如局部缺血造成的可逆的神经功能改变可通过相应感觉或运动皮质区的诱发电位衰减或消失来判断。运动诱发电位监测时不能使用任何肌松药。体感诱发电位对静脉麻醉药耐受性强。尽管可能出现轻度波幅降低和潜伏期延长，在大剂量巴比妥诱发的昏迷出现脑电图等电位时仍可记录到体感诱发电位。丙泊酚对诱发电位的抑制呈剂量依赖性，临床常用剂量对诱发电位影响不大。氯胺酮和依托咪酯可提高体感诱发电位的波幅。右美托咪定对体感诱发电位的影响很小，较高浓度时对 MEP 有抑制作用。相反，吸入麻醉药（如异氟烷、七氟烷、地氟烷）引起剂量依赖性的波幅降低和潜伏期延长，因此应严格限制吸入麻醉药物的使用（< 0.5 MAC）或不使用。阿片类药物对体感诱发电位的影响可以忽略不计。和体感诱发电位不同，听觉诱发电位对麻醉药物的影响耐受性强，即使在高浓度吸入麻醉时仍可记录。基于不同麻醉药物对电生理监测的不同影响，临床上可以选择这些药物的组合，达到平衡麻醉的目的。目前，公认丙泊酚联合阿片类药物（瑞芬太尼或舒芬太尼）全凭静脉的麻醉方法，适用于有电生理监测的手术麻醉。

第四节　体位与麻醉

后颅窝手术常用的体位包括侧卧位、俯卧位和坐位。无论选择哪种体位均应保证颅内静脉回流、避免神经和组织压伤、对呼吸影响小。

一、侧卧位

由于肺循环及肺泡换气受到影响，对心脏功能差，体弱及有神经麻痹，呼吸交换量差的患者要严密观测。在变换体位时要轻巧，缓慢进行。如血压偏低时，应纠正低血压后再搬动，否则会加剧血压下降。

二、俯卧位

应特别注意有效通气量的监测。变换体位前必须准备好所有垫枕，注意胸腹部及眼球不能受压。禁用俯卧头高位，这对患者非常不利，常可导致休克发生。

三、坐位

常用于颅后窝、延脑和颈髓手术，容易发生空气栓塞、低血压、气脑、硬膜下血肿、周围神经压迫性损害、四肢麻痹、口腔分泌物反流误吸等并发症，目前已较少采用。但坐位有其优点，如手术视野暴露好，静脉回流好，利于脑脊液引流和降低颅内压，术者舒服和减少手术失血。因此仍有神经外科医生喜欢采用坐位手术。坐位对血流动力学的影响较大，对意识清楚的患者心排血量可减少 18%，对心血管储备能力降低的患者可减少 50%，对术前有心力衰竭史、严重冠状动脉硬化或脑血管阻塞性患者，取坐位手术属相对禁忌证。

1. 空气栓塞（Venous Air Embolism，VAE） 坐位手术

时，头高于心脏水平，重力作用使静脉压力低于大气、术野的静脉内压降低，空气易从损伤颈静脉、颅骨静脉窦或颅内静脉丛的破口进入形成血气栓，重者可引起急性肺气体栓塞症甚至肺动脉梗塞、死亡。文献报道神经外科手术中静脉空气栓塞的发生率为 7% ～ 76%。发生率存在较大差异主要与患者体位、空气栓塞检测手段、手术操作等因素相关。①空气进入静脉系统，随血液进入右心房，或呈泡沫状充满右心房；或随右心室舒张，泡沫状血液进入右心室，引起肺动脉口与右室之间的闭锁或进入肺动脉引起肺动脉或肺血管栓塞。②当空气在肺循环时，肺血管阻力、肺动脉压和右心房压增加。③血管阻塞增加了机械通气的无效腔，导致了呼气末二氧化碳分压的增加和动脉血二氧化碳分压的增加，这就是空气栓塞的特征，另外呼出气中会出现氮气。④肺血管的部分阻塞和血管活性物质的释放导致出现低氧血症。⑤右心衰和（或）左心室灌注的减少使心排血量下降。空气栓塞分级见表 24-3。

表 24-3　空气栓塞分级

分级	标准
0	TEE 未探及气栓
Ⅰ	TEE 探及气栓，$P_{ET}CO_2$ 未下降
Ⅱ	TEE 探及气栓，$P_{ET}CO_2$ 下降，但下降＜ 3 mmHg
Ⅲ	TEE 探及气栓，$P_{ET}CO_2$ 下降＞ 3 mmHg
Ⅳ	TEE 探及气栓，$P_{ET}CO_2$ 下降＞ 3 mmHg，同时 MAP 下降＞ 20% 和（或）心率增快＞ 40%
Ⅴ	Ⅳ级患者血流动力学严重不稳定需要进行心肺复苏

注：由于组织低灌注、心排血量降低等情况下也常出现 $P_{ET}CO_2$ 下降，因此术中未行 TEE 监测时，Ⅰ～Ⅲ级 VAE 难以被发现。

TEE，经气管超声心动图

神经外科手术中静脉和静脉窦出血主要有三种形式：①损伤血管持续出血，此时静脉内压力高，发生气体栓塞的风险较低；②血管为负压，损伤血管无出血，此时空气进入血管，而且很难被外科医生发现；③机械通气时，静脉压力在吸气相为正压，呼气相为负压，气体可在呼气相进入血管，这种情况最为常见。典型的可表现为手术术野静脉间歇性出血或血管交替扩张及塌陷。神经外科手术中常使用过氧化氢，H_2O_2 分解产生气泡有利于清除组织碎片，并有轻度的杀菌作用。1 ml 3% H_2O_2 分解可释放 10 ml 氧气，当氧气量超过最大溶解度时，存在引起 VAE 的风险。

2. 空气栓塞的预防　①神经外科坐位手术必须在气管插管全麻下进行，控制呼吸的气道压需适当提高；②在改体位为坐位之前必须先下肢裹弹力绷带，尽早补充足够的液体及血液，以提高中心静脉压；③应避免使用 N_2O 麻醉；④颈部压迫结合颈内静脉上球部留置导管以连续监测 $SjVO_2$，并维持颈内静脉压力在轻度正压状态，则对预防气栓更安全有效；⑤取坐位手术的患者需常规安置颈内静脉穿刺置入导管于右心，术前需选定导管置入的最佳位置，这对保证患者有效循环血量和治疗空气栓塞并发症，具有重要的临床意义。

3. 空气栓塞的诊断　经食管超声（TEE）是检测 VAE 最敏感的手段，空气量＞ 0.02 ml/kg 即可被发现。经胸壁超声（TTE）可检测出 0.25 ml/kg 的气体。但是值得注意的是使用超声诊断 VAE 需要经验丰富的检查人员，另外存在假阳性。VAE 时还可发生 $P_{ET}CO_2$ 下降，动脉血气分析 $PaCO_2$ 高、$PaCO_2$ 降低，SpO_2 下降，上腔静脉置管内抽出气体，血压降低、心率改变等，应结合上述症状、体征及辅助检查结果，综合分析。

4. 空气栓塞的治疗（表 24-4）

表 24-4　静脉空气栓塞的治疗

术中治疗	术后治疗
1. 立即通知术者，压迫静脉破口或用盐水灌满术野，骨蜡封闭骨缘，防止空气进一步进入 2. 吸 100% 氧气，停吸 N_2O，调整麻醉深度，增加氧流量，保证氧供 3. 改变患者体位（左侧卧位、头低足高） 4. 提高静脉压（如加快输液、头低位、间歇压迫颈静脉） 5. 经右心房导管抽吸空气 6. 容量治疗、使用血管活性药物维持血流动力学稳定 7. 过去认为 PEEP 可升高右心房压力，进而增加 CVP，降低 VAE 的发生风险。然而近年来研究表明 PEEP 不仅没有降低 VAE 发生率，反而对血流动力学产生不良影响	1. 吸氧 2.ECG 检查、胸透、头部 CT 3. 间断查血气 4. 如果怀疑有动脉栓塞，应做高压氧治疗

第五节　麻醉后恢复

恢复期的目标是早期平稳苏醒，利于神经功能评估。

一、搬运

术后保持头位稳定，不过分转动，特别是术前有脑干受压移位者，避免搬动时剧烈活动头颈部，否则有导致脑干移位而出现呼吸、循环骤停意外。

二、拔管

1. 由于后颅窝手术的解剖和病理生理改变的特殊性，代偿空间相对较小，相对轻微的组织水肿就可造成脑干或神经的压迫，导致意识、呼吸和循环的异常。且手术时间长，麻醉药物容易蓄积，苏醒延迟，不宜过早拔管。拔管前需排除麻醉因素的干扰，综合评估患者情况，谨慎拔管（表 24-5）。

表 24-5　拔管前需观察评估的指标

前神经功能评估
手术方式、范围、手术持续时间、术中是否发生不良事件
麻醉插管是否顺利
意识状况
咳嗽、吞咽反射
颜面和舌水肿
气道水肿
术前及术中肺功能
呼吸参数：自主呼吸恢复、潮气量、呼吸频率、SpO_2、呼气末二氧化碳
循环参数：血压、心率、心律

2. 术后如自主呼吸良好，潮气量 > 300 ml，频率 > 14 次 / 分，咳嗽、吞咽反射恢复，SpO_2 > 97%，生命体征平稳可考虑早期拔管。

3. 长时间的手术后会出现上呼吸道黏膜水肿，特别是坐位手术。这种情况在儿童身上更为明显。气管导管气囊放气后患者可以通过导管周围进行呼吸，证明呼吸道水肿已经消失才能拔除气管导管。如果呼吸道水肿存在，必须保留气管导管，必要时给予镇静。2% 消旋肾上腺素雾化吸入能够减轻局部呼吸道黏膜水肿，从而缓解呼吸道梗阻。巨舌症患者发生上呼吸道水肿会引起呼吸道完全梗阻。环甲膜穿刺术、气管切开术和置入喉罩是此时最快的保护气道的方法。

4. 脑干损伤患者术后无法恢复意识或者自主呼吸，并伴有心血管系统异常，如心动过缓和高血压 / 低血压。脑干肿瘤或后组脑神经损伤的患者术后如不能维持足够的通气量和保持呼吸道保护反射，常需要气管造口插管，以保证呼吸道通畅，便于排痰，以降低肺部感染风险。排除麻醉因素的影响，持续 SpO_2 监测发现低氧血症者，需机械呼吸支持和血流动力学治疗等生命支持疗法。

三、并发症

1. 颅内压增高 颅压增高可压迫脑干呼吸中枢或者出现脑疝而危及生命。脑疝可能向下出现枕骨大孔疝或者向上突出小脑幕，主要常见于延颈交界区肿瘤。脑干受压主要表现为意识障碍、呼吸循环功能障碍。控制颅内压的措施应该持续至术后，包括抬高床头、积极预防和治疗高血压、治疗疼痛、恶心、呕吐、预防和治疗寒战、维持足够通气和氧合。术后意识水平下降和呼吸循环功能障碍需引起重视，及时请外科医生会诊。

2. 气颅 颅骨切除术后，特别是坐位手术后常发生气颅，由于脑移位导致患者意识障碍。气颅可通过 CT 检查或者头部 X 线检查进行诊断，在全麻或者局麻下行钻孔术可以有效治疗，一旦滞留气体排出，患者可以迅速恢复意识。

3. 空气栓塞 患者术中形成静脉空气栓塞可能造成术后肺水肿，需要机械通气和利尿。此类患者经胸部 X 线和动脉血气等临床检查证实肺水肿缓解之后才能拔除气管导管。伴有卵圆孔未闭的患者可能发生反常性空气栓塞，术后表现为神经功能、意识水平下降和心血管系统异常。

4. 胃肠道出血 消化道出血多在术后 3 ～ 5 天出现，可用抗酸和保护胃黏膜药物进行预防。

推荐阅读

1. Wang AC，Than KD，Etame AB，et al.Impact of anesthesia on transcranial electric motor evoked potential monitoring during spine surgery：a review of the literature.Neurosurgery Focus，2009，27：E7.
2. Liu HY，Zeng HY，Cheng H，et al.Comparison of the effects of etomidate and propofol combined with remifentanil and guided by comparable BIS on transcranial electrical motor-evoked potentials during spinal surgery.J NeurosurgAnesthesiol，2012，24：133-138.
3. Feigl GC，Decker K，Wurms M，et al.Neurosurgical Procedures in the Semisitting Position：Evaluation of the Risk of Paradoxical Venous Air Embolism in Patients with a Patent Foramen Ovale.World Neurosurg，2014，81（1）：159-164.
4. Fathi AR，Eshtehardi P，Meier B.Patent foramen ovale and neurosurgery in sitting position：a systematic review.Br J Anaesth，2009，102：588-596.
5. Schubert A，Deogaonkar A，Drummond JC.Precordial Doppler Probe Placement for Optimal Detectionof Venous Air Embolism During Craniotomy.Anesth Analg，2006，102：1543-1547.
6. SouterMJ，Edward M，Manno.Ventilatory Management and Extubation Criteria of the Neurological/Neurosurgical Patient. Neurohospitalist，2013，3（1）：39-45.

25 神经外科术中唤醒麻醉

王德祥

采用术中唤醒技术，应用术中电刺激技术进行脑功能监测，是目前尽可能切除脑功能区病灶的同时保护脑功能的有效方法。尤其是病灶定位及切除过程中保持患者清醒状态对成功手术非常重要。术中直接电刺激判断大脑功能区对全身麻醉术中唤醒技术要求很高，这种麻醉方法既需要患者开、关颅过程镇痛充分能够耐受手术，在麻醉与清醒过程平稳过渡，又需要患者术中皮质电刺激时足够清醒配合神经功能测试，而且术中需要有效控制气道，避免呼吸抑制，同时保证患者的舒适性而无误吸、无肢体及躯干乱动。目前的麻醉方法主要有静脉全身麻醉或清醒镇静术，复合手术切口局部麻醉或区域神经阻滞麻醉。

第一节　术中唤醒麻醉适应证和禁忌证

一、术中唤醒麻醉适应证

（一）脑功能区占位

包括语言、运动、视觉、听觉等脑功能区肿瘤、血管畸形等占位病变。在术中唤醒状态下，肿瘤切除过程中采用皮质诱发电位或皮质刺激定位术确定功能区皮质和皮质下功能纤维，并在切除过程中进行语言、运动、视觉、听觉等神经功能的实时监测，是目前尽可能切除脑功能区胶质瘤的同时保护脑功能的有效方法。

（二）功能区顽固性癫痫

外科手术是治疗顽固性癫痫最有效的方法，功能区顽固性癫痫目前首选软膜下横纤维切断术（multiple subpial transection，MST）。手术中需使用皮质电极检测癫痫灶的具体位置与范围。目前所有的麻醉药均不同程度抑制术中皮质脑电监测结果。采用术中唤醒技术是最安全、最有效的麻醉方法。

（三）脑深部核团和传导束定位

主要用于难治性运动功能障碍等的手术治疗，如帕金森病、肌张力障碍。具体方法有立体定向毁损性手术和脑深部电刺激（DBS）植入术。术中需要采用电生理靶点定位，此时唤醒技术是保证其有效性的最佳麻醉方法。

（四）难治性中枢性疼痛的手术治疗

中枢性疼痛经心理、物理方法和药物治疗仍不能达到有效镇痛，且疼痛成为患者难以忍受的主要症状并严重影响患者生活质量时，可考虑进行外科手术治疗。将电极植于丘脑腹后核进行刺激治疗，或以其他方式对丘脑腹后核进行毁损性治疗，以破坏痛觉通路或异常自发性激动源。手术的完成需要采用术中唤醒麻醉方法。

二、术中唤醒麻醉禁忌证

（一）绝对禁忌证

1. 术前严重颅内压增高，已有脑疝者；

2. 术前有意识、认知障碍者；

3. 术前沟通交流障碍，有严重失语，包括命名性、运动性以及传导性失语，造成术前医患之间的沟通障碍，也难以完成术中的神经功能监测；

4. 术前未严格禁食水和饱胃患者，可能造成术中胃内容物的反流误吸；

5. 合并严重呼吸系统疾病和长期大量吸烟者；

6. 枕下后颅窝入路手术需要俯卧位者；

7. 无经验的外科医师和麻醉医师。

（二）相对禁忌证

1. 对手术极度焦虑恐惧，手术期间不合作者；

2. 长期服用镇静药、镇痛药，已成瘾者；

3. 病理性肥胖，BMI $> 35\ kg/m^2$，合并有肥胖性低通气量综合征；

4. 合并有阻塞性睡眠呼吸暂停综合征；

5. 肿瘤与硬膜粘连明显，手术操作可能引起硬膜疼痛刺激明显的；

6. 不能耐受长时间固定体位的，如合并脊柱炎、关节炎患者；

7. 有全身或重要器官感染者；

8. 重要脏器功能严重受损，如严重肝肾功能不全；

9. 枕下后颅窝入路手术需要侧卧位者。

第二节　唤醒麻醉方法与实施

一、手术前访视与医患沟通

规范的手术前访视和良好的医患沟通是保证术中唤醒麻醉顺利进行的关键步骤之一。麻醉前一天麻醉医师进行麻醉前访视，详细了解患者身体状态，完善相关检查和准备。设法解除患者的紧张焦虑情绪，恰当阐明手术目的、麻醉方式、手术体位，以及麻醉或手术中可能出现的不适等情况，针对存在的顾虑和疑问进行说明，以取得患者信任，争取麻醉中的充分合作。手术前晚睡前宜给患者服用安定镇静药，以保证充足的睡眠。对过度紧张而不能自控的患者应视为唤醒麻醉的禁忌证。

二、麻醉前准备

完善的麻醉前准备是保证术中唤醒麻醉顺利进行的重要组成部分。其目的在于提高患者的麻醉耐受力，增加麻醉安全性。

（一）呼吸道的准备

麻醉前对气道的评估极为重要。开口困难、咽喉疾病、慢性阻塞性肺疾病、哮喘、上呼吸道及支气管肺部感染以及病态肥胖短颈等均应给予足够重视，并做好相应准备。对于合并困难气道、上呼吸道感染、未经控制的肺病患者应视为唤醒麻醉的禁忌证。

（二）胃肠道准备

麻醉前 8 h 开始禁饮、禁食，以保证胃排空，防止术中反流、呕吐，避免误吸、肺部感染或窒息等意外。

（三）治疗药物的检查

癫痫、颅内肿瘤、运动障碍病和中枢性疼痛患者，术前常已接受一系列药物治疗，麻醉前除了全面检查药物治疗的效果外，还应重点考虑某些药物与麻醉药物之间存在的相互作用。

（四）麻醉前用药

麻醉前用药目的为解除患者的焦虑，充分镇静和产生遗忘；抑制呼吸道腺体活动；稳定血流动力学；提高痛阈；降低误吸胃内容物的危险程度及预防术后恶心呕吐；预防术中癫痫发作等。一般需具有不同药理作用的多种药物混合才能满足上述各项要求。神经外科术中唤醒麻醉前常用药物包括苯二氮䓬类药、抗呕吐药、抗癫痫药、抗胆碱药等。

三、手术体位摆放

神经外科术中唤醒麻醉患者手术体位摆放直接关系到手术的顺利进行。体位摆放时既要充分考虑患者的舒适性和安全性，又要照顾术者手术操作的方便与舒适。充分考虑到体位对颅内压、脑血流和呼吸的影响。头部应高于心脏平面，降低双侧颈静脉压和颅内压。避免过度扭转颈部防止发生静脉回流和通气障碍，同时避免颈部关节及神经损伤。最大限度地利用脑重力下垂增加入路的显露从而减少对脑组织的牵拉。

唤醒麻醉手术最适宜体位为侧卧位，便于呼吸管理和术中监测。患者呈 90 度侧卧位，背部和前胸放置靠垫，髂部及同侧手约束。躯干下放置柔软靠垫，勿使对侧手臂受压和过分伸展，以防臂丛受压。双下肢自然屈曲，两膝间放置软垫并适当固定。术中根据术者的需要适当采取头高位，并可向对侧倾斜 10° ～ 15°，便于手术野显露和患者的呼吸管理。安置托盘前缘与眉弓平齐。手术体位需平卧位患者（如术中核磁辅助下神经外科手术），患者双肩超过床背板，头部转向对侧 45° ～ 60°，约束四肢，头部头架固定。头架固定后，头部需过度偏转者，将入路侧肩部垫高以支持体位，防止颈部肌肉过度牵拉而损伤臂丛，同时缓解头架的压力。手术体位摆好后铺放手术单，应保证患者眼前视野开阔，减轻患者焦虑心情。

四、头部神经阻滞与切口局部浸润麻醉

（一）头部神经支配与分布

头部伤害性知觉传入纤维主要源于三叉神经，也有发自面神经、舌咽神经和迷走神经，颈神经也参与其中。与唤醒麻醉技术有关的头部的感觉神经包括枕大神经、枕小神经、耳颞神经、眶上神经、滑车上神经和额支。头部的感觉神经分布见图 25-1。

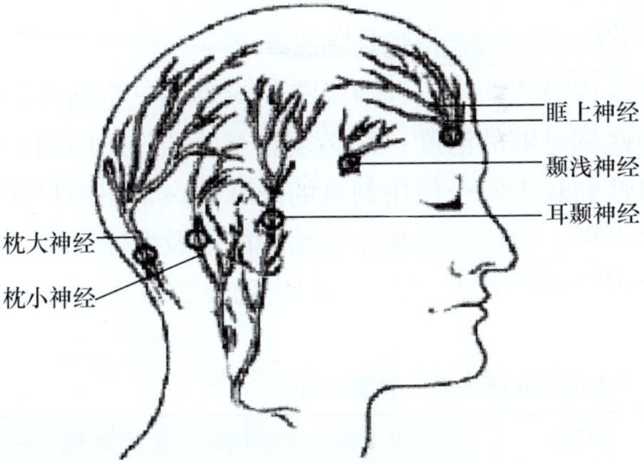

图 25-1　头部神经支配

1. 枕大神经和枕小神经　枕大神经穿刺点取在枕骨外粗隆与乳突连线中点，针头垂直皮面快速进针，直达颅骨，注射局麻药 3 ～ 5 ml。枕小神经穿刺点取在乳突尖水平，乳突尖与枕大神经进针点连线的中点，针头垂直皮面快速进针，直达颅骨，注射局麻药 3 ～ 5 ml。

2. 耳颞神经　患者取仰卧位，头转向健侧。穿刺点取耳屏前、颧弓起始部近上缘处。操作者用一手指指腹清楚触及颞浅动脉搏动，并按压之，另一手持注射器，针尖沿按压指指甲垂直皮肤快速进针至皮下，回抽无血，注射局麻药

2 ～ 3 ml，可阻滞耳颞神经使外耳道及颞区皮肤痛觉减退或消失。耳颞神经与颞浅动脉关系密切，行耳颞神经阻滞时要注意保护血管，防止出血。

3. 眶上神经 患者取仰卧位，头稍后仰。穿刺点取位于眼眶上缘中点或稍内侧的眶上切迹（或孔），该切迹可从表皮触到。操作者用一手按住眶缘保护眼球，另一手持注射器，针尖沿眶上缘下快速进针至皮下，进针方向朝向顶端，回抽无血，注射局麻药 2 ～ 3 ml。

（二）头皮神经阻滞的药物选择

欲获得满意的头皮神经阻滞，应具备三个条件：①局麻药必须达到足够的浓度；②必须有充分的作用时间；③选择较低毒性和较大安全使用剂量的局麻药。常用的局部麻醉药有利多卡因、布比卡因和左布比卡因以及罗哌卡因。唤醒麻醉中常用局麻药浓度、剂量与用法见表 25-1。

表 25-1 常用局麻药浓度、剂量与用法

局麻药	用法	浓度（%）	起效时间（min）	作用时效（min）	一次最大剂量（mg）
利多卡因	头皮局部浸润	0.25 ～ 0.5	1.0	90 ～ 120	400
	头皮神经阻滞	1.0 ～ 1.5	10 ～ 20	120 ～ 240	
	硬膜表面贴敷麻醉	2.0 ～ 4.0	5 ～ 10	60	
布比卡因	头皮局部浸润	0.25 ～ 0.5	不详	120 ～ 240	150
	头皮神经阻滞	0.25 ～ 0.5	15 ～ 30	360 ～ 720	200
罗哌卡因	头皮局部浸润	0.25 ～ 0.5	1 ～ 3	240 ～ 400	300
	头皮神经阻滞	0.5 ～ 1.0	2 ～ 4	240 ～ 400	

五、唤醒麻醉术中人工气道建立与呼吸管理

（一）唤醒麻醉人工气道建立

唤醒麻醉过程中依据手术步骤和麻醉深度可采用口咽和鼻咽通气道、喉罩通气道和气管内插管作为人工气道。

1. 伸颈抬骸手法　此为解除软组织性上呼吸道阻塞的有效办法。在唤醒麻醉镇静患者呼吸道阻塞或短暂呼吸抑制时通常作为首选的方法。

2. 口咽和鼻咽通气道　口咽和鼻咽通气道是最简单的气道辅助物，其作用在于限制舌后坠，维持开放气道，适用于清醒镇静开颅手术。鼻咽通气道较易被浅镇静和清醒患者忍受，固定方便牢靠，能较长时间放置以解除上呼吸道阻塞，并可通过管道进行吸痰。

3. 喉罩通气道　喉罩通气道和气管插管比较，喉罩刺激小，呼吸道机械梗阻少，插入及拔出时心血管系统反应较小，术后较少发生咽喉痛，操作简单、无需使用喉镜及肌松剂，侧卧位亦可插入，适用于唤醒麻醉中建立人工通气道。

4. 经鼻气管内插管　气管内插管是最可靠人工气道方法，在有效通气的同时，可避免胃内容物的反流误吸。唤醒麻醉中尤其是术中进行语言功能区定位时，需拔除气管导管。功能区定位结束后，可以再次进行气管内插管。因患者术中的特殊体位，喉镜置入困难，纤维支气管镜下经鼻气管插管是应首先考虑的插管方法。此方法目前很少采用。

（二）唤醒麻醉期间呼吸管理

麻醉期间出现通气不足必导致缺氧与二氧化碳蓄积，前者可通过增加吸入氧浓度来弥补，后者则必须加强通气管理维持足够的通气量。通气量应维持 $P_{ET}CO_2$ 35 ～ 45 mmHg 较为适宜。当麻醉中患者通气不足时，需通过人工通气道进行手法或机械通气。

1. 辅助呼吸 在保留患者自主呼吸情况下，随患者的呼吸起伏在开始吸气时顺势同步，逐渐挤压麻醉机的贮气囊。

2. 控制呼吸 先用某种措施将患者自主呼吸消除，代之以人工的被动通气。其优点为呼吸平稳，特别在开颅和关颅时可加深麻醉，避免伤害性刺激。施行控制呼吸时应密切注意：①气道压、SpO_2、$P_{ET}CO_2$ 及气体分析功能等监测参数，随时调整通气参数；②保持呼吸道清净，随时清除分泌物和脓痰，以免挤压入细支气管导致感染播散。

3. 双水平气道正压通气（Bi-level Positive Airway Pressure，BiPAP）和压力支持通气（Pressure Support Ventilation，PSV） BiPAP 本质为压力支持通气（PSV）与自主呼气状态下持续气道内正压通气（CPAP）的结合形式。PSV 的特点是自主吸气时，采用设定的吸气正压辅助自主呼吸，以克服气道阻力，并协助呼吸肌在减轻负荷下做功。呼吸频率由患者自行控制，通气流速、送气时间和潮气量取决于患者的吸气用力程度、气道阻力、呼吸系统的顺应性和压力支持水平，故比其他通气模式更接近生理状态。此方法目前很少采用。

六、清醒镇静麻醉

清醒镇静麻醉方法是神经外科唤醒麻醉时常用的麻醉技术之一，在切口局部浸润麻醉和（或）头部神经阻滞的基础上应用镇静 / 镇痛药物不仅可以减轻患者的恐惧、焦虑及术中疼痛，还能消除对伤害性刺激的记忆，从而提高患者的舒适和接受程度。清醒镇静是让患者安静、不焦虑、注意力下降、遗忘，虽行动迟缓但仍具有语言交流和合作能力，可遵嘱作出反应，配合手术，即利用药物对患者中枢神经系统产生抑制，提高患者的耐受性和依从性，使手术操作得以顺利进行。

常用药物有氟哌利多、咪达唑仑、丙泊酚、芬太尼。氟哌利多为弱安定类药，作用特点是产生精神运动性改变，表现精神安定，对外界漠不关心，懒于活动，但意识仍存在，能对答问话并良好配合。对镇静药和镇痛药均协同增强；对心肌无抑制，引起心率稍增快，而血压稳定；有抗呕吐作用；对咽喉、气管反射有很强的抑制作用。用药量过大可产生锥体外系症状。成人静注剂量为 0.025 ～ 0.05 mg/kg，5 min 起效，持续 6 ～ 12 h。咪达唑仑起效快，时效短，毒性低；抗焦虑和镇静作用强；顺行性遗忘作用强；无注射疼痛。其遗忘作用不依赖深度镇静而存在，产生遗忘作用的剂量为催眠剂量的 1/10，小剂量（0.02 ～ 0.06 mg/kg）使用对呼吸和循环功能影响较小。丙泊酚起效快，诱导平稳，作用时间短，静脉注射 30 s 意识消失，维持 2 ～ 6 min，苏醒快而完全，停药后 5 ～ 10 min 即能清醒并作应答，无兴奋现象，不影响患者的时空定向力。但对心血管系统和呼吸系统有较为明显的作用，引起一过性的血压降低和呼吸抑制、呼吸暂停、低氧血症，一般认为与注药剂量和速度有关，必要时加压给氧即可缓解。氯胺酮有良好的镇痛效果，小剂量与丙泊酚配伍，用于临床消除丙泊酚引起的术中不安和躁动。小剂量芬太尼（0.5 ～ 1 μg/kg）的使用可减少丙泊酚的用量。

α_2 受体激动药兴奋脊髓和脊髓上 α_2 肾上腺素能受体也能产生镇痛作用。右美托咪定（dexmedetomidine，DEX）是一种高选择性、高特异性 α_2 肾上腺素能受体激动剂，受体选择性（α_2：α_1）DEX 为 1620：1，可乐定为 220：1。右美托咪定在产生良好镇静作用的同时而没有明显的 α_1 受体激动作用所产生的心血管抑制。其分布半衰期约 5 min，清除半衰期约 2 h。由于 DEX 具有剂量依赖性镇静、抗焦虑和止痛作用，且无呼吸抑制，还有止涎作用，是理想的唤醒麻醉用药。应用右美托咪定的优点是可增加拔管期间患者的适应性，且容易唤醒。对血流动力学不稳定的患者，在快速注射右美托咪定时可引起心动过缓和低血压等后果，应予警惕。

靶控静脉输注（TCI）是目前镇静镇痛的主要方法之一。该方法有效地克服了分次用药时药物浓度波动较大、可控性差等缺点，改善了临床效果，提高了安全性。例如用于神经外科唤醒麻醉丙泊酚血浆靶浓度 1 ～ 2 μg/ml，辅以咪达唑仑能安全准确地为患者实施镇静处理。可达良好镇静效果。Newson 等用丙泊酚 TCI 技术行镇静处理，设定靶浓度（Ct）为 2 μg/ml，然后在 1 ～ 4 μg/ml 范围内调整，使 OAA/S 评分保持在 3 ～ 4 分。当丙泊酚血药浓度稳定在 1 μg/ml 时，所有患者都能正确应答。当血药浓度稳定在 2 μg/ml 时，Ramsay 镇静评估 2 ～ 3 级。Oei-Lim 等给焦虑患者用丙泊酚 TCI 行清醒镇静，平均血药浓度为 1.6 ～ 2 μg/ml。

采用清醒镇静麻醉方法在开颅和关颅阶段应充分镇痛，且达到足够的镇静深度，Ramsay 分级应在 4 级以上。术中麻醉唤醒期间 Ramsay 分级应在 2 ～ 3 级。在术中唤醒阶段使用镇静药的同时，经常与患者交流使之适应周围环境、给予充分的镇痛以及改善周围环境都可以起到减轻焦虑的作用。

清醒镇静麻醉方法主要适用于：患者一般情况良好，心理状态稳定，颅内病变部位表浅，手术 4 h 左右可以完成。

七、全凭静脉唤醒麻醉

对于不能耐受清醒镇静唤醒麻醉的患者可采用全凭静脉麻醉。以丙泊酚和瑞芬太尼 TCI 输注的全凭静脉麻醉是目前唤醒麻醉的主要应用方法之一。在应用 TCI 行静脉麻醉时，要获得满意的麻醉效果，必须熟悉所选择药物的血药浓度-效应的关系，以便在临床上设置靶浓度（表 25-2）。

表 25-2 常用药物血浆浓度与临床效应之间的关系

药物	诱导麻醉	切皮	自主呼吸	清醒	镇痛或镇静
丙泊酚（μg/ml）	4 ～ 6	2 ～ 6	—	0.8 ～ 1.8	1 ～ 3
瑞芬太尼（ng/ml）	4 ～ 8	4 ～ 6	＜ 1 ～ 3	—	1 ～ 2
舒芬太尼（ng/ml）	1 ～ 3	1 ～ 3	＜ 0.2	—	0.02 ～ 0.2

（一）丙泊酚靶控输注技术

当丙泊酚血药浓度为 1.0 ～ 1.5 μg/ml 时，患者有良好的镇静效果。全凭静脉麻醉维持期丙泊酚血药浓度达到 3 ～ 5 μg/ml 时，脑电双频谱指数（BIS）可降到 50 左右。一般认为丙泊酚的清醒血药浓度为 1 μg/ml，但各研究报告的结果出入较大，一组中年患者用 TCI 丙泊酚行 TIVA，当呼唤反应恢复时，丙泊酚平均血药浓度为 1.48±0.47 μg/ml，能够正确应答时为 1.16±0.36 μg/ml。

（二）瑞芬太尼靶控输注技术

瑞芬太尼（remifentanil）是纯粹的 μ 受体激动，在体内的代谢途径是被组织和血浆中非特异性酯酶迅速水解。瑞芬太尼注射后起效迅速，药效消失快，由于其独特的药代动力学特点，瑞芬太尼更适用于静脉持续输注，其恢复几乎不受持续输入时间的影响。由于代谢过于迅速，停药后镇痛作用很快消失，可能造成麻醉唤醒期的患者的躁动。因此应用瑞芬太尼也应采用头部神经阻滞和（或）切口局部麻醉。

第三节　术中唤醒麻醉并发症及其防治

一、麻醉唤醒期躁动

（一）苏醒期躁动的原因

1. 镇痛不全　是最常见的原因，患者无法忍受疼痛刺激导致躁动。

2. 定向力恢复不良　浅麻醉或镇静状态下，患者不能控制自己的行为。

3. 催醒不当　不恰当地应用纳洛酮拮抗阿片类药物、应用氟马西尼拮抗苯二氮䓬类、应用阿托品和新斯的明拮抗肌松药的结果。

4. 缺氧和二氧化碳蓄积　呼吸肌抑制导致缺氧和 CO_2 蓄积是麻醉苏醒期烦躁不安的促发因素。

5. 尿潴留与尿管刺激

6. 其他因素　如麻醉初期术中知晓、不恰当的束缚制动、血流动力学异常、特殊药物的神经精神作用等。

（二）苏醒期躁动的预防及处理

1. 术前良好的交流和解释工作对于消除患者焦虑和恐惧至关重要。

2. 由于疼痛引起的躁动可给予芬太尼 0.05 mg、舒芬太尼 0.005 ～ 0.01 mg 或曲马多 100 mg 效果较好。

3. 术中维持平稳，避免术中知晓，避免呼吸抑制、缺氧和二氧化碳潴留等。

4. 大多数患者唤醒期主诉尿道刺激症状明显，可以通过清醒时导尿及尿道利多卡因乳剂表面麻醉缓解。

5. 避免使用拮抗剂。

6. 不恰当的制动也是术中躁动的原因，适当安抚患者，使患者头及躯干尽可能制动，四肢可在看护情况下适当活动。

二、呼吸道阻塞

（一）上呼吸道梗阻的原因及处理

1. 舌后坠 常见，立即托起下颌解除梗阻，也可置入口咽、鼻咽通气管或喉罩解除梗阻。

2. 误吸和窒息 择期患者术前应 8 h 禁食，分泌物过多患者应给予盐酸戊乙奎醚（长托宁）、阿托品。

（二）喉痉挛

麻醉过浅和咽喉部刺激是喉痉挛发生的主要原因。加深麻醉和避免不当刺激可以减少喉痉挛的发生，同时应准备肌松药及气管插管应急。

（三）支气管痉挛

支气管痉挛是下气道的一种保护性反射，有哮喘病史或过敏体质的患者，气道高反应性易激发支气管痉挛。处理首先应用面罩给氧，争取支气管插管，间断加压给氧。应用支气管扩张药物，当通气严重障碍时，可静脉注入氯胺酮通过内源性儿茶酚胺释放扩张支气管。同时氢化可的松 2 ～ 4 mg/kg 或者甲基泼尼松龙 60 ～ 160 mg 静脉注入。对严重难治性支气管痉挛应考虑静脉注入小剂量肾上腺素（0.25 ～ 1.0 μg/min）。

三、呼吸抑制

（一）呼吸抑制的原因

1. 麻醉药物抑制了缺氧和高二氧化碳的呼吸驱动，减少功能残气量（FRC），削弱缺氧性肺血管收缩反射；阿片类药物能降低正常人的呼吸频率和幅度，降低导致中枢性的呼吸抑制，降低呼吸中枢对 CO_2 反应性。

2. 浅麻醉下手术操作刺激可引起反射性呼吸暂停。

3. 术前患者本身有呼吸功能障碍或合并睡眠呼吸暂停综合征（sleep apnea syndrome，SAS）。

（二）呼吸抑制的防治

1. 麻醉前评估 对患者呼吸功能做出评估，应对术前有呼吸功能障碍或合并睡眠呼吸暂停综合征患者呼吸代偿能力进行重点评估。

2. 呼吸的监测 包括脉搏氧饱和度（SpO_2）、呼吸频率、潮气量以及呼气末二氧化碳（$ETCO_2$）的动态监测。

3. 低氧血症和二氧化碳蓄积发生时辅助和控制呼吸的实施。

四、高血压与心动过速

（一）高血压与心动过速的原因

1. 唤醒期间麻醉变浅，疼痛刺激使交感神经兴奋性增强，血中儿茶酚胺大量释放。

2. 缺氧和二氧化碳蓄积。

3. 颅内压升高。

4. 口腔及气管内吸引、喉罩或气管导管拔除的强烈刺激。

（二）高血压与心动过速的预防与治疗

1. 保持麻醉唤醒期适宜的镇静水平，避免患者焦虑紧张。

2. 保持适宜的镇痛水平，避免麻醉唤醒期疼痛刺激。

3. 保持呼吸道通畅，避免镇痛药和全麻药抑制呼吸，必要时采用有效辅助或控制呼吸。

4. 对于麻醉唤醒过程中发生的高血压与心动过速，在加强监测和针对原因处理的同时，给予艾司洛尔、尼卡地平、乌拉地尔、地尔硫䓬、硝酸甘油、硝普钠均能有效地控制血流动力学改变。

五、癫痫

（一）术中癫痫发作的预防

1. 麻醉前良好的沟通。

2. 抗癫痫药药物应服药至术前一日晚，必要时加用镇静药。

3. 适当加大麻醉前用药的镇静药剂量。

（二）术中癫痫发作的治疗

对术中癫痫，尤其是惊厥性持续状态应分秒必争地进行抢救，尽快终止临床发作，避免造成不可逆性脑损伤。

1. 一般治疗　保持安静、避免刺激、保证呼吸道畅通、维持生命体征等。

2. 立即控制惊厥　在术中皮质功能区定位脑皮质暴露情况下可立即局部冲洗冰盐水终止癫痫发作。使用丙泊酚静脉注射亦可，但药物作用时间较短。

3. 临床上惊厥持续 5 min 以上，即要静脉给予止惊药物。地西泮为最常用，成人每次 10 ～ 20 mg。丙戊酸钠针剂以 15 ～ 20 mg/kg 3 ～ 5 min 内静脉推注快速达到 75 mg/L 的治疗浓度，可以在用药 15 min 内控制 70% 的癫痫持续状态，不影响意识，不影响呼吸，特别适用唤醒麻醉中应用。以上药物均无效时用丙泊酚静脉注射麻醉控制发作。

六、恶心和呕吐

（一）恶心和呕吐的原因

1. 唤醒麻醉中引起恶心呕吐的因素与年龄、性别、焦虑情绪等有关。

2. 使用喉罩或带套囊口咽通气道通气引起胃腔扩张。

3. 阿片类药物的使用 已知阿片类药物具有催吐作用。

（二）恶心和呕吐的预防与治疗

1. 减少各种术前、术中引起呕吐的因素，从而减少恶心和呕吐的发生率。良好的术前医患沟通对于解除焦虑心情有帮助。术前 8 h 禁食水，分泌物过多患者应给以阿托品或盐酸戊乙奎醚。

2. 尽量避免使用喉罩或带套囊口咽通气道通气时造成的胃腔扩张。麻醉中采取头侧位使分泌物或反流物便于吸除，同时声门处于最高位避免误吸。有误吸危险的患者应留置胃管抽吸并准备吸引器及吸痰管。

3. 手术前推荐预防性使用抗呕吐药。最常用的药物有 5-HT_3 拮抗剂：格拉司琼（3 mg），托烷司琼（5 mg），昂丹司琼（4 mg）。静脉注射小量（20 ～ 30 mg）丙泊酚可有效控制呕吐发生。

4. 术中一旦出现呕吐，应充分保护呼吸道，避免误吸发生。

七、颅内压增高

（一）颅内压增高的原因

1. 颅内血液容量增加，常见原因为通气不足导致二氧化碳蓄积，脑血管扩张所致。

2. 颅内占位病变水肿是颅内压增高的最常见原因。

3. 脑容积增加，常见于脑水肿，可分为血管源性、细胞毒性、渗透压性和间质性脑水肿。

（二）颅内压增高的防治原则

1. 对于颅内占位及病灶周围明显水肿，颅内顺应性降低病例，应积极治疗脑水肿。

2. 麻醉中保持呼吸道通畅、通气充分、避免二氧化碳蓄积。

3. 减少脑脊液 麻醉前行腰部蛛网膜下隙穿刺，术中打开颅骨骨瓣后放脑脊液。但应注意放脑脊液不宜过快过多。

4. 缩小脑体积 针对脑水肿主要采用高渗性利尿药和肾上腺皮质激素等。甘露醇为强力脱水利尿药，其缩小脑容积和降低颅内压的效果迅速且持久，常用 1 ～ 2 g/kg。糖皮质激素具有稳定膜结构的作用，从而降低脑血管通透性、恢复血管屏障功能、增加损伤区血流量，使脑水肿得到改善。常用地塞米松 10 mg，术前静滴。

5. 减少颅内血容量 通过改善通气可使脑血管收缩来减少血容量，对通气不足导致的脑肿胀效果最好。

6. 头高位（15° ～ 30° ）以利于颅内静脉回流。

八、低温与寒战

（一）低温与寒战的原因

1. 手术室环境温度低、大量输入温度较低的血液或液体、手术创面用大量低温液体冲洗。

2. 患者年龄、性别、原有疾病、麻醉方法与体温下降有一定关系。

3. 长时间的手术与麻醉可导致寒战发生率增加。

（二）低温与寒战的预防和治疗

1. 对低温的预防比对并发症的处理更为重要，应根据体温监测及时采取保温和其他相应措施。

2. 维持正常体温可使用热温毯。电热毯或充气的热温毯可以减少体热丢失，有效地维持体温、减少寒战。

3. 适宜的室温、静脉输入液体和术野冲洗液体适当加温。

4. 密闭回路、回路中的“人工鼻”及湿化器均可有效维持患者体温。

5. 药物治疗哌替啶（25 ～ 30 mg 静注）、曲马多（50 mg 静注）在终止寒战和降低氧耗中非常有效。

九、唤醒麻醉后心理障碍

（一）唤醒麻醉后心理障碍的原因

精神障碍的家族史与既往史、性格内向及有神经质倾向以及由个体人格特征、教育程度、智力水平、信念和生活态度等构成的综合因素。

（二）唤醒麻醉后心理障碍的预防

1. 加强术前与患者的充分沟通，麻醉前告知患者术中唤醒阶段的详细经历，建立患者与手术医师、麻醉医师之间的信任关系，增强患者对手术成功的信心。

2. 手术过程中建立舒适安静的手术室环境对稳定患者情绪具有重要意义。医护人员的交谈、护理操作、监测设备的干扰、持续的声光、陌生的环境、长期的卧床等均可构成不良的刺激，引起焦虑和烦躁。

3. 术中唤醒阶段不是完全清醒，而应给予适当浓度的镇静药，减轻患者的焦虑情绪。考虑使用有遗忘作用的药物。

4. 采用有效的镇痛方法避免唤醒期间手术切口或伤口的疼痛刺激。

5. 加强术中麻醉药物和 BIS/AEP 监测。

推荐阅读

1. Costello TG，Cormack JR，Hoy C，et al.Plasma ropivacaine levels following scalp block for awake craniotomy.J Neurosurg Anesthesiol，2004，16（2）：147-150.

2. Everett LL，VAN Rooyen IF，Warner MH，et al.Use of dexmedetomidine in awake craniotomy in adolescents：report of two cases.Paediatr Anaesth，2006，16（3）：338-342.
3. De Almeida AN，Tavares C，Tibano A，et al.Dexmedetomidine for awake craniotomy without laryngeal mask.Arq Neuropsiquiatr，2005，63（3B）：748-750.
4. Manninen PH，Balki M，Lukitto K，et al.Patient satisfaction with awake craniotomy for tumor surgery：a comparison ofremifentanil and fentanyl in conjunction with propofol.Anesth Analg，2006，102（1）：237-242.
5. Keifer JC，Dentchev D，Little K，et al.A retrospective analysis of a remifentanil/propofol general anesthetic forcraniotomy before awake functional brain mapping.Anesth Analg，2005，101（2）：502-508.
6. Gonzales J，Lombard FW，Borel CO.Pressure support mode improves ventilation in "asleep-awake-asleep" craniotomy.J Neurosurg Anesthesiol，2006，18（1）：88.
7. Skucas AP，Artru AA.Anesthetic complications of awake craniotomies for epilepsy surgery.Anesth Analg，2006，102（3）：882-887.
8. Deogaonkar A，Avitsian R，Henderson JM，et al.Venous air embolism during deep brain stimulation surgery in an awake supinepatient.Stereotact Funct Neurosurg，2005，83（1）：32-35.

26 神经介入治疗麻醉

刘晓媛

神经介入治疗就是利用血管内导管操作技术，在计算机控制的数字减影血管造影（DSA 系统）的支持下，对累及人体神经系统血管的异常进行纠正，对所造成的神经功能和器质性损害进行诊断与治疗，从而达到消除病痛、恢复正常功能的效果。神经介入治疗优点众多，包括操作简单、微创、直接触及病灶、可重复性好、适应证广泛、定位（诊断）精确、疗效显著、副作用小、并发症少、恢复快及住院时间短等，目前已成为许多复杂中枢神经系统疾病的主要治疗手段。

神经介入治疗的实施涉及包括神经介入医生、麻醉医生、神经内科医生、介入手术室护士、放射科技术员等多学科人员，团队间良好的沟通、配合是高质量完成手术的保障。此外，神经介入治疗患者常为高龄、急诊、多合并症，病情危重且时间紧迫，对麻醉管理提出了更高的要求。麻醉医生唯有全面掌握神经介入治疗的步骤及特点、相关疾病的病理生理机制、围术期麻醉管理的要点和难点，同时细心观察、高效沟通、迅速判断、果断处理，才能满足神经介入手术的要求，高质量地完成麻醉管理。

第一节　神经介入治疗疾病的临床特点

一、出血性脑血管疾病

(一) 颅内动脉瘤

1. 流行病学　颅内动脉瘤是由脑血管异常改变产生的脑血管瘤样突起，在成年人中的发病率大约为1%。其最常见于颅底动脉环（Willis环）周围，易发生部位依次为后交通动脉、前交通动脉、大脑中动脉、椎基底动脉和眼动脉段等。

2. 临床表现　临床表现与动脉瘤的占位效应或栓子形成导致的神经功能障碍有关，但最常见的症状多由动脉瘤破裂蛛网膜下隙出血（subarachnoid hemorrhage，SAH）所致。SAH常表现为突发剧烈头痛、假性脑膜炎、短暂性或持久性意识丧失、癫痫发作或局灶性神经功能缺损，重症患者还可出现心律失常、心肺功能障碍、低血容量及电解质紊乱。

3. 围术期主要特点　颅内动脉瘤出血破口处常被较小的血栓块填堵，1周左右血栓会随体内纤溶系统激活而逐渐溶解，此时任何增加血管内压的微小刺激（如兴奋、疲劳、便秘甚至体位快速变化和饱食等）都可能导致破口处开放再次出血。动脉瘤再次破裂的可能性约为70%，其死亡率高达58%。为避免再次出血，目前多倡导超早期（0～3天）手术，往往来不及进行完备的术前检查及准备，而SAH患者常合并高血压、冠心病或其他脏器损害，这大大增加了麻醉风险。SAH患者中有20%～100%存在心电图异常（如QT间期延长、复极化受损），多是神经源性而非心源性损害，对于既往无冠心病病史、心肺功能较好的患者不必过分担忧，但对于高度怀疑心肌损害的患者应尽量完善术前检查

（如超声心动图）。此外，血清中肌钙蛋白浓度反映心肌损伤程度及预后。

动脉瘤患者的围术期血压管理非常重要，应避免血压升高所致动脉瘤破裂（尤其在麻醉诱导及动脉瘤栓塞过程中），同时防止血压过低加重脑血管痉挛导致脑梗死。对于 SAH 患者，通常给予持续的脱水治疗缓解颅内压增高，这会导致低血容量和电解质紊乱，麻醉诱导前应关注并适当补充容量。

（二）动静脉畸形

1. 流行病学 脑动静脉畸形（arteriovenous malformation，AVM）是一种脑血管发育障碍引起的脑局部血管数量和结构异常。病变部位脑动脉与静脉之间缺乏毛细血管，直接形成脑动静脉短路，并产生一系列脑血流动力学的紊乱。AVM 的发病率约为动脉瘤的 1/10 ～ 1/7，发病的高峰年龄是 20 ～ 40 岁，平均 25 岁。

2. 临床表现 AVM 瘘口部位动脉内的血流压力可以直接传递到静脉内，高流量、高灌注压向脆弱的静脉分流可直接导致畸形血管的破裂，临床上表现为反复的脑出血或蛛网膜下隙出血。大量血流在压力差的作用下短路通过畸形血管团，减少了邻近的脑组织灌注，产生盗血现象而造成潜在的脑缺血，引起一过性或持久的神经功能障碍。临床上有 30% 表现为癫痫，20% 表现为头痛、痴呆或进行性神经功能障碍。

3. 围术期主要特点 AVM 患者大多年轻、身体状况较好。需要注意的是，脑组织代谢旺盛，脑血供占到左心排血量的 15% ～ 20%，AVM 患者全脑血流量可能大大增加并因而加重心脏负荷，久而久之可导致心脏扩大。此外，对于大的 AVM，围术期应采取措施积极预防高灌注综合征、脑出血等严重并发症的发生并做好处理并发症的准备。

（三）颈动脉海绵窦瘘

1. 流行病学 颈动脉海绵窦瘘（carotid cavernous fistula，CCF）一般指颈内动脉海绵窦段的动脉壁或其分支发生破裂，使其与海绵窦之间形成异常的动静脉沟通。病因上分为直接CCF和间接CCF，前者主要由闭合性颅脑损伤导致的颅底骨折造成，后者大部分为自发性且原因不明。此病较为少见，有统计称颅脑损伤并发颈动脉海绵窦的病例只占2.5%，在所有神经外科患者中占0.15%。

2. 临床表现 直接CCF通常在外伤后几天内发病且病情进展迅速。临床症状的严重性、紧急性与静脉引流关系密切，与瘘的大小不直接相关。临床症状、体征多发生于眶部，如眶周搏动、眼睑下垂、结膜水肿及充血，此外还包括搏动性耳鸣，颅内出血较少见。

3. 围术期主要特点 手术治疗本身可使血流向危险静脉通路急性改道，有导致脑出血和蛛网膜下隙出血的风险，围术期应准备好应对措施。

二、缺血性脑血管疾病

（一）急性缺血性脑卒中（acute ischemic stroke，AIS）

1. 流行病学 随着人口老龄化的进程，AIS已成为我国第一位死亡原因，存活患者中75%遗留不同程度的残疾。2012年卫生部调查结果显示，我国40岁以上的脑卒中人口超过1000万，并呈现年轻化趋势，其中缺血性卒中占80%，构成了沉重的社会和经济负担。

最新四项大的国际研究（MR CLEAN、EXTEND-IA、ESCAPE、SWIFT-PRIME）结果一致表明对于前循环大血管闭塞的AIS患者，血管内介入治疗特别是机械取栓不仅能提高血管的再通率，也能显著提高患者的临床疗效，并指出机械取栓应该成为大血管闭塞性急性卒中的标准治疗方法。AIS 患者的血管内取栓治疗也因此而迅速增多。

2. 临床表现 AIS 患者常为高龄且存在多种合并症，发病时的神经功能状态多种多样，可表现为视野缺损、运动障碍、感觉障碍、失语、共济失调，甚至呈昏迷状态。患者就诊时血压常明显增高（代偿性增高），前循环大血管或后循环血管卒中多影响意识、呼吸。

3. 围术期主要特点 AIS 病情进展迅速，允许治疗的时间窗短。动脉溶栓从症状出现到再灌注的时间越短临床结局越好，应抓紧一切时间尽早开通血管。原则上，前循环闭塞发病时间在 6 h 以内、后循环大血管闭塞发病时间在 24 h 内可以采取动脉溶栓的治疗方式；前循环闭塞发病时间在 8 h 以内，后循环大血管闭塞发病时间在 24 h 内，可以进行机械取栓。

（二）颅内段、颅外段动脉粥样硬化性脑血管疾病

1. 流行病学 脑卒中是西方国家第三大死亡原因，是导致长久残疾和丧失独立生活能力的首要原因。美国每年大约有 70 万人经历一次脑卒中，据统计 1/4 的脑卒中源于颈内动脉阻塞性疾病引起的脑缺血。即使进行积极的药物干预，严重颅内动脉狭窄所致的短暂性脑缺血发作或脑卒中患者中每年仍有 14% ～ 23% 发生脑梗死。亚裔人群颅内大动脉狭窄更为普遍。颅内动脉粥样硬化的好发部位包括大脑中动脉主干、椎动脉远端和基底动脉。

2. 临床表现 狭窄的动脉造成单位时间内脑动脉血流量减少，使脑组织的氧化代谢能力绝对降低。动脉粥样硬化引起的狭窄及斑块造成内膜粗糙，极易使血小板等凝血物质附

着并形成血栓，后者在血流冲击下脱落，造成脑动脉堵塞。临床上常见以缺血性神经功能障碍发病，主要为短暂性脑缺血发作，个别患者可因脑梗死而出现偏瘫和失语。在未发生出血的情况下，一般不会有头痛。

3. 围术期主要特点 动脉粥样硬化会累及全身多处血管，患者往往合并高血压、糖尿病、冠心病、肥胖，应了解血糖控制情况，评价心功能。对于有冠脉支架置入的患者，应关注抗凝药物服用情况。脑血管狭窄导致脑供血不足，为了满足脑组织的需求，机体会出现代偿性的血压增高。围术期应特别注重血压管理，在支架置入前切忌盲目降压，而血管扩张后应适当降压防止脑高灌注综合征、脑出血。

（三）颅内静脉和静脉窦血栓形成

1. 流行病学 颅内静脉窦血栓是神经系统血管性疾病中发病较为隐匿且诊断、治疗相对复杂的一种闭塞性血管病。发病年龄多为 16～40 岁的年轻人，男性与女性无明显差别。多数患者缓慢起病、间断发作、渐进性加重，可有偏瘫、视力迅速下降等神经功能障碍。也有的急性发病并导致颅内出血。

2. 临床表现 静脉窦血栓常见症状为头痛、恶心、呕吐、视神经乳头水肿、视物模糊、癫痫发作、局灶性神经体征、意识障碍、大脑强直、去皮质强直或全身中毒症状。

3. 围术期主要特点 有些患者就诊时病情危重，表现为精神行为异常、意识下降、嗜睡、昏迷，儿童还可能出现强直阵挛性发作甚至牙关紧闭、去大脑强直，应做好对症处理及抢救的准备。手术行动脉或静脉途径连续溶栓而需要保留导引器时，因处在抗凝阶段，故应警惕出现局部渗血和出血可能造成的腹膜后血肿。

第二节　神经介入治疗的麻醉管理

一、术前评估及术前准备

（一）术前评估

适宜的麻醉管理方案有赖于全面精准的术前评估。对于接受神经介入手术的患者，术前评估除了询问病史、体检、查看常规术前化验及辅助检查外，还应根据疾病本身的特点，有针对性地详细了解患者易患合并症的情况及全身状况，掌握围术期麻醉管理的难点、要点。此外，应评估并记录神经系统功能，以便在术中和术后进行神经系统功能评估时对比。麻醉医生应综合分析患者、疾病和手术三方面的因素，权衡利弊并适时地与神经介入医生沟通，制订出个体化的麻醉管理方案。

某一类疾病、患者或手术存在一些共性问题，麻醉医生在术前评估中应予以关注。①缺血性脑血管疾病患者及大部分颅内动脉瘤患者既往可能有高血压、冠心病，血管弹性差，术中循环易波动且难以控制。术前应详细掌握患者的基础血压情况、仔细评估心血管系统的功能贮备、优化循环系统的功能状况，术中备好血管活性药物，尽可能减少血压波动。②术前并存肺部疾患且预计手术时间长的患者，术后管理的难度增加，术中应加强气道管理。严重咳嗽的患者应全身麻醉并谨慎管理，防止手术中呛咳和拔管后气道痉挛。③术前评估肾功能，对于已存在肾功能不全的患者，应谨慎用药并采取相应的预防措施，以避免进一步的肾功能损害。④术前认真评估凝血功能有助于围术期凝血及抗凝治疗的管理。对于血小板低于 80×10^9/L 的，即使凝血指标正常，也不建议溶栓治疗。⑤急诊患者全身情况常复杂且不稳定，可能存在有高血压、心肌缺血、心律失常、电解质紊乱、肺水肿、神经功能损害、饱胃及气道保护性反射削弱等，需要充分做好手术前评估和相应的准备，并在适当监测和管理下转运至手术室，以确保患者的生命安全。⑥对于所有接受神经介入手术的患者，应详细询问既往过敏史，特别是造影剂反应史和鱼精蛋白、碘及贝壳类动物过敏史。

目前 AIS 血管内治疗的患者逐渐增多。研究表明，血管再通时间每增加 30 min，获得 90 天良好预后的可能性下降 12%。只有在有限的时间窗内开通血管，才能挽救缺血半暗带的脑组织。一方面术前评估会花费一定时间，另一方面此类患者多为高龄且伴有糖尿病、高血压等合并症，病变严重的还会有意识改变，属于高风险患者，完善的术前评估是围术期安全的保障。我们建议麻醉医生进行快速、全面而又重点突出的术前评估，做到紧张有序、忙而不乱。除了常规的术前评估内容外，麻醉医生应特别关注既往有无高血压病史及血压控制情况、氧合情况、是否存在气道高风险、发病时间、神经功能状态、能否配合指令、有无碘造影剂过敏史、抗凝药服用情况及凝血功能，及时与介入医生沟通病变情况，并权衡利弊、快速制订出最适宜的麻醉管理方案。

（二）术前准备

1. 神经介入手术室的安全隐患 神经介入手术因具有远离中心手术室、麻醉医生术中远离患者的特殊性，使麻醉本身就具有一定的安全隐患。为保障患者安全，应严格执行以下规章制度，包括：①定期检查相关药物，确保其种类齐全（包括麻醉药物、血管活性药物、抗过敏药物、抗凝药物、止血药物和抢救药物等）且均在有效期内。②定期检查、保养设备（包括麻醉机、监护仪和输液泵等），以确保使用安全。③确保气道管理物品、复苏设备和各种抢救药品随时可用。④确保介入治疗室内的通讯设备畅通，保证紧急情况下与外界取得联系和帮助。

2. 术前器材及药品准备 术前准备与常规手术相同，应准备好麻醉机、监护仪、微量泵、吸引器、气管插管及困难气道设备，监护仪应放置在麻醉医生视野可及处。介入治疗过程中麻醉医师及监测设备均远离患者头部，并且手术台会被频繁移动，术前一定要仔细检查仪器设施，确保通气环路各接口牢固并妥善固定以防意外脱落。各种监测导线、静脉输液管路和通气环路应足够松弛，以确保安全。麻醉机的位置应不影响成像设备在患者头部的自由转动。术前最好建立两条静脉通路，分别用于抗凝药物的静脉注射及液体管理、麻醉药物输注，并应从输液导管的最前端注射麻醉药物和抗凝药物，以减少无效腔。此外，术前应备好铅衣、铅帽和铅围脖，为手术中紧急情况下随时进入血管造影室做好准备。

药品方面除了常规的麻醉药品和抢救药品外，应根据手术特点有针对性地准备好各种血管活性药（包括：降压药物、升压药物、减慢心率或提升心率的药物）。

对于实施颈动脉狭窄支架术且预计手术中可能需要频繁球囊扩张的患者，如已存在心动过缓，术前应安装临时心脏起搏器，以防止手术中严重心动过缓或心搏停止的发生。

二、麻醉管理要点与特殊要求

（一）麻醉方式选择

麻醉方式的选择有赖于患者的全身状况及病情特点、手术需要、麻醉医师的习惯等因素。一般说来，造影多采用监测麻醉管理（monitored anesthesia care，MAC），而对于术中要求绝对制动的治疗（如：动脉瘤、大的 AVM）、患者不能配合及气道高风险给予镇静后不能保障安全等情况下应采用全麻。

目前给予 AIS 患者麻醉方式选择的建议如下：①原则上应根据每位患者的临床特点及神经介入医生术中的具体要求选择麻醉方式并制订个体化麻醉方案。②对于情绪焦虑不能合作、神经系统严重损伤、气道保护性反应受损（后循环卒中、意识水平降低、呼吸系统损伤）、气道本身高风险（病态肥胖 BMI > 30 或阻塞性睡眠呼吸暂停）或已经进行了气管插管的患者应采用全麻；而对于前循环卒中、可以合作且气道保护性反射功能完整的患者可选用 MAC 或全麻。③采用 MAC 方式时，应充分做好改变麻醉方式的准备，必要时可以迅速改为全麻。④对于需要选择全麻的患者，应果断地在术前评估的同时进行术前准备，尽可能迅速完成麻醉相关操作，以免延误血管内治疗。⑤对于全麻，诱导应选择对血流动力学影响小的药物，根据患者情况缓慢、逐步给药，并准备好升压药物，避免因血压降低而加重缺血半暗带脑组织的损伤。术中建议使用短效药物，有利于术后早期拔管、早期神经功能评估。术后应减少拔管时呛咳及术后躁动，避免恢复期循环波动造成脑出血。

（二）呼吸与气道管理要点

神经介入手术过程中应持续监测氧合状态、避免呼吸抑制，保证 SpO_2 > 92%、PaO_2 > 60 mmHg。对于术前出现昏迷、低氧血症、高碳酸血症、呼吸道梗阻、脑干受损或恶心呕吐的患者应采用气管内插管或喉罩控制气道。对于病理性肥胖（BMI > 30）、睡眠呼吸暂停等气道高风险的患者，如果同时焦虑、不能配合，术前评估认为术中需要给予镇静的，建议选择全麻控制气道。对于适合 MAC 的患者，应保证术中能随时观察呼吸情况、及时发现气道危险并做好改为全麻的准备。全身麻醉建议术中采取小潮气量加 PEEP 的通气管理策略，并应将 $PaCO_2$ 维持于 35 ～ 45 mmHg。对于

AIS 患者，有试验数据表明低碳酸血症与患者预后不良相关，但卒中或继发出血出现颅内压显著增高时可使用过度通气作为紧急临时的治疗手段。

（三）循环管理要点

神经介入手术的循环管理应根据疾病特点、患者既往有无高血压病史及其基础血压情况、手术步骤和病情需要制订个体化的循环管理方案。不同种类神经介入手术的血压管理有不同策略：①动脉瘤手术（尤其在麻醉诱导及动脉瘤栓塞过程中）应特别避免血压升高所致动脉瘤破裂，同时防止因血压过低加重脑血管痉挛导致脑梗死。②大的 AVM 围术期应采取措施积极预防高灌注综合征、脑出血等严重并发症的发生并做好处理并发症的准备。③对于脑血管狭窄的患者，血管开通前不能盲目降压，应将患者血压控制在手术前可耐受水平，血管开通后应适当降低血压以防止过度灌注综合征、脑出血。④颈动脉窦附近的手术因操作刺激易引起心率减慢，应仔细观察、及时处理，对于术前心率较慢的可以在刺激颈动脉窦前预防性给予阿托品。⑤全身麻醉患者术中发生低血压时应首先停止手术刺激、减浅麻醉和补充液体，如无效通常首选去氧肾上腺素，首次剂量为 1 μg/kg，然后缓慢静脉滴注，并根据血压调节用药量。对于心率较慢或其他条件限制使用去氧肾上腺素的患者，亦可选择多巴胺持续静脉输注。⑥预计术中有较大循环波动或术中需要实施控制性降压、控制性升高血压的患者，应监测有创动脉压。

（四）放射线防护

介入手术室的墙体和楼板及控制室的门板、玻璃都采用防护材料，但术中突发情况需要紧急进入手术间的情况时有发生，加之缺乏防护知识、防护意识较差，麻醉医生在介入治疗过程中的安全防护仍值得关注。先进可靠的设备、规范的操作及防辐射培训可显著降低所受辐射的剂量。术中应尽量避免不必要曝光。麻醉医生进入有射线的手术室应穿戴铅衣、铅围脖，所穿铅衣不能有裂纹，并尽可能远离 X 射线直射区域。

（五）全身肝素化及凝血功能监测

介入治疗过程中患者处于全身肝素化状态。肝素化的具体方法如下：首次剂量按 1 mg/kg 静脉给予肝素，每隔 2 h 追加半量；或把肝素稀释于生理盐水中，按 20 ～ 30 mg/h 的速度静脉输注；或将 50 mg 肝素加入 500 ml 生理盐水中并在每一个通路导管持续缓慢滴注。造影或治疗结束时，静脉给予鱼精蛋白中和肝素。围术期应间断监测 ACT，术中使 ACT 保持在术前的 2 倍以上。操作结束后若 ACT 大于术前 2 倍，给予鱼精蛋白 20 ～ 35 mg；若 ACT 大于术前 2 倍以内，给予鱼精蛋白 10 ～ 20 mg 中和剩余肝素。使用鱼精蛋白时应用生理盐水 10 ml 稀释，缓慢注射（10 min 以上）以防止快速注射发生低血压。

（六）麻醉实施

监测麻醉管理和全身麻醉是目前神经介入治疗中应用较多的麻醉方式，二者优势、劣势及选择前面已详尽介绍，在此不做赘述。

1. 监测麻醉管理（monitored anesthesia care，MAC） 对于清醒合作的患者、手术刺激轻微且术中对制动要求不高的，可在轻、中度镇静或镇痛下完成手术，但最终是否选择 MAC 的方式取决于对每个患者个体化的术前评估。MAC 的术中监测要求等同于全身麻醉。由于绝大多数镇静药物都有潜在的气道梗阻和呼吸抑制的风险，术中应特别关注气道管理，注意呼吸及氧合状况，并随时做好气管插管及转为全身麻醉的准备。

右美托咪定是一种高选择性的 α_2 肾上腺素能受体激动剂，在镇静催眠、镇痛、抑制应激反应的同时对呼吸影响较小。此外，右美托咪定可作用于脑干蓝斑核内的 α_2-AAR 受体，令患者处于自然非动眼睡眠（NREM），在无外界刺激的情况下可处于睡眠状态，但易于被言语刺激唤醒，恢复定向力与外界交流。这些特点使得右美托咪定适合用于 MAC，但用药过程中应警惕可能出现的窦性心动过缓、高血压或低血压、苏醒后呼吸抑制等不良事件的出现。

2. 全身麻醉 全身麻醉的管理目标包括：麻醉诱导力求平稳、气管插管操作轻柔、避免循环波动，手术中保证患者无体动，合理控制 $PaCO_2$、ICP 及脑灌注压，根据患者状况和疾病特点对循环进行个体化管理，术后苏醒和拔管尽可能做到快速、平稳。全麻药物原则上应选择起效快、诱导迅速、半衰期短、无残余作用、停药后快速苏醒、不增加 ICP 和脑代谢、无神经毒性、不影响血脑屏障功能、不影响 CBF 及其对 CO_2 的反应。

由于神经介入治疗手术具有创伤小、手术后恢复快、疼痛轻、无需术后镇痛等特点，特别适合应用丙泊酚复合瑞芬太尼静脉全身麻醉。丙泊酚和瑞芬太尼均为短效静脉麻醉药物，起效快、可控性强，术中可根据手术需要及患者的生命体征随时调整麻醉深度，手术结束后患者苏醒迅速彻底，无迟发性呼吸抑制。丙泊酚同时具有降低脑血流量、脑氧代谢率及颅内压的作用。

喉罩易于操作并可以避免气管插管及拔管的应激反应、减少术中麻醉药物的用量、利于术后快速苏醒及早期进行神经功能评估。正因为具备这些优势，喉罩已广泛应用于神经介入手术。应用喉罩通气道时应注意以下问题：①使用喉罩通气道患者的体重指数（BMI）应正常（小于 25）且无预计的困难气道和困难气管插管。②已破裂过的颅内动脉瘤术中发生再次破裂的风险较大，选择喉罩通气道应谨慎。③使用喉罩通气道时可出现密封效果不好、间歇正压通气时胃胀气和口腔分泌物增加、通气时出现食管反流等问题，应予以注意。④喉罩通气不能防止呼吸道误吸，对饱食患者应禁用。⑤慢性阻塞性肺疾病患者因气道压较高和气道管理困难，喉罩通气道亦应谨慎。

三、术后管理

（一）手术后苏醒和拔管

根据对术前、术中情况的综合评估，术后不需要保留气管插管的患者，应做到尽快苏醒、早期拔管，但不主张拮抗和催醒。苏醒过程中应避免各种应激、躁动、呛咳和恶心动作，以防止 ICP 增加带来的不良影响。

（二）手术后转运

手术后应由麻醉医生和训练有素的神经科护士将患者运送至麻醉恢复室或观察室，需要呼吸支持或生命体征不稳定的患者，应送至重症监护室。由于麻醉恢复室距离可能遥远，应在患者清醒且平稳后转运。未清醒且带有气管导管的患者，在护送途中应有氧气及适当的监测和复苏设备。

四、围术期常见问题及处理

（一）出血性并发症

常见的原因是过度灌注综合征、引流静脉及静脉窦的误栓塞或微导管拔出时牵拉。颅内动脉瘤手术中破裂多是因导丝或导管前端在动脉瘤内操作不慎、刺破动脉瘤壁所致，使用正丁基 -2- 氰丙烯酸盐（N-buty1-2-cyanoacrylate，NBCA）胶栓塞时导管粘于病变供血动脉或严重脑血管痉挛拔管困难时过度牵拉及术中血压过高均可导致颅内出血。正常灌注压的突破或阻塞性充血是造成颅内 AVM 出血的原因。一旦发生颅内出血，应采取快速而恰当的治疗措施，包括：①解除病因：微小穿孔可予以保守治疗，有时导管本身就可用于阻塞破孔，或尽快置入更多的电解式可脱微弹簧圈以封闭血管裂口。经处理，大部分患者的颅内动脉瘤内会持续形成血栓。②根据出血量的多少决定开颅手术或脱水治疗，如果 ICP 持续增加，需要进一步行 CT 扫描检查，做好紧急脑室切开术或开颅血肿清除术的准备。③立即逆转肝素的抗凝作用。④降低收缩压，减少出血。⑤通过过度通气（将 $PaCO_2$ 维持在 30 ～ 35 mmHg）和静脉注射甘露醇 0.25 ～ 0.5 g/kg 等措施减轻脑水肿和降低 ICP。

（二）脑血管痉挛

脑血管痉挛易发生于蛛网膜下隙出血患者，与出血后血液分解产物刺激脑血管有关，也可因术中血管内操作刺激引起。脑血管痉挛会导致急性脑缺血、脑水肿或脑肿胀等严重后果。预防措施包括术中操作轻柔，在栓塞过程中间断经微导管内注入罂粟碱溶液。如已有脑血管痉挛发生，可给予经微导管注入浓度为 1 mg/ml 的罂粟碱 20 ～ 30 ml 或 0.02% 的硝普钠溶液 0.5 ～ 1 ml，并严密观察血压变化，同时给予吸氧、镇静等处理。

（三）造影剂反应

目前应用的新造影剂为非离子型、等渗、毒性作用较低，发生过敏反应的概率也明显降低。造影剂反应的诱发因素包括支气管痉挛史、过敏史、心脏疾病、容量不足、血液疾病、肾功能不全、高龄或小儿、焦虑以及应用 β 肾上腺素能受体阻滞剂、阿司匹林或非甾体抗炎药物等。发生造影剂反应后即刻识别并治疗可阻止进一步出现严重并发症。治疗措施均为对症性的，包括吸氧、解除支气管痉挛、循环支持等，严重或持续的支气管痉挛可应用肾上腺素治疗，而对于可能是免疫性病因引起的反应，应给予糖皮质激素和抗组胺药物。对于有造影剂过敏史的患者，造影前 12 h 和 2 h 时可预防性应用氢化泼尼松 50 mg，手术前给予苯海拉明 50 mg。

（四）其他并发症

正常灌注压突破综合征：指颅内病变特别是巨大的畸形血管团或体积较大的肿瘤被切除后随之出现的，病灶周围组织大面积水肿和灶性出血。其发病机制与缺血性微血管损伤、缺血再灌注损伤、血流动力学改变及机械性微血管损伤有关。对于可能出现正常灌注压突破现象的患者，术中、术后应控制性降压，术中注意观察瞳孔。

抗脑水肿治疗：最常用的是高渗性脱水剂如甘露醇，成人用量为 20% 的甘露醇 250 ml，每 6 ～ 8 h 一次快速静滴，30 min 内滴完。

急性动脉血管闭塞：通常是由血管机械性夹层、血栓形成或严重血管痉挛所致。对于操作过程中发生的急性闭塞，应采取以下处理措施：①提升动脉压以增加相关的血流并采取措施保护。②造影下可视的血栓可通过金属导丝或局部注射盐水机械分离。③通过微导管注射活栓剂治疗血栓。④血管成形术是最有效的治疗手段。⑤肝素抗凝预防和治疗血栓。⑥地塞米松治疗栓塞引起的肺水肿。

推荐阅读

1. Pekka O.Talke，Deepak Sharma，Eric J.Heyer，et al.Society for Neuroscience in Anesthesiology and Critical Care Expert Consensus Statement：Anesthetic Management

of Endovascular Treatment for Acute Ischemic Stroke.J NeurosurgAnesthesiol，2014，26（2）：95-108.

2. Kyung WoonJoung，Ku Hyun Yang，Won Jung Shin，et al.Anesthetic Consideration for Neurointerventional Procedures.Neurointervention，2014，9：72-77.
3. Nichols C1，Carrozzella J，Yeatts S，et al.Isperiprocedural sedation during acute stroke therapy associated with poorer functional outcomes？ J NeurointervSurg，2010，2（1）：67-70.
4. Mulder MJ，van Oostenbrugge RJ，Dippel DW，et al.2015 AHA/ASA Focused Update of the 2013 Guidelines for the Early Management of Patients With Acute Ischemic Stroke Regarding Endovascular Treatment：A Guideline for Healthcare Professionals From the American Heart Association/American Stroke Association.Stroke，2015，46（11）：e234.
5. Robert W.Hurst，Robert H.Rosenwasser.Neurointerventional Management Diagnosis and Treatment.Second Edition，London：Informa Healthcare，2012：601-619.

27 妊娠合并神经外科系统疾病麻醉管理

彭宇明　阚　清

对于妊娠期合并胶质瘤患者的治疗决策应该由神经外科、神经内科、产科和麻醉科对产科麻醉和神经外科麻醉经验丰富的医生共同商议决定，考虑分娩时，还要加入儿科及新生儿科医生讨论。麻醉医生应熟悉妊娠期间病理生理学改变，麻醉药物对于母体和胎儿的影响，同时掌握神经外科系统疾病的临床表现和围术期特点；手术治疗前充分全面的术前访视和检查，妊娠期神经外科手术需要充分考虑胎儿存活而进行相应麻醉方案的调整；对于合并神经外科系统疾病的剖宫产手术，应根据临床情况采用适当的麻醉方法，术中维持血流动力学稳定，尽量减少对颅内病变的影响。

第一节　妊娠期神经系统疾病的流行病学

一、妊娠期合并动脉瘤破裂和动静脉畸形出血

（一）流行病学

妊娠期引起蛛网膜下隙出血（subarachnoid hemorrhage，SAH）原因很多，但是最常见的原因还是动脉瘤（aneurysm，

AN）破裂和动静脉畸形（arterial-venous malformation，AVM）出血。妊娠期 SAH 的发生率与整体人群中类似，约万分之一。孕产妇的死亡原因 SAH 占 4% ～ 5%，在非产科孕产妇死亡原因中 SAH 在创伤、恶性肿瘤、心脏病之后排名第四。颅内出血（ICH）在分娩过程中的发生率约为（10 ～ 50）/10 万，而 ICH 占妊娠相关死亡的 7%。SAH 发生最主要的原因是颅内动脉瘤破裂，大概为 20/10 万。

对动脉瘤和动静脉畸形而言，出血的发生率与妊娠年龄的增长有关，这可能与心排血量增加或者激素对血管的完整性影响有关。妊娠期妇女脑内出血很少发生在分娩和剖宫产过程，这与在非妊娠期妇女中 90% 以上出血发生在休息时的结果一致。虽然没有明确的资料表明妊娠与动脉瘤破裂明显相关，但是与妊娠期激素水平的改变导致的心排血量和血容量的增加，血管连接组织变软等加剧了破裂发生有关。

（二）临床表现

数据表明妊娠对 AVM 的病理生理变化有加剧的作用，使其更易出血，导致残疾甚至死亡。如果是 AVM 患者妊娠，应当考虑合并 SAH 和其他严重合并症，推荐剖宫产分娩。AN 患者妊娠，还有很大的可能分娩健康后代，因此正常分娩方式是允许的。妊娠也会影响动脉瘤的发展，但还未得到统计学证实。SAH 是导致产妇死亡的第四位的非产科原因。大多数的原因是颅内动脉瘤破裂出血。临床典型的表现包括：剧烈的头疼、呕吐、癫痫发作或者意识水平降低。在妊娠过程中发生这些表现，易与子痫混淆，需要进行头部影像学或脑脊液检查诊断。产妇动脉瘤破裂出血的发生率是（3 ～ 11）/10 万。妊娠期脑内出血和产后 6 周内再次出血的风险是非产妇的 5.6 倍，产妇年龄均低于 40 岁。妊娠后期动脉瘤容易破裂，直至产后 6 周之内风险都很高。妊娠相关的生理学改变加剧了动脉瘤的不稳定性，从而增加破裂出血的风险。妊娠第三阶段，血容量增加 50%，相应增加了心排血量，从而增加脆弱的动脉瘤壁破裂的危险。代谢和内分泌的因素也不容忽视。

（三）围术期主要特点

首次 SAH 后 3 ～ 6 天常合并脑血管痉挛。妊娠期血容量增加，血液稀释，相对的高容血量，理论上有利于预防 SAH 后的脑血管痉挛。镁剂被证实可以降低脑血管痉挛的严重程度，还可以预防和治疗子痫。尼莫地平通常用来降低血管痉挛的发生，在动物实验中有潜在的致畸和胚胎毒性作用，但是在临床治疗先兆子痫中未出现明显的胎儿或新生儿的副作用。此外，尼莫地平可能导致母体低血压。

二、妊娠期合并颅内肿瘤

（一）流行病学

在妊娠期妇女和非妊娠期妇女中，颅内肿瘤的发生率并无太大差别，但有些肿瘤可能在妊娠期增长更快或症状更明显。这可能由于妊娠期水钠潴留造成肿瘤周围水肿，或者由于肿瘤血流量增加导致。证据表明激素影响肿瘤的生长，特别是脑膜瘤。脑膜瘤在女性中的发病率高于男性，但在绝经后显著下降。孕酮受体在脑膜瘤和胶质瘤中都可检出。肿瘤生长迅速还可能是由于妊娠期高水平的孕激素。

（二）临床表现

无论是原发还是转移来源的脑肿瘤，都有头痛、恶心、呕吐等非特异性症状以及局灶神经受损的表现，如轻偏瘫和视野受损。恶心、呕吐等颅内压增高的症状很可能与常见的妊娠相关症状相混淆，如妊娠剧烈呕吐。所以，在确诊颅内占位病变方面，神经影像学的检查就显得尤为重要。

（三）围术期主要特点

围术期主要特点是脑内水肿，颅内压高，脑灌注不足。对于肿瘤导致的血管源性脑水肿，可用糖皮质激素治疗，如地塞米松。当有惊厥的风险时可选用抗惊厥药物预防。分娩方式建议剖宫产，以避免颅内压升高。肿瘤较大且妊娠期没有接受治疗的患者在产后短期内发生神经损害的危险增加。产后患者血管内血容量的改变导致脑肿瘤迅速膨胀因而产生更大的占位效应。产后迅速增加的血管内血容量导致大脑不能通过自身调节机制适应快速增加的占位效应，因而产生短期内显著增加的颅内压，最终导致神经状态的快速下降。

三、妊娠期合并脊髓硬膜外血肿

（一）流行病学

脊髓硬膜外血肿是脊髓压迫的一种罕见原因。自 1869 年以来，在公开发表包括妊娠和非妊娠患者的病例中，只有少数病例符合病因学诊断。自发性脊髓硬膜外血肿常与先天或后天性出血异常、肿瘤出血、脊髓动静脉畸形或胸膜腔内压增高有关。很少有病例被报道考虑到妊娠期的生理改变和凝血状态。到目前为止，国外文献只报道过 6 例。Jea 报道的患者包括几例 20 多岁的妊娠中晚期健康妇女。

（二）临床表现

脊髓硬膜外血肿的临床表现为突发的严重的脊髓神经痛，这种症状在普通人群中达到 80%，在妊娠人群中达到 89%。通常，这种疼痛是自发的，没有任何诱因，位置多在肩胛骨之间的区域。位于胸髓中段的病变引起的疼痛多位于胸部，而胸腰段的病变多引起急性后背痛。疼痛放射至下肢，若发生血肿，可为双侧疼痛。

神经系统的症状和体征的发展可以是几小时、几天或者是几周，而后发展至麻木和肢体无力，感觉和运动功能受损。神经功能障碍可以证实诊断。因此，快速诊断对于预防神经功能障碍的发生至关重要。出现疼痛至发生神经功能障碍的平均时间为 7.5 h。脊髓硬膜外血肿的磁共振表现具有相对的特异性。

（三）围术期主要特点

回顾性分析表明手术治疗妊娠合并脊髓硬膜外血肿是主要方法。治疗过程中包括早产和神经外科手术，或者分娩前神经外科手术清除血肿，很少采用保守治疗。因此，一旦临床需要实施神经外科手术清除血肿，妊娠就不能影响手术实施，尤其是出现神经功能障碍。

在非妊娠患者，手术前或者手术后都可以采用激素疗法。皮质类固醇能够穿过胎盘，促进胎儿成熟，尤其是胎肺成熟。但是需要短时间应用，否则会抑制胎儿肾上腺功能不全。脊髓硬膜外血肿清除术需要特别考虑体位，包括俯卧位、侧卧位和坐位都有报道过。与侧卧位和坐位相比，俯卧位被认为可以最大限度地解除腹部胎儿对母体血管和子宫的压迫而受到推荐。从产科的角度而言，手术过程中胎儿或新生儿需要密切监护。妊娠 23 周以后，在神经外科手术过程中需要监测胎心。

四、妊娠期合并静脉窦血栓

（一）流行病学

静脉窦血栓（cerebral venous sinus thrombosis，CVT）在人群中的发病率为（3 ～ 4）/10 万，女性患者，尤其是育龄期女性，由于妊娠、分娩及使用避孕药等因素，发病率稍高。男性和女性发病比例为 0.46：1，平均发病年龄为 39 岁。静脉窦及硬脊膜窦血栓较缺血性或者出血性卒中的发生率低。

（二）临床表现

CVT 的临床表现各异。最为常见的临床表现包括头痛（83%）、癫痫（29%）、局灶性运动功能障碍（22%）、视神经乳头水肿（22%）和精神状态的改变（20%）。头痛在女性患者中表现更多。30%CVT 的患者头部 CT 表现正常，并且没有特异性。在 30% 的病例中可以有 CVT 的影像学表现。CT 检查多用于排除其他急慢性脑部疾病。而 MR 图像则是诊断及随访 CVT 患者的最佳手段。

只有 46% 的患者 D- 二聚体阳性。D- 二聚体阴性也不能排除 CVT。潜在的假阴性结果的危险因素包括单独头痛表现，症状持续时间更长，年龄更低，累及的静脉窦更少。因此推荐 500 ng/ml 作为界限值考虑深静脉血栓或者肺动脉栓塞。CVT 的临床表现各异，其发病也可以为急性、亚急性，极少数是慢性的。CVT 的症状和体征可以分为三个常见的综合征：①独立的颅高压综合征，包括头痛，有或没有呕吐，视神经乳头水肿和视力障碍。②局灶综合征：局灶性功能缺失，如偏瘫、失语、癫痫，或都有。③脑病：当双侧或者多处局部症状、谵妄，或者发生意识障碍。还有一些少见的综合征包括海绵窦综合征，即多发的低位脑神经麻痹和蛛网膜下隙出血。

（三）围术期主要特点

CVT 的治疗包括：抗凝治疗；对症治疗颅内压增高，癫痫，头痛和视力障碍；病因治疗：去除病因及相关的危险因素。

在分娩后进行抗血栓和血管再通的治疗资料缺乏，一项研究表明普通肝素治疗组优于对照组，即便是有出血的情况下。最近的研究表明也表明低分子肝素治疗组没有优于对照组。一项 meta 分析表明，全身普通肝素或者低分子肝素治疗可以将死亡率从 23.1% 降至 10%。窦内溶栓存在非常多的风险，可以用于那些全身肝素化后症状加重的患者。窦内机械溶栓也是在这种情况下的一个治疗选择。CVT 有 20% 的复发率，但是在怀孕后复发的概率就很低。

第二节　妊娠期神经外科手术的麻醉

一、妊娠期颅脑手术的麻醉

（一）手术时机选择

在 SAH 后应尽早手术防止再出血。SAH 后行动脉瘤夹闭术，母体和胎儿的存活率要显著高于未手术者。未破裂的对侧动脉瘤可以产后再行手术。

未破裂的动静脉畸形待分娩后切除不会增加母体死亡率。有出血症状的动静脉畸形无论是否妊娠都应及时手术。对于动静脉畸形破裂但是神经系统状况稳定的患者，处理还有争议。

对于良性肿瘤如脑膜瘤，在定期随访和密切关注下，手术可以延迟到分娩以后。如果因为恶性肿瘤或者病变引起神经系统症状恶化，则无论孕龄大小都应手术。

（二）麻醉前评估

妊娠期间实施神经外科手术术前的评估需要包括：常规的全身麻醉术前评估患者的心肺功能，潜在困难气道评估，还需要评价患者的神经系统症状及体征（意识，神经功能障碍等），产科的症状及体征，是否存在胎儿宫内窘迫，基础胎心率等。此外，术前评估患者的容量状态，判断是否存在脱水、血容量不足、贫血等，做好术中大出血的准备。

（三）麻醉方法和药物选择

对术前紧张的患者应用镇静药，但可能造成通气不足，高碳酸血症，引起 ICP 增高风险。应该最好在监护下给药。由于妊娠期妇女胃内容物反流和误吸的风险增高，应给予降低胃液酸度和容量的抗酸药或联合使用 H_2 受体阻滞剂。

妊娠期合并颅内肿瘤的患者，麻醉诱导时要考虑到母体及胎儿安全。快速序贯诱导插管有利于防止误吸。慢诱导插管可能增加误吸的风险，会造成新生儿抑制。麻醉诱导前应准备好负压吸引。从患者意识消失到插管完成应持续压迫环状软骨，插管后经呼气末二氧化碳图形证实导管位置。应警惕新生儿抑制的发生，并准备呼吸支持。

在妊娠和非妊娠患者的颅脑手术的全麻维持并无不同。同麻醉诱导期一样，应该尽量维持血流动力学平稳，避免增加脑血容量，影响手术野的暴露。如前所述，要避免使用有潜在致畸作用的药物，但是常使用的麻醉药物并不在此列。

甘露醇进行渗透性利尿是常用的减轻脑水肿，改善术野暴露的方法。已经证实甘露醇在动物和人类均可造成胎儿脱水，然而这些研究所用的剂量都高于实际临床应用。没有任何证据表明应用甘露醇 0.5 ～ 1 g/kg 会影响胎儿体液平衡。

母体过度通气可以通过降低脑血流来改善术野暴露，严重低碳酸血症会使母体的氧离曲线左移，破坏胎儿氧输送。过度通气还可以通过提高胸膜腔内压来降低心排血量。适度的过度通气维持 $PaCO_2$ 在 30 ～ 35 mmHg 可以不影响胎儿而维持理想的手术条件。

动脉瘤手术越来越多地应用临时阻断供血血管的方法，已很少使用控制性降压。但有些情况下，仍有必要使用这个方法。CBF 依赖于灌注压而发生改变，所以严重低血压会造成胎儿窒息。血压宜降到刚好维持母体生理需求而且时间尽可能短。胎心监测有助于警示麻醉医生胎儿缺氧的发生，如果此时控制性降压并非必需，应使血压维持正常水平。

为使麻醉苏醒期误吸的风险降到最低，患者应完全清醒，气道反射恢复后拔除气管导管。患者清醒便于神经功能的早期评价，还可避免由于术后持续意识障碍而行影像学检查。

（四）围术期并发症及其治疗

妊娠期间实施神经外科手术，围术期最为常见的并发症是产科合并症，如胎儿宫内窘迫，早产甚至流产。除了对母体的常规监测，非常有必要术中进行胎心监测。胎心监测有助于及时发现降低胎盘灌注的可逆转原因，如低血压和低氧血症。胎心监测在妊娠 20 周已经可行。短时间和长期监测过程中胎心的变化以及胎心基线降低的情况在正常人中也很常见，母体处于全麻下的胎儿须予以高度重视。从 18 ～ 22 周开始，可以监测胎儿心率。从 25 周开始，心率变异性也可以监测。胎心监测应该个体化，保证为产妇和胎儿提供最佳的治疗方案。

围术期维持血流动力学平稳，避免脑内出血或发生术后血肿。拔管时要尽量避免咳嗽，增加脑内出血危险。手术结束时应用利多卡因 75 ～ 100 mg 可以避免咳嗽发生。由于包裹头部敷料时会刺激气道，应在包扎完成之前保持肌松。这一要求不适用于术前意识不清，或者合并术中大出血、脑肿胀、脑缺血的患者。这些患者应保留气管插管至可以评价神经系统状态。

二、合并颅脑病变的分娩麻醉

（一）手术时机选择

妊娠期间合并颅内疾病实施剖宫产首先需要考虑胎儿娩出后是否可以存活。通常妊娠 32 周作为是否终止妊娠的分界线，32 周之前可以继续妊娠；32 周以后，可以行剖宫产。妊娠 32 周后胎儿存活力增强，而且此时行剖宫产对母体的采取治疗措施（如控制性降压、渗透性利尿、机械性过度通气等）风险与 32 周之前相比要小。但是，也有病例报道在 25 周以后至 32 周之前行剖宫产手术胎儿娩出后存活的。

（二）麻醉前评估

在产妇的病史和体检方面，重点应放在详细了解和麻醉有关的产科和神经科病史并仔细检查气道。如果选择区域性麻醉，应进行必要的背部和脊柱检查。为保障产妇和新生儿的安全，麻醉医师应与产科、神经科和儿科医师针对每个患者的具体情况进行讨论。在整个医疗过程中必须保持有效和密切的联系。

麻醉前在病情允许的情况下对每个产妇做血小板检查，尤其对患有能改变血小板浓度的疾病（如：妊娠期高血压）的患者。但临床决策应根据每个患者的具体情况而定。应根据每个患者的具体情况来决定是否做输血准备，包括血型鉴定和交叉配血。

术前认真的气道评估和气道管理是必要的。由于妊娠期脂肪沉积和上呼吸道黏膜水肿，妊娠期患者存在困难气道的风险较高。气管导管的型号一般要选择比常规小的导管，并准备好困难气道的设备。如果预计为困难气道，可以考虑清醒纤维支气管镜气管插管。也有病例报道过在剖宫产困难通气时应用喉罩通气，并且通过喉罩完成了气管插管。剖宫产的患者应与其他择期手术的患者一样禁食 8 h 以上。产妇有下列情况应特别注意禁食水：胃肠动力失调，如肥胖症、糖尿病、胃食管反流等情况；困难气道；颅内压增高。

（三）麻醉方法和药物选择

妊娠合并颅内占位病变，颅高压症状明显，意识淡漠，操作配合欠佳的病例首选全身麻醉。局部麻醉对于合并颅脑肿瘤的剖宫产手术麻醉还存在争议。

仅清醒、合作并且 ICP 正常的孕妇可选择硬膜外麻醉。其优点包括：患者保持自主呼吸，无需气道管理，避免静脉及吸入麻醉药物对胎儿及新生儿的影响，大大降低新生儿死亡率，术中还可以进行神经功能评估。但是由于颅内占位的存在，进行硬膜外穿刺置管导致脑脊液压力变化而致脑疝或者脑出血，是选择椎管麻醉的潜在风险。硬膜外给予局麻药可以增高颅内压，但是也有报道 24 G 穿刺针行腰麻，成功地为颅脑肿瘤患者实施了剖宫产。

全身麻醉技术发展到现在，严谨实施麻醉方法，合理选择麻醉药物，对于合并颅脑肿瘤 ICP 增高、颅内顺应性差、不合作的患者，全身麻醉应作为首选终止妊娠的麻醉方法；而对于颅内占位情况稳定，患者意识清醒，非急诊的剖宫产手术，亦可以选择硬膜外麻醉。剖宫产全身麻醉策略首选快速序贯诱导。诱导之前需要充分给氧。麻醉诱导时使用阿片类药物最主要的问题是避免新生儿呼吸抑制。瑞芬太尼是可以被母婴快速代谢的阿片类药物，因此可用于剖宫产全身麻醉诱导。持续输注 0.1 μg/（kg · min）的剂量不会产生新生儿呼吸抑制。1 μg/kg 的剂量诱导可以抑制气管插管引起的心血管反应，同时对新生儿的副作用非常有限。如果使用剂量过大，会引起新生儿胸壁僵硬。丙泊酚是全麻诱导的主要药物。剂量为 2 ～ 2.5 mg/kg。丙泊酚的优势包括易于应用，抑制气道反应性，恢复快，降低术后恶心呕吐发生率。对于产科应用丙泊酚的质疑在于其可能增加术中知晓，诱导过程中血流动力学不稳定和对新生儿的呼吸抑制。然而动物实验表明，丙泊酚诱导过程中胎盘血流保持不变。关于在快速序贯诱导时的肌肉松弛剂，推荐应用罗库溴铵。

由于妊娠期通气量增加，因此妊娠期正常的动脉血二氧化碳分压（$PaCO_2$）稳定在 30 ～ 35 mmHg。在急性颅高压的患者中可以采用控制性过度通气降低 ICP。但是严重的过度通气（< 25 mmHg）可能导致子宫动脉收缩，使母体血红蛋白氧合曲线左移。事实上，对脑创伤患者行预防性过度通气，使 $PaCO_2$ 低于 25 mmHg，对患者预后有不良影响。因此，对于母体推荐 $PaCO_2$ 维持在 25 ～ 30 mmHg。

在合并有胎儿宫内窘迫的病例，麻醉维持阶段推荐使用 100% 纯氧。吸入麻醉维持时，吸入药浓度在 0.7 ～ 0.8 MAC 可以防止术中知晓。维持浓度应低于非分娩患者。如果术中需要，可以使用咪达唑仑辅助，以防吸入麻醉浓度过深导致的宫缩乏力。此外，全身麻醉下出血量会多于局部麻醉，因此必须对术中出血量进行评估。当失血量在正常范围内，晶体液可以补充体液平衡。

术后恢复期，推荐使用昂丹司琼防止恶心呕吐。误吸和上呼吸道梗阻在气管拔管的过程中发生率也很高，所以拔管时机须谨慎把握，需要患者完全清醒和肌肉松弛药物拮抗后进行。推荐术后使用多模式镇痛。

（四）围术期并发症及其治疗

妊娠状态下最常见神经系统并发症为出血，由肿瘤卒中或者是动脉瘤破裂所致。合并有颅内巨大肿瘤的患者，剖宫产手术期间需要维持血压的稳定，保障充分的脑灌注。总体而言，血压应该维持在一个相对较窄的范围内，接近基础值。如果术前血压在 140/90 ～ 160/110 mmHg 的范围内，围术期血压就应该控制在 140/90 mmHg 左右。对于急诊 ICP 增高患者，也不建议降低血压。尽管正常血压患者推荐的收缩压低于 150 mmHg，妊娠合并颅内动脉瘤患者的理想血压仍存在争议。为了维持脑和子宫胎盘的血供，应维持血流动力学，同时进行合适的液体管理，避免腔静脉压迫，以及预防性或早期使用血管活性药。麻黄碱已经不再作为产科手术麻醉中血管收缩剂的选择。α - 受体激动剂（如去氧肾上腺素）可以改善母体心血管稳定性，改善新生儿酸碱状态，在产科中有很好的临床证据支持其应用。

全身麻醉下剖宫产可能发生一些常见的全身麻醉并发症，如呼吸抑制、气道梗阻等，而术后子宫收缩乏力致产后大出血是严重的围术期并发症。一项纳入2294例宫缩乏力实施剖宫产手术的患者的队列研究表明，宫缩乏力导致出血相关的合并症的危险因素包括：多次妊娠，前置胎盘，ASA分级高于三级，多次剖宫产和全身麻醉。全身麻醉是宫缩乏力性出血的危险因素，可能的机制包括：吸入性麻醉药导致剂量依赖性的自发子宫肌层收缩的抑制作用，因此增加宫缩乏力的风险。另外的机制可能为全身麻醉导致的低血压和器官灌注不足，从而引起产科的合并症。因此，术中麻醉需要维持在合适麻醉深度，避免过度抑制循环。

推荐阅读

1. Bonfield CM，Engh JA.Pregnancy and brain tumors.Neurol Clin，2012，30（3）：937-946.
2. Leffert LR，Schwamm LH.Neuraxial anesthesia in parturients with intracranial pathology：a comprehensive review and reassessment of risk.Anesthesiology，2013，119（3）：703-718.
3. R R，Babu DD，Sureshkumar K，Patil SA.Epidural Anesthesia for Caesarean Section in a Pregnant Patient with Pituitary Macroadenoma.Journal of Clinical and Diagnostic Research 2014，8（7）：GD01-02.
4. Habib AS.A review of the impact of phenylephrine administration on maternal hemodynamics and maternal and

neonatal outcomes in women undergoing cesarean delivery under spinal anesthesia.AnesthAnalg，2012，114：377-390.

5. Yoshitani K，Inatomi Y，Kuwajima K，et al.Anesthetic Management of pregnant Woman with Stroke.Neuol Med Chir 2013；53：537-540.
6. Curley G，Kavanagh BP，Laffey JG.Hypocapnia and the injured brain：more harm than benefit.Crit Care Med，2010，38：1348-1359.
7. Wang LP，Paech MJ.Neuroanesthesia for the pregnant woman.Anesth Analg，2008，107（1）：193-200.
8. Kazemi P，Villar G，Flexman AM.Anesthetic management of neurosurgical procedures during pregnancy：a case series.J NeurosurgAnesthesiol，2014，26（3）：234-240.

28 术中磁共振成像手术的麻醉管理

孙　立　米卫东

术中磁共振影像学是神经外科近年来重要的发展领域，应用这种技术可最大限度地精确定位病变、明确病变边界及选择最佳或最安全的手术入路，为神经外科医师治疗肿瘤、血管畸形和其他一些脑内病变提供了最佳的信息。它可以提供给医生手术中发生的动态变化的实时信息，因为在手术中由于脑脊液的丢失或脑水肿、颅内病变活检及肿瘤切除后解剖结构的位置都将会发生变化，特别是脑积水和脑萎缩的患者会更加明显，这时使用导航技术的准确性受到影响，术中磁共振可以准确地了解实时的颅内情况，同时术中磁共振检查能够发现术中可能出现的并发症（如颅内出血）；另外，手术中术者有时很难判定肿瘤切除范围的大小或程度及病变周边的重要血管或神经组织，使得手术质量难以提高，术中磁共振检查可以大大提高手术质量。

术中磁共振成像手术室（intraoperative magnetic resonance imaging-operating room，iMRI-OR）特殊的工作环境对患者及医护人员的安全带来挑战。安全工作是整个医疗行为的重中之重，外科医师、麻醉医师及手术护士都应充分认识。因此，所有参加手术的人员包括医护人员、患者、医疗和后勤保障人员都应进行安全培训和筛查，未通过培训和筛查的人员不得进入 iMRI-OR 工作。

第一节　术中磁共振成像特殊设备及参数

术中磁共振面临的难题主要有：强磁场，射频脉冲和磁场变时性。①强磁场的影响：在 iMRI 检查中使用其他设备时，要注意磁场对设备产生的影响是否会危及患者或医生的安全，在磁场中这些设备是否能正常运行。磁共振扫描仪对监护仪器的影响主要取决于磁场的强度，监护仪距离磁场中心的距离，监护仪中铁磁性物质的数量，监护仪电路系统的设计。一般建议在地面标记等高斯线，表示该点磁场强度降到某磁场强度之下。在此线以外，一些标准的铁磁设备不会受到磁影响可以安全地使用。磁场中的另一个危害是会导致所有磁性物质的磁性被抹去，如各种磁卡。距离磁场过近，磁干扰会影响监护仪的准确性和功能。磁共振扫描仪干扰也会导致变压器饱和。变压器的饱和可以导致感应电压的产生，额外电流会烧坏变压器。同时，也要考虑手术室内设备对磁共振扫描仪成像的质量是否有影响。②射频干扰：在磁共振扫描仪中有两大射频线圈环绕于患者周围，给患者的监测带来很大的困难。射频脉冲也能够诱导电涡流并导致设备短路，所以对监护仪和电缆都应该进行屏蔽。③磁场的变时性：磁场变时性可以诱导生物组织和电子电路形成电涡流，巨大的磁场变时性有潜在干扰神经传导诱发惊厥或导致心室纤颤。目前使用的磁场变时性均控制在生物电流密度的安全范围内，这种危险的发生率很低。

一、磁兼容麻醉机

比较常用的有 Datex Ohmeda 等品牌，可安全用于 300 G 磁场内，带有磁场强度监测报警装置，配备了磁兼容的异氟烷及七氟烷挥发罐（TEC7）。由于扫描时，磁体占据患者身体大部，麻醉机只能放置于患者脚部，因此需要加长的螺纹管。为防止射频产热及干扰成像质量，患者禁止使用带金属丝的加强气管导管。

二、监护仪

Invivo precess™3160 在 MRI 系统中抗磁强度为 5000 G，该系统包括以下元件：无线处理器（WPU）、患者连接装置（PCU）及两个可移动的无线传输显示控制器（DCU，分别置于手术室及控制室，采用蓝牙技术与主机相连）、无线心电图（ECG）模块、无线脉氧饱和度（SpO_2）模块。各元件均可由交流电及电池供电。可监测双导联 ECG、SpO_2、无创血压、两导有创压力、呼气末二氧化碳（$ETCO_2$）、氧浓度、麻醉气体浓度（氧化亚氮、异氟烷、七氟烷、地氟烷）、体温（光纤传感器）、呼吸等。

1. 心电图　在强磁场和射频环境中需要与磁共振成像仪相匹配的监护设备。心电图电缆要同轴以避免线圈形成而导致皮肤灼伤，此外应该避免电线和皮肤相接触。必须使用特殊的（磁兼容）电极片和探头。ECG 在静态磁场中会受到干扰，可以影响心电图Ⅰ、Ⅱ、V_1、V_2 导联的 S-T 段和 T 波，且随磁场强度增大而加强。由于导联线穿过动态磁场和产生电容耦合电流造成信号失真，因而对心肌缺血的诊断没有价值，用射频滤过或遥控也不可能降低干扰。在急性缺血的高危患者，应该在手术前后行 12 导联心电图检查。

2. 血压　无创血压一般不受影响，但是延长管应该使用塑料接头，应注意管道延长可使读数低于测得值。有创血压监测在 MRI 中使用受到一定限制，传统的一次性换能器可以在 50 高斯线以外使用，现在专为 MRI 设计的监测系统具备了有创监测模式。

3. 血氧饱和度 与 MRI 相容的 SpO_2 可用于大多数扫描仪，但需要进行适当防护，否则其内部的微处理器可遭到强磁场的损害。另外，由氧监测仪探头和导线散射出的射频波也可损坏图像的质量；在磁通量和电线产热并存的情况下，可以导致肢端严重烧伤，若使用 MRI 特殊监护仪可以避免。在磁共振成像麻醉中，脉搏血氧饱和度并不是一个可靠的通气监测指标，在持续吸氧的情况下，低通气状态和低血氧饱和度之间存在一定的滞后。$PaCO_2$ 是反映通气不良最早的指标，应经常检查患者头部位置和胸壁运动，以确保呼吸道通畅。

4. 体温 iMRI-OR 温度较低，婴幼儿在该环境中体温容易下降，另外，扫描过程中产生的热量可升高患者的体温，因此 iMRI 的患者均应监测体温。温度探头使用射频滤波器，同时温度探头产热有可能造成患者局部烧伤，应予以注意。

三、静脉输注系统

德国制造 MRI-Caddy 在 MRI 系统中抗磁强度为 200 G，配备了三个输液泵（medfusion 2010 syringe pump），设置了四种输注模式，可在交流电及电池供电下工作。并配备了明显的报警指示灯，以便在 MRI 高噪声环境下及时发现问题。

第二节　术中磁共振手术麻醉管理规范

一、术前评估及准备

术中磁共振成像手术属多学科相互交融的边缘学科，需要各科室的医生及技术人员的共同配合完成。术前评估患者的基本情况，选择合适的患者。麻醉前评估时重点注意一些危险因素，例如铁磁性异物、困难气道、困难插管、建立静脉通路困难，以及循环呼吸衰竭或者恶性高热等严重麻醉并发症的病史。

麻醉管理要考虑磁共振扫描对患者和外科手术造成影响的特殊性。由于磁共振扫描仪对温度有要求，在磁共振手术间可能会导致体温的下降，应该注意患者的保暖。另外由于和普通检查不同，术中磁共振扫描时操作时间可能会延长，同时患者处于无意识状态，可能会出现体温过高的情况，因此必须监测体温，防止热损伤。麻醉医师在术中尤其是扫描的过程中需要特别加强观察患者并需要辅助一些特殊设备如视觉报警装置。

二、术中磁共振成像相关的安全问题

iMRI 给神经外科手术带来革命性变化，但也给麻醉医师带来了挑战，通过规范的培训、应用磁兼容的设备、严密的观察处理及医护人员的团队合作，能确保患者围术期的安全，避免相关并发症及意外。

（一）麻醉医师在 iMRI 运行中的作用与职责

麻醉医师在 iMRI-OR 组建及 iMRI 手术运行中起着非常关键的作用。麻醉医师的首要职责是确保在这一特殊的环境下（存在潜在危险且相对封闭）患者安全平稳地渡过手术期。因此对手术室布局、仪器设备的选择、规章制度的制订、安全培训的组织实施均起决策作用。此外在围术期加强患者的安全筛查、应对各类神经外科手术的麻醉管理、处理各类紧急事件等都可起到非常重要的作用。

相关的危险因素主要为年龄（新生儿，高龄）、高危及体内异物（如体表文身，眼内金属碎片，体内如心脏起搏器、除颤器、体内植入的药物泵、颅内动脉瘤夹）。有报道新生儿在接受 MRI 检查时，心率、血压及血氧均有一定的波动，体表的文身在 MRI 时可能干扰成像质量，致皮肤烧伤、肿胀等。

在磁环境下，患者体内金属植入物受电磁干扰（EMI）其功能可能会受到影响，如静磁场和梯度磁场可使起搏器和除颤器簧片关闭，导致非同步起搏，或使脉冲发生器和电极发生移位，在电极顶端和心肌组织交界处产热致心肌组织热损伤和瘢痕形成。个别情况下，磁场可能会改变起搏频率，抑制或触发快速起搏及程序，严重时可危及患者生命，因此该类患者不适合进入 iMRI-OR。某些具有顺磁性的动脉瘤夹可能在磁场中改变位置，损伤周围重要组织结构，甚至导致生命危险。对于严重心脏疾病的患者（冠心病、心律失常），应与外科医生进行及时沟通，不适于在 iMRI-OR 进行手术。因磁共振成像时，虽然应用磁兼容的监护仪，但无法避免磁场对心电图示波的固有失真效应，在成像时可能出现 ST-T 段上升或压低，类似室颤、房扑等严重心律失常波形，干扰麻醉医生准确及时发现患者的心脏意外事件。此外对于术中特殊体位的患者如过屈位，因磁场环境限制了带金属加强气管导管的应用，普通导管无法保证正常通气，因此也不适合进行 iMRI。其他一些身体状况较差，接受对生命体征干扰较大手术（如接近生命中枢）的患者因 iMRI-OR 急救条件有限，也应谨慎选择。另外需特殊考虑的人群为孕妇，但尚无确切的资料证明磁环境对胎儿的不良影响。

（二）医护人员的安全宣教及筛查

iMRI-OR 的工作团队包括外科医师、麻醉医师、放射技师、器械及巡回护士、保洁人员等，团队成员必须了解各类磁环境下工作的潜在危险，了解常规铁磁性物品（如听诊器、钢笔、手表、手机、寻呼机、病历夹及普通电池等）及常见体内植入物的性能。并接受规范的安全培训，了解 MRI 的工作性能，熟悉工作制度。还应进行严格的安全筛查，对于体内有铁磁性物品的医护人员（如安装了起搏器，植入药物泵等）一般应限制进入 iMRI-OR 工作。安全宣教培训及筛查的结果均需记录在案，以便领导对新安排入 iMRI-OR 作的人员有所了解。

（三）应急预案

iMRI-OR 的团队成员必须具备处理紧急情况的综合能力，如未预料的困难气道、失血性休克、严重过敏、心搏骤停等，而应急预案的制订可帮助团队成员了解各自的职责，在紧急情况下，快速有效地投入工作中。在处理紧急意外事件时，需额外配备一名工作人员负责取血，送取手术、麻醉用具，并负责筛查新入 iMRI-OR 进行援助的工作人员。对于麻醉医师，需特别引起注意的是避免将非磁兼容的压缩气体钢瓶放入磁场范围，类似的事例在美国已有发生，导致一人死亡，还有一例造成人员外伤及 MRI 机器严重损坏。

三、与术中磁共振成像相关的围术期麻醉管理要点

围术期麻醉管理基本原则与传统神经外科手术无异，如维持血流动力学稳定、降低颅内压及脑代谢、进行脑保护等，但与手术中磁共振扫描相关的一些特殊情况需引起关注。常用的麻醉方法为气管插管全身麻醉、监护下麻醉（MAC）、局麻。在一项对照研究中发现，在 iMRI 指导下手术的患者围术期情况较传统手术患者相比，麻醉苏醒时间、失血量、液体输注、温度变化、在麻醉后复苏室镇静评分、ICU 滞留天数等均无明显差别。但因术中磁共振成像这一特殊过程及特殊环境，可能使手术时间延长，除了一般神经外科麻醉处理的考虑外，还需关注针对长时间手术麻醉调

控等方面的问题。对于监护下麻醉的患者，需保证患者在呼吸循环稳定的前提下，确保在成像过程中绝对制动。由于成像时，麻醉医师无法从患者的胸廓、气道压等方面判断患者的呼吸情况，因此呼气末二氧化碳监测非常关键。麻醉药物（静脉及吸入麻醉药）的选择除一般神经外科麻醉考虑外，更多取决于现有设备如磁兼容的挥发罐及输注泵。

手术过程中，麻醉机远离患者头部，需应用加长型螺纹管，并确保可靠固定，以防发生呼吸环路打折、脱落等不良事件。在对患者进行扫描时，为减少外界因素对扫描结果的影响，医护人员一般均进入控制室，麻醉医师可通过另一无线传输的显示器观察患者生命体征。由于远离患者，且时间较长，因此在扫描前应仔细核查气道管路、液体通道、静脉泵中的药液、尿袋充盈情况等，以防扫描过程中出现意外。1.5 T 磁共振扫描时，平均噪声为 95 分贝，医护人员如必须在扫描时留在手术间，可应用耳塞进行保护。噪声在一定程度上影响了麻醉医师的听力，限制了对脉氧音调、声音报警的判断，因此手术中严密观察监测屏幕，观察各类报警指示灯对及时发现手术中病情变化及仪器故障至关重要。

iMRI 使手术时间延长，有作者观察因手术中扫描使手术延长时间达 90 min 以上，这对麻醉医师调整患者手术中内环境稳定、维持生命体征平稳提出更大挑战，因此完善的手术中监测至关重要。对所有患者除进行常规监测外也应实施有创血压、体温、血气监测以指导手术中处理。需要指出，precessTM 监护仪提供的心电监测为模拟导联，心电图图形不能很好地分析 ST 段，对一些心肌缺血的患者，无法动态监测其心脏的变化，且由于扫描时 MRI 磁场对心电图固有的失真效应，使心电图出现一些改变，干扰对心脏功能的判断，因此对于严重心脏病患者应慎行 iMRI 手术。此外，iMRI 高射频能量的吸收使患者体温升高，尤其对于多次扫描的患者。据临床观察，患者术后体温较手术前上升0.3 ～ 0.5 ℃，因此适合的手术室温度、适量的体表覆盖对调控患者的体温起到一定作用。

扫描时机多为上头架后开颅前、开颅后、手术结束后。根据不同的需要，扫描时间有所不同（29.24±10.10 min），且扫描前准备、扫描后续工作，使扫描相关时间（即从MRI前准备工作开始到重新开始手术的时间）较长（43.83±10.23 min），此期间虽无手术操作的刺激，但长时间持续的噪音刺激、疼痛刺激，及患者需绝对制动，麻醉深度基本上与颅内操作期一致。由于尚无磁兼容的麻醉深度监测设备，因此仅能根据血流动力学指标（如血压、心率）来指导麻醉深度的调节。

推荐阅读

1. Keles GE.Intracranial neuronavigation with intraoperative magnetic resonance imaging.Curr Opin Neuro，2004，17：497-500.
2. 时文珠，孙立，公茂伟，等.围术期磁共振成像神经外科麻醉的安全问题.中华神经外科杂志，2010，26（4）：323-325.
3. 时文珠，孙立，公茂伟，等.神经外科手术中MRI时麻醉深度的调控.中国临床神经外科杂志，2010，15（4）：205-207.
4. 孙立，时文珠，公茂伟，等.术中磁共振成像技术用于神经外科手术的麻醉处理.南方医科大学学报，2011，01：160-163.
5. Practice Advisory on Anesthetic Care for Magnetic Resonance Imaging：An Updated Report by the American Society of

Anesthesiologists Task Force on Anesthetic Care for Magnetic Resonance Imaging.Anesthesiology，2015，122（3）：495-520.

6. Archer DP，McTaggart Cowan RA，Falkenstein RJ，et al.Intraoperative mobile magnetic resonance imaging for craniotomy lengthens the procedure but does not increase morbidity.Can J Anesth，2002，49（4）：420-426.

29 神经外科麻醉恢复期管理

王会文　韩如泉

患者手术后的麻醉恢复期是容易发生各种并发症的高危时期。此时手术和麻醉虽然结束，但手术和麻醉对患者生理功能的影响尚未完全清除，患者的呼吸功能、循环功能处于不稳定状态，各种保护性反射未完全恢复，易发生各种并发症，影响患者的恢复甚至威胁生命。神经外科疾病部位位于人体的生命中枢（包括颅脑和脊髓），不同的疾病类型和手术入路对患者恢复期的影响不同，其管理具有特殊性。

第一节　神经外科麻醉后恢复室

麻醉后恢复室（postanesthesia care unit，PACU）是对手术结束后的患者进行短时间严密观察和监护的场所。其目的是对麻醉手术后的患者密切观察，及时处理各种并发症，保证患者围术期的安全和提高医疗质量。PACU是现代化医院的麻醉科的重要组成部分，在提高麻醉科工作效率，缩短接台手术等候时间，增加手术床位周转率等方面起着重要作用。

神经外科麻醉后恢复室是收治神经外科术后患者的单元，

对神经外科麻醉手术后患者进行监护和治疗。医疗工作专业性强，要求医护人员除掌握麻醉后恢复室的知识外，对神经外科麻醉、手术、监测、护理及并发症的治疗均需要熟悉。

一、神经外科 PACU 工作常规

1. 患者由手术室转往恢复室的过程中，麻醉医师负责监护患者的生命体征。

2. 患者进入恢复室后，立即吸氧并进行常规监测，包括心电图、血压、脉搏血氧饱和度和瞳孔。对特殊患者监测体温及颅内压。保留气管内插管及呼吸功能未完全恢复者，应以呼吸器辅助或控制呼吸。

3. 麻醉医师向 PACU 医师、护士交接班内容

（1）患者姓名、年龄、术前情况、麻醉方式及麻醉中情况、手术方法及手术中的意外情况等。

（2）麻醉用药：包括术前用药、麻醉诱导及维持用药、肌肉松弛药、麻醉性镇痛药的用量及最后一次用药时间和剂量、拮抗药及其他药物。

（3）手术中生命体征（血压、脉搏、呼吸、尿量和体温等）情况。术中出入量（出血量、尿量、补液量、输血量）。

（4）各种引流管和导管，如颅脑引流管放置位置（脑室、硬膜外、瘤腔或皮下），引流袋放置位置以及是否开放，动静脉穿刺导管，导尿管等。

（5）麻醉和手术的异常情况及其处理，如插管困难、支气管痉挛、ECG 改变或血流动力学不稳定、异常出血、术中呛咳等。经过何种治疗性药物或措施处理，效果如何。

（6）目前存在的问题和处理措施以及可能发生的并发症和防范措施。

4. 神经外科恢复室患者管理内容

（1）对所有患者必须监测 ECG、血压、呼吸频率、

SpO_2，对特殊患者监测体温、颅内压、血气分析。

（2）观察患者呼吸、颜面与口唇颜色，保持呼吸道通畅。

（3）观察患者神志状态。

（4）观察患者瞳孔大小、形状和对光反射情况。

（5）保持留置各种管道妥善固定，引流通畅。

（6）保持伤口敷料完好，观察患者伤口渗血情况。

患者入室后 PACU 医师和护士应即刻进行各项监测，至少每 15 min 测量并记录一次生命体征。患者发生并发症时，须及时处理并记录。如遇患者病情发生重大变化，在进行初步处理的同时应立即通知施行麻醉医生和科室主任共同处理，并请神经外科医生会诊。

5. 患者出室指征 患者在恢复室停留时间原则上不少于 2 h，离开恢复室时应严格掌握出室指征，确保安全。

（1）神志清楚，定向能力恢复，平卧时抬头＞5 min。能辨认时间地点，能完成指令性动作。肌肉张力恢复正常，无急性麻醉或手术并发症，如呼吸道水肿、中重度疼痛、恶心呕吐等。

（2）血压、心率改变不超过术前静息值 20%，且维持稳定 30 min 以上。心电图正常，无明显的心律失常和 ST-T 改变。

（3）呼吸道通畅，保护性吞咽、咳嗽反射恢复，不需要口咽或鼻咽通气道。通气功能正常，呼吸频率在 12 ～ 30 次 / 分，能自行咳嗽，排除呼吸道分泌物，$PaCO_2$ 保持在手术前正常范围内。面罩吸氧 PaO_2 不低于 70 mmHg，SpO_2 不低于 95%。

（4）患者如在麻醉后恢复室使用过镇静、镇痛药物，用药后至少观察 30 min 以上，方可转出恢复室。

（5）患者转出恢复室前，应由麻醉医师对患者苏醒程度做出评估。苏醒程度可根据改良 Aldrete 评分：①清醒程度，②呼吸循环功能，③肢体活动程度，④末梢颜色等方面进行评估，凡 Aldrete 评分达到 9 分以上者，才能离开恢复室

（表 29-1）。

表 29-1　PACU 患者恢复程度判定（改良 Aldrete 评分）

项目	具体表现
肢体活动	0= 无自动或在指令下抬头或活动肢体 1= 能自动或在指令下活动两个肢体和有限制地抬头活动 2= 能自动或在指令下活动四肢和抬头
呼吸	0= 呼吸暂停或微弱，需呼吸机治疗或辅助呼吸 1= 呼吸困难或呼吸受限，但有浅而慢的自主呼吸，可能用口咽通气道 2= 能做深呼吸和有效咳嗽，呼吸频率和幅度正常
循环	0= 非高血压病而血压过分升高，或血压下降（低于麻醉前 50 mmHg） 1= 血压下降低于麻醉前水平 20 ～ 50 mmHg 2= 血压和脉搏稳定，血压比麻醉前低，但不到 20 mmHg（SBP ≥ 90 mmHg）
神志	0= 没有应答或仅对疼痛刺激有反应 1= 对交谈有反应，但很容易再昏睡 2= 处于醒觉和警觉状态，能辨认时间、地点和人
末梢颜色	0= 吸氧气时能维持 SpO_2 ＜ 92% 1= 吸氧气时能维持 SpO_2 ＞ 92% 2= 呼吸空气 SpO_2 ＞ 92%
总分	

* 注：满分为 10 分，总分≥ 9 分可转出麻醉后恢复室至病房

6. 患者的转运

（1）患者达到离室标准，由 PACU 护士与手术医生共同护送患者返回病房或 ICU。并向病房护士或医生详细交代病情，并移交病历，包括监护与治疗记录。危重患者由麻醉医师、护士和手术医生共同护送，并向外科医生与护士详细交

代病情。

（2）转运过程中使用有护栏的平车，防止患者跌落。对有精神症状、不能合作者，适当约束。

（3）患者在转运途中可以选择侧卧位，以减少气道阻塞和呕吐误吸的风险。

（4）转运病情不稳定或特殊患者时，需要进行生命体征监测，并且吸氧，备好建立紧急气道的工具，防止意外发生。

第二节　神经外科麻醉后恢复室常见并发症与处理

一、呼吸系统并发症

神经外科患者麻醉恢复期的呼吸功能常受到不同原因和不同程度的影响。呼吸功能障碍主要有脑神经功能不全、气道保护性反射异常、气道机械性梗阻和中枢性呼吸肌无力。脑神经在吞咽和气道保护性中的作用见表 29-2。呼吸系统并发症延长患者的住院时间、增加死亡率，使神经功能预后恶化。因此，及时发现并正确处理对患者的预后十分重要。

表 29-2　脑神经在吞咽和气道保护中的作用

脑神经	在吞咽和气道保护中的作用
三叉神经（Ⅴ）	咀嚼肌，正常下颌活动
面神经（Ⅶ）	口腔感觉
舌咽神经（Ⅸ）	触发吞咽反射
迷走神经（Ⅹ）	声带运动和感觉，声带-咽的协调，颈部食管的运动
舌下神经（Ⅻ）	舌的运动

1. 上呼吸道梗阻

（1）舌后坠：常见原因是全麻和（或）神经肌肉阻滞恢复不完全，气道本身和外部肌肉张力降低和不协调引起。主要发生在麻醉较深、肢端肥大症的垂体瘤和寰枕畸形的患者。肢端肥大症垂体瘤患者解剖上的改变（如厚嘴唇、高宽鼻子、下颌骨前伸宽大、舌体肥厚、声门增厚及声门下狭窄以及寰枕畸形）的患者由于颈部活动受限等因素的存在使上呼吸道梗阻的发生率增加。解决方法是托下颌、放置口咽或鼻咽通气道、给予麻醉拮抗药物，如仍不缓解可行气管插管或气管切开术。舌体肿大是引起神经外科患者术后气道梗阻的重要原因，手术过程中患者颈部的屈曲，下颌部位的收缩，口咽通气道的放置以及俯卧位手术等因素均是引起舌体肿大的原因。

（2）血液、分泌物或呕吐物堵塞气道：垂体瘤经口鼻蝶或经单鼻孔入路手术、颅底手术、额窦开放等手术术野的血液，口腔内分泌物以及术后呕吐物均可流至患者的口咽部造成气道堵塞。解决方法是掌握拔管时机，待患者吞咽、咳嗽等保护性反射恢复及意识清醒后拔管。及时清理分泌物，预防恶心呕吐的发生。

（3）喉痉挛：发生原因多有术前长期大量吸烟、上呼吸道感染，吸痰或放置口咽通气道诱发。轻度喉痉挛通常在解除局部刺激，头后仰，去除口咽放置物，加压吸氧后会自行缓解。严重者需注射肌松剂插管。

2. 低氧血症 原因有通气和换气功能不全，通气血流比例（V/Q）失调。通气不足即呼吸抑制可有中枢性原因如中枢神经系统疾病、麻醉药和镇静药物的作用，也可因外周性原因如神经肌肉疾病、肌松药作用。口咽部软组织、分泌物、异物、活动性出血及支气管痉挛等引起的呼吸道梗阻也可影响肺通气。神经外科患者出现低氧血症的肺外因素包括：

过度通气减低颅内压；过度通气引起的低碳酸血症可减少静脉回流和回心血量，增加肺内分流。限制输液和利尿剂的使用导致低血容量；低血容量或心肌抑制导致的低心排血量可造成低氧血症。神经外科颅底或脑干部位手术、颅脑创伤等手术，可能影响到呼吸中枢，发生低氧血症。虽然发生低氧血症的危险要比高二氧化碳血症的危险大，但在临床管理中亦要注意到，神经外科患者术前存在颅高压，脑顺应性降低，可能耐受不了正常人可以耐受的高碳酸血症和酸中毒，出现脑血管扩张、脑血流量增加甚至脑疝，从而影响了神经功能的预后。神经外科患者麻醉恢复期意识状态恶化时，首先应想到保护好气道，甚至行经口或经鼻气管插管，因为神志不清导致气道梗阻低氧血症和误吸风险增加。颈部手术包括颈动脉内膜剥脱术及颈椎的脊髓脊柱手术，术后要更加关注呼吸道，因为术后血肿、手术体位造成的水肿及手术操作因素均可影响术后的呼吸情况。

3. 神经源性肺水肿（neurogenic pulmonary edema，NPE） NPE 是指在没有心、肺、肾等原发病情况下，由各种中枢神经系统损伤所致的突发性颅内压增高而引起的急性肺水肿，也称中枢性肺水肿。1874 年 Nathnagel 首次报道实验动物中枢神经系统损伤后可发生肺水肿，是中枢神经系统损伤后可能发生的一种严重肺部并发症，起病急骤，治疗困难，死亡率极高。尸检发生率 11% ～ 70%。其发生机制目前尚未完全清楚，有冲击伤理论（blast theory）和渗透缺陷理论（permeability defect theory）两种见解。临床表现是继发性、以急性呼吸困难和低氧血症为特征的综合征，包括：①原发病变如急性颅脑创伤、蛛网膜下隙出血、脑室内手术等原因造成急性颅内压增高；②急性肺水肿和呼吸困难。主要诊断依据为：①患者出现意识障碍、恶心呕吐、瞳孔改变、视神经乳头水肿等颅内压增高症状；②颅脑损伤后突然出现呼吸窘迫、发绀和（或）粉红色泡沫痰；③两肺布满湿性啰音；④早期胸片轻度间质性改变或肺纹理增粗，晚期大片云雾状阴影；⑤发病过程中无过量、过速输液，也无原发性心、肺疾病；⑥血气分析：动脉血氧分压＜ 8.0 kPa，动脉血二氧化碳分压＞ 7.0 kPa。治疗原则应同时兼治肺水肿和原发病，强调降低颅内压和抑制交感神经过度兴奋。

二、循环系统并发症

神经外科术后维持稳定的血流动力学和中枢神经系统的渗透压十分重要。血压过高或过低均会影响到神经功能的预后。根据患者术前状况以及手术情况与神经外科医师讨论确定目标血压范围。既要避免血压过高造成术后脑出血或高灌注综合征，又要避免血压过低造成脑组织灌注不足。

颅脑手术后高血压容易引起脑水肿、脑出血等，需要及时迅速降低血压同时保护靶器官免受损害。术后高血压的发生主要与术前高血压病控制欠佳和颅内压增高的存在，以及手术后伤口疼痛或者尿管刺激等因素有关。颈动脉内膜剥脱术后和急性颅脑损伤的患者术后可能发生高血压。前者按压颈动脉窦及应用血管活性药物治疗；后者高血压的病因可能是机体自身调节机制受损后，动脉高血压增加脑血流使颅内压升高，继而通过库欣反射（Cushing reflex）引起高血压。对于术中止血彻底可靠的患者术后使用尼卡地平治疗高血压是安全的。钙拮抗剂在降血压的同时也可扩张颅内小动脉，预防脑血管痉挛。但对于术中止血效果不佳者，应慎用，以避免术中颅内出血。如患者术后高血压无颅内压增高，可积极控制血压以减少脑肿胀和脑出血；如患者存在颅内压增高，降血压要慎重。因血压的降低可使脑灌注压下降从而导致脑缺血。低血压发生的原因大多是低血容量以及颈髓或高位胸髓损伤后的神经源性休克。前者会引起脑血管痉挛加重脑缺血，可以进行容量的补充。后者因代偿机制的受损与未受损者比较更加耐受低血压，可以进行谨慎的液体治疗并应用血管活性药物。

窦性心动过速的原因考虑与术中输注甘露醇、呋塞米等脱水剂导致术后血容量相对不足有关。窦性心动过缓主要与术前心脏疾病、术中阿片类药物使用剂量过大及术后拮抗肌松药使用新斯的明有关。鞍区肿瘤，特别是垂体瘤、颅咽管瘤术后可能出现尿崩症，因此要准确记录患者每小时尿量及入量，做好各项监测工作，指导治疗。另外脑心综合征亦可导致心律失常，在保护心脏功能的基础上，要保证脑供氧和脑灌注、治疗脑水肿，降低颅内压。对窦性心动过速患者使用短效 β 受体阻滞剂，如艾司洛尔。对窦性心动过缓的患者要注意神志、瞳孔及肢体活动的变化，及时发现可能的脑血肿、脑水肿。

神经外科术后可以引起心血管反应，包括颅内压（ICP）的升高、脑干的损伤、T_1 ～ T_4 交感神经的损伤、脊髓震荡以及急性颅脑创伤等，术后尤应注意。

三、术后恶心呕吐

神经外科手术术后恶心呕吐（PONV）的发生率高，恶心的发生率高达 70%，呕吐的发生率可达 55%。恶心呕吐除可引起患者不适外，也可造成水、电解质紊乱，颅内压升高，增加误吸、颅内血肿和出血的风险，因此有效地预防术后恶心呕吐十分重要。恶心呕吐是由一系列受体、化学物质及器官系统相互的复杂作用引起，由延髓网状结构背侧的呕吐中枢控制。与呕吐中枢联系部位包括前庭器官、化学受体感受区（CTZ）。神经外科手术时间长，部分患者术前存在颅高压，手术操作脑组织会出现脑水肿及血液循环的改变使颅内压增高，脑室肿瘤手术时冲洗液或血性液体对脑干呕吐中枢刺激，手术牵拉脑干等情况下，患者术后易发生恶心呕吐。手术后为了减少拔管所致的呛咳反应，通常在麻醉较深时拔管，此时气道的保护性弱，恶心呕吐使患者误吸的风险增加。神经外科手术患者可应用 5-HT_3 受体拮抗剂预防或治疗术后恶心呕吐，有 meta 分析表明预防性应用 5-HT_3 受体拮抗剂并不能降低患者术后恶心的发生率，但能显著降低呕吐的发生率。皮质激素能降低术后恶心呕吐的发生率，患者术前应用并不影响术中其他抗呕吐药物的应用，并可以复合应用。抗恶心呕吐药物在小儿神经外科的应用尚不明确。术后恶心呕吐重在预防性治疗，与术后恶心呕吐相关的递质和常用药物见表 29-3。

表 29-3　恶心呕吐相关递质及药物

递质	阻断剂	代表药物	用量
5-HT_3	5-HT_3 受体拮抗剂	格拉司琼	3 mg
		昂丹司琼	8 mg
		托烷司琼	5 mg
多巴胺 2 型（D_2）	D_2 受体拮抗剂	氟哌利多	0.625 ～ 1 mg
		甲氧氯普胺	10 ～ 20 mg
激素		地塞米松	10 mg
机制不清		丙泊酚	20 mg

四、术后急性疼痛

神经外科术后疼痛发生率较高，中重度疼痛可达 69%，目前对其治疗普遍不够重视。主要原因是镇痛药物可能会影响术后患者的意识、呼吸和瞳孔的变化，使神经外科医生对患者的神经功能评估造成困难。不同的手术入路患者术后疼痛程度不同：幕下肿瘤手术患者术后疼痛重于幕上手术；后颅窝、颞部手术入路患者术后疼痛程度重于经额、顶和经鼻手术入路患者。患者术后急性疼痛在初始阶段如不能及时有效的治疗，可能发展为“神经病理性疼痛”即慢性疼痛。引发术后慢性疼痛（CPCH）的原因较多，如手术对神经的损伤，脑脊液压力的改变，脑膜刺激和无菌性炎症等。手术入路如果是颞部或翼点，手术对颞肌的损伤引起瘢痕挛缩，局部缺血，肌张力下降，肌肉失去神经支配。患者可能会出现颞下颌关节的运动疼痛和（或）功能受限。

1. 曲马多 曲马多是阿片受体的弱激动剂，能减少下行疼痛抑制通路中 5 - 羟色胺和去甲肾上腺素的重摄取。神经外科患者术后给予曲马多能提供很好的镇痛效果，并且没有过度镇静和呼吸抑制等副作用。曲马多可增加患者术后恶心呕吐（PONV）的发生率，5-HT_3 受体拮抗剂预防性应用可以降低 PONV 的发生。也有文献报道这样用药并不能降低曲马多引起的 PONV，反而降低其镇痛效能。曲马多没有阿片类药物的副作用，也不影响患者凝血功能，但可降低患者癫痫阈值，诱发抽搐，癫痫患者禁用。

2. 非甾体抗炎药（NSAIDs） NSAIDs 抑制环氧化酶（COX），从而阻断花生四烯酸转化为前列腺素（PGs）。炎性 PGs 合成减少和痛阈增高，是 NSAIDs 镇痛、消炎和解热的主要作用机制。选择性 COX-2 抑制剂具有良好的抗炎、镇痛效果，在疗效及胃肠道不良反应方面优于传统的 NSAIDs。目前 NSAIDs 单独用于开颅患者，镇痛作用不足，在脑实质手术又增加术后二次出血风险，禁用于高风险患者，如颅内肿瘤、脑血管疾患和创伤患者。

3. 阿片类药物 阿片类药物是治疗患者术后中重度疼痛的重要药物。在国外开颅术后急性疼痛患者治疗的一线镇痛药物是可待因和吗啡。间断给予阿片类药物是术后疼痛的常用治疗方法，但患者可能出现过度镇静期（阿片类药物的峰值效应）和随后的镇痛不足期。患者自控镇痛（PCA）基于药代动力学，避免血药浓度波动，能提供稳定的镇痛水平，临床上取得了良好疗效。芬太尼用于开颅患者术后镇痛效果满意，无严重副作用，不影响神经功能评估。但是阿片类药物有镇静、呼吸抑制、瞳孔改变、恶心呕吐等副作用，使临床应用受到限制。

4. α_2 肾上腺素受体激动剂　右美托咪定是一种强效、高选择性 α_2 肾上腺素受体激动剂，作用于脊髓背角突触前神经元，具有镇静和镇痛作用，不造成呼吸抑制。右美托咪定可以提供患者从麻醉状态到恢复期的过渡镇痛，在麻醉恢复期使用患者可以从镇静状态快速清醒并配合神经功能评估。

5. 加巴喷丁　加巴喷丁是作用于突触前电压门控钙离子通道的 α - 2 δ 亚单位的抗惊厥药，研究显示对患者术后急性疼痛有镇痛作用。在开颅患者应用加巴喷丁可缓解术后急性疼痛，但可能出现过度镇静。加巴喷丁可作为多模式镇痛的组成部分应用于开颅术后疼痛治疗。

6. 头皮神经阻滞　头皮的神经分布来源于三叉神经和颈丛。始于三叉神经的是支配额部的眶上神经和滑车上神经，颞部的颞颧神经、颞下颌神经和耳颞神经。始于颈丛的是支配枕部的耳大神经、枕大神经和枕小神经。头皮神经阻滞可降低术后早期疼痛评分，延长术后首次给予镇痛药物的时间，减少术后镇痛药物的用量，镇痛作用时间长。局麻药一般选择 0.5% 布比卡因或 1% 罗哌卡因。头皮神经阻滞的优点是镇痛的同时不干扰神经系统检查，不影响患者的神志和感觉、运动功能，能提供理想的术后神经功能评估，安全有效，副作用小。

7. 切口浸润麻醉　切皮前局部浸润麻醉常用于神经外

科，这会钝化开颅手术引发的应激反应，并降低失血量，并且能显著降低患者术后慢性疼痛。

五、特殊神经外科手术后的并发症与防治

1. 幕上肿瘤患者麻醉后并发症 脑容积的增加在颅内容积代偿限度内不会引起颅内压显著增高。脑组织、脑脊液和脑血容量三种脑内容物的增加都可能引起颅内压增高。颅内压增高导致脑压缩、脑疝和脑缺血而造成脑损伤。脑缺血又会加重脑水肿，从而形成脑血流灌注不足和脑肿胀的恶性循环。

颅内出血、脑积水和脑水肿是术后ICP增高的主要原因。颅内压增高导致头痛、恶心、呕吐、意识障碍等症状。诊断ICP增高依赖于临床症状和体征、直接测量ICP和影像学检查。临床上应该预防和治疗加重ICP增高的因素，这些因素包括高血压、脑静脉回流受阻、外科引流不畅、呼吸抑制、恶心呕吐、寒战和癫痫等。

术中和术后使用糖皮质激素和甘露醇可减轻脑水肿。血压稳定的情况下可以把头抬高30°以促进脑静脉回流。术后应该常规监测呼吸和氧合状况，必要时给予氧气和呼吸机支持治疗。

2. 幕下肿瘤术后并发症 颅腔幕下部分顺应性比幕上差，少量的幕下容积的增大就可能导致颅压增高。此外，后颅窝颅压增高压迫脑干呼吸中枢或者出现脑疝更危及生命。脑干脑疝可能向下出现枕骨大孔疝或者向上突出小脑幕，主要常见于延颈交界区肿瘤。脑干受压主要表现为意识障碍、呼吸心搏功能障碍。控制颅内压的措施应该持续至术后，包括抬高床头、预防和治疗高血压、治疗疼痛、恶心呕吐、预防和治疗寒战、维持足够通气和氧合。意识水平下降和呼吸心搏功能障碍需要外科医生会诊。

幕下肿瘤术后可能发生脑干损伤。这类患者术后无法恢复意识或者自主呼吸，并伴有心血管系统异常，如心动过缓和高血压 / 低血压。药物的影响也可能出现以上临床表现，所以要排除麻醉因素或者肌松剂的作用。必要时给予患者机械通气和血流动力学治疗等生命支持疗法。如果损伤Ⅸ、Ⅹ、Ⅻ脑神经，可能导致患者丧失吞咽和排痰能力，从而缺乏呼吸道的保护。证实患者存在保护上呼吸道反射后才能拔除气管导管。如果患者不能维持足够的通气量和保持呼吸道保护反射，应该进行再插管并继续使用呼吸机。三叉神经（第Ⅴ脑神经）眼支损伤会导致角膜反射消失，应该贴眼膜进行保护。

患者术中形成静脉空气栓塞可能造成术后肺水肿，需要机械通气和利尿。此类患者经胸部 X 线和动脉血气等临床检查证实肺水肿缓解之后才能拔除气管导管。伴有卵圆孔未闭的患者可能发生反常性空气栓塞，术后表现为神经功能、意识水平下降和心血管系统异常。

3. 垂体瘤手术术后并发症　垂体瘤手术术后内分泌系统并发症包括肾上腺皮质功能不全、甲状腺功能减退和尿崩症（DI）。术前所有患者都需要检查激素水平以证实垂体-肾上腺轴功能是否正常。有甲状腺功能低下的患者需要进行甲状腺激素替代治疗。

通常在垂体瘤手术术后 12 ～ 24 h 内约 10% ～ 20% 的患者会发生尿崩症，并持续几天。抗利尿激素释放减少导致稀释性尿量过多（4 ～ 14 L/d），从而出现脱水、高钠血症、血浆渗透压升高（＞ 300 mOsm/kg）、尿渗透压下降（＜ 200 mOsm/kg）和尿比重降低（＜ 1.005）。高钠血症的非特异性症状包括意识障碍、肌阵挛、肌无力、共济失调、应激反应、痉挛、思维混乱、癫痫、昏迷，由于血浆渗透压增加也可能造成颅内出血。尿崩症的治疗包括液体和激素疗法。补液的量和性质根据尿量、血浆电解质和血浆渗透压决定。如果及时补充液体通常不需要给予 0.45% 盐水和 5% 葡萄糖水（D5W）。否则需要给予低张性液体如 0.45% 盐水或者乳酸林格液。输入含葡萄糖注射液，特别是使用糖皮质激素的患者，同时需要补充胰岛素和钾。

经鼻蝶手术后由于出血和咽部分泌物可能造成呼吸道阻塞。必须监测呼吸道通畅性和通气量。过量的出血需要再插管和手术治疗。手术结束后吸出口咽部和胃内血液并预防性给予 5 HT_3 受体拮抗剂可最大限度地减少术后恶心呕吐的发生。

4. 颅脑损伤术后并发症 颅脑损伤可导致的后遗症包括成人呼吸窘迫综合征、神经源性肺水肿（NPE）、心律失常、DIC、尿崩症、抗利尿激素不适当释放综合征（SIADH）、高血糖、非酮症高渗性昏迷和胃肠道溃疡出血。

神经源性肺水肿（NPE）发展速度很快。NPE 的病理学特征是肺血管阻塞，肺小动脉床破裂，富含蛋白质水肿液进入肺间质和肺泡内出血。颅内压升高和下丘脑损害引起交感神经释放大量神经递质导致 NPE。病生理变化包括全身血管收缩和左心衰。全身血液再分布到肺血管，肺静脉收缩，肺毛细血管通透性增加。治疗原则是降低颅内压，抑制交感神经功能亢进，必要时给予呼吸支持疗法和强心治疗。

抗利尿激素不适当释放综合征（SIADH）引起水潴留和尿钠排除。继而导致低钠血症，血浆渗透压下降，尿渗透压升高和尿量减少。水潴留和血浆低渗透压引起水中毒，其出现非特异性症状包括：恶心、呕吐、头痛、应激反应、定向障碍、癫痫和昏迷。治疗包括限制入量、袢利尿剂和高张盐水。

头部损伤的患者需警惕伴有脊髓损伤。超过 15% 的头部损伤的患者会伴有颈椎损伤。术后应继续预防和避免造成脊髓损伤的因素直到颈椎损伤被排除或治疗。受伤 8 h 内进行药物治疗有效，包括甲泼尼龙，负荷剂量 30 mg/kg 静注之后

23 h 持续给予 5.4 mg/（kg · h）静注。急性脊髓休克（多发生在受伤第一周）应予液体、强心和缩血管治疗。慢性脊髓损伤（受伤 1 周后）患者应该在躯体或者内脏刺激反应出现前给予足够镇痛，以避免损伤 T_6 以上节段而出现自主神经反射亢进。

颅脑损伤术后要防止发生继发性脑损伤。低血压、低氧血症、高血糖、低血糖、颅内压增高，及诱发因素如疼痛、恶心呕吐、癫痫、高血压、高二氧化碳血症和脑静脉回流受阻都应预防和治疗。机械通气患者应使用短效药物镇静，如丙泊酚 10 ～ 30 mg/（kg · min）静注。

5. 动静脉畸形（AVM）切除术术后并发症 AVM 切除术后，患者出现的并发症类似动脉瘤术后并发症（血管畸形、脑积水和癫痫）。此外，此类患者还有发生充血性并发症的高度危险。AVM 切除术后发生以脑水肿和（或）脑出血为特征的脑高灌注压综合征。这是由于 AVM 切除术后 AVM 内的血流突然转向连接血管和以前灌注少的脑组织中。脑水肿和脑出血是术后致死或致残的主要原因。如果患者术前有缺血性症状或脑血管造影显示 AVM 分界不清，位置较深并有高速或逆转血流，则发生上述并发症的危险大。分阶段切除和控制 AVM 血流可能会降低充血性并发症的危险性。治疗措施包括过度通气、渗透性利尿和巴比妥昏迷。

6. 颈动脉内膜剥脱术（CEA）术后并发症 心肌缺血和梗死是 CEA 术后主要致死的原因。冠状动脉疾病在实施 CEA 的患者中很常见。围术期心动过速、高血压和低血压增加围术期心肌缺血和心梗的危险性。α 受体激动剂（如去氧肾上腺素）升压的同时并不会明显的提高心率，适合治疗此类低血压。然而，随后发生的高血压对患者可能是不利的。α 和 β 受体激动剂如麻黄碱提高心率的同时也会造成心肌缺血和心梗的可能。

术后任何时候出现新的神经功能障碍都要考虑是否由于进行手术的颈动脉闭塞造成的。手术的颈动脉闭塞导致术后脑缺血需要手术干预。早期诊断和治疗可以明显改善预后。多普勒检查可以提示血管血流停止，血管造影则能够明确诊断血管闭塞。再次手术并非必须先要进行血管造影，但至少要有影像学和超声检查结果的支持。

CEA 术后由于突然增加的脑血流使长期的低灌注区域的血管床最大限度扩张，导致其失去自主调节能力而引起脑高灌注综合征。脑高灌注综合征导致脑水肿，或者出血，引发头痛、癫痫、意识障碍和局灶性神经功能缺失。严重的颈动脉狭窄和高血压会加剧脑高灌注综合征的发展。所以必须严格控制血压防止高灌注的发生。术后出现轻度血压升高并不需要治疗，但中重度的高血压应该进行降压治疗。

由于自主调节曲线右移，所以有高血压病史的患者出现低血压是很危险的。低血压导致脑和心脏灌注不足并增加手术血管形成血栓的危险。血压通常需要控制在高于基础血压 20% 的水平。治疗包括扩容和应用短效 α 受体激动剂如去氧肾上腺素。

手术伤口血肿形成会引起气道阻塞，喉部水肿和脑神经损伤会加重阻塞的程度。重新恢复气道通畅需要拆除缝合线并清除血肿。

7. 脊髓手术术后并发症 脊髓空洞症修补术后并发症主要发生于呼吸系统。由于骨骼畸形、自主神经障碍和吸气障碍可能使患者术前就存在呼吸功能不全。术后呼吸道水肿、麻醉药物残留效应及肌松残留作用会加重呼吸功能障碍。确定患者呼吸功能恢复及呼吸道通畅后方可拔除气管内导管。必要时进行呼吸监测和呼吸支持治疗。

脊髓肿瘤切除术后 24 h 可能出现明显的脊髓水肿。上颈段脊髓肿瘤切除术后会发生脊髓水肿导致的呼吸功能不全。

这些患者术后 24 h 需要进行呼吸功能监测。

脊髓损伤后并发症和交感神经节切除术、骨骼肌失神经支配、制动、器械损伤、呼吸力下降和其他器官受损相关。约 50% 的颈椎损伤患者合并头部外伤，约 25% 的患者合并胸部、腹部、四肢外伤。受伤后出现的脊休克持续 2 ～ 3 周，其严重程度及发病机制与损伤节段相关。中胸段（$T_{6\sim7}$）损伤通常不出现严重的低血压，主要由于血管扩张造成的。更高节段损伤（T_4 或以上）会发生严重的低血压，因为除血管扩张外，还会伴有心率下降、心肌收缩力下降和心脏加速纤维（$T_{1\sim4}$）丢失导致的心脏顺应性下降。琥珀胆碱会引起肌肉失神经支配患者高钾血症，因为这类患者神经肌肉接头胆碱能受体数量和敏感性均增加。受伤后 3 天这些受体出现改变并持续 6 ～ 8 个月。因此脊髓损伤患者受伤 48 h 后至 8 个月避免使用琥珀胆碱。

在 T_6 或以上节段进行交感神经节切除术的患者如果其受损节段以下受到伤害性刺激可以导致自主神经高反应性。自主神经高反应性的严重程度和临床表现由交感神经节切除节段水平决定。位于心脏加速纤维以上节段交感神经节切除后，由于传出交感神经活性强于来自脑干和下丘脑的抑制会出现心动过速。心律失常和偶尔发生的传导阻滞可伴有心率的改变。自主神经高反应性的临床表现包括血管扩张、交感神经活性降低及损伤平面以上迷走神经活性增强如鼻腔充血、颜面潮红、头痛、呼吸困难、恶心和内脏平滑肌收缩。血管收缩和损伤平面以下交感神经活性增强引起血管收缩性皮肤苍白、发汗、立毛肌收缩和躯干肌肉抽搐。患者出现高血压可导致头痛、视物模糊、心肌梗死和视网膜、蛛网膜下隙及脑出血，脑出血可造成晕厥、癫痫甚至死亡。

推荐阅读

1. Peng Y，Zhang W，Kass IS，et al.，Lidocaine Reduces Acute Postoperative Pain After Supratentorial Tumor Surgery in the PACU：A Secondary Finding From a Randomized，Controlled Trial.J Neurosurg Anesthesiol，2015 Sep 20.［Epub ahead of print］PubMed PMID：26397235.
2. 王会文，邵刘佳子，侯春梅，等.神经外科患者全麻术后恶心呕吐的危险因素分析.中华神经外科杂志,2014,30(2)166-169.
3. 王会文，侯春梅，张雪梅，等.成年患者神经外科手术麻醉恢复期恶心呕吐的情况分析.中华神经外科杂志，2012，28（4）：400-402.
4. 张雪梅，侯春梅，王会文，等.神经外科开颅术后患者疼痛及控制状况的调查.中华现代护理杂志，2012，18（29）：3517-3519.
5. 李锦，张雪梅，程灏，等.神经外科麻醉后恢复期常见病症及处理.中华神经外科杂志，2010，26（9）：816-818.
6. 王会文，侯春梅，张雪梅，等.经蝶入路垂体瘤切除术麻醉恢复期低氧血症的防治.中国康复理论实践，2010，16（10）：984-986.
7. 韩如泉，李学斌，王保国，等.神经外科术后疼痛的调查.中华麻醉学杂志，2001，21（6）：376-377.

30 神经外科术后重症监测与治疗

周建新

第一节　呼吸管理

一、气道管理

对于神经外科手术后患者，其中枢神经系统对缺血缺氧的耐受力降低，一旦发生异常情况，处理不及时将导致灾难性后果。这类患者进行气管插管的适应证应适当放宽。对于已撤除人工气道的患者，当发生下列情况时，应紧急进行气管插管：①意识障碍，GCS ≤ 8 分；②咽喉部保护性反射丧失；③呼吸节律不整，有较长时间的呼吸暂停；④未被控制的癫痫持续状态；⑤肺氧合功能衰竭：动脉血氧分压（PaO_2）与吸入氧分数（FiO_2）比值低于 200。

对保留气管插管的患者，应严格掌握拔管指征，包括：①神志清醒，GCS 大于 12 分；②氧合状态满意，吸入空气条件下 SpO_2 高于 90%；③血流动力学平稳；④吞咽和咳嗽反射正常。

拔管前，须仔细判断患者的吞咽和咳嗽反射。呼吸道的正常反射有赖于第Ⅴ、Ⅶ、Ⅸ、Ⅹ和Ⅻ对脑神经的正常功能。这些脑神经损伤可发生吞咽功能、舌体运动和声带功能异常，导致上呼吸道梗阻，严重时发生肺水肿。表 30-1 列出了拔除气管插管的判断指标和操作顺序。应最后判断刺激支气管隆嵴时的咳嗽反射，若反射存在，可随即拔除导管。不应反复试验，引起患者剧烈咳嗽，导致血压升高，使脑出血和水肿的危险性增加。应特别注意后颅窝手术患者，尤其是延髓部位手术。这些患者多存在吞咽和咳嗽反射异常，且这类手术多采用俯卧位或侧卧位体位，患者术后保留气管插管时间较长，咽部水肿的危险性增加，拔除气管插管后可能发生上呼吸道梗阻，且再插管时声门暴露困难的危险性也大为增加。因此，对于脑干（尤其是延髓）手术后患者，在拔除气管插管前应准备气管切开设备。

表 30-1　神经外科手术患者拔除气管插管的步骤

顺序	操作方法	判断目标
1	观察患者是否流涎	吞咽功能
2	吸引口鼻咽腔分泌物，同时观察分泌物量和性状	吞咽功能
3	嘱患者做吞咽动作	吞咽功能
4	嘱患者张口、伸舌	咽喉部肌肉张力
5	嘱患者做咳嗽动作	自主咳嗽能力
6	吸引气道	刺激咳嗽反射

二、呼吸衰竭及机械通气

神经外科术后患者多表现为低氧血症为主的呼吸衰竭，若存在中枢呼吸驱动力障碍，也可并发二氧化碳潴留。机械通气的目的在于提供并维持足够的氧合和肺泡通气，对于神经外科术后患者也不例外，机械通气的适应证包括：①低氧血症；②肺泡通气量不足，导致呼吸性酸中毒；③呼吸作功增加，呼吸肌疲劳；④保护气道。

由于开颅手术患者对缺氧的耐受力降低，通气不足后发生的高碳酸血症又加重脑水肿，因此应强调机械通气支持的及时性。

传统观点认为大潮气量可预防微小肺不张，推荐应用10～15 ml/kg体重的潮气量。对于急性肺损伤（ALI）和急性呼吸窘迫综合征（ARDS）患者，肺部病变的分布不均匀，大潮气量通气将进一步造成肺损伤。2000年，由美国国立心肺血液研究所ARDS网络协作组完成的多中心随机对照研究表明，对于ALI/ARDS患者，小潮气量通气（6～8 ml/kg）的死亡率明显降低。因此，近年来控制性低通气策略在ARDS患者的机械通气中被普遍推荐，通常应用的潮气量为6～8 ml/kg。健康成年人自主呼吸的潮气量范围为200～550 ml。实际上，对于70 kg体重的患者，应用该标准设定潮气量为420～560 ml，多数情况下也能满足一般患者的通气需求。

呼气末正压通气（PEEP）通过多种机制影响颅压。由于胸腔和颅腔解剖位置的毗邻关系，应用PEEP时，胸腔内压力的升高可直接经过颈部传到至颅腔。此外，应用PEEP时，患者气道峰压和气道平均压升高，颈静脉回流受阻，颅内血容量和脑脊液量增加，颅压升高。应用PEEP时心排血量和平均动脉压降低，对颅压的直接作用是降低。但是，由于脑血流灌注的下降会导致脑血管反射性扩张，也可能导致颅压升高。

较多研究探讨了PEEP对颅压的影响，但结果并不统一，说明PEEP对颅压的作用还受到其他因素的影响。分析这些研究结果还是能发现一些规律。对于脑室顺应性降低的患者，PEEP升高颅压的作用更为明显。呼吸系统顺应性也参与影响幅度。胸廓顺应性降低，PEEP对颅压的作用增强，肺顺应性降低，PEEP 对颅压的作用减弱。也有研究发现，对于颅压已经明显升高的患者，应用 PEEP 后颅压进一步升高的幅度减小。对于脑损伤继发急性肺损伤和急性呼吸窘迫综合征的患者来说，应用 PEEP 存在理论上的矛盾。一方面，应用 PEEP 改善氧合状况，也改善脑氧供应；另一方面，应用 PEEP 可能导致颅压升高，反而降低脑灌注压。根据当前已经获得的临床证据，对于需要应用 PEEP 的脑损伤患者，应严密监测颅压，对于颅压升高的患者采取可获得的手段降低颅压。

对于机械通气模式来说，临床最常应用的仍然是辅助/控制、同步间歇指令通气和压力支持通气这几种基本模式。

1. 辅助 / 控制（A/C） A/C 模式结合了控制和辅助两种模式。当患者存在自主呼吸时，可触发呼吸机送气，表现为辅助通气；若患者没有自主呼吸，或自主呼吸频率低于预设频率时，呼吸机强制送气。定容 A/C 模式时，需要预设的通气参数包括触发灵敏度、呼吸频率、潮气量、吸气流速和吸气流速形式。定压 A/C 模式时需要预设的参数包括触发灵敏度、呼吸频率、吸气时间和吸气压力。

2. 同步间歇指令通气（SIMV） SIMV 是一种混合通气模式，分为指令通气和自主呼吸两个部分，在两次指令通气之间允许患者自主呼吸。在每个 SIMV 通气周期中保证有一次指令通气。这次指令通气可以是患者触发（压力触发或流量触发），也可以是呼吸机触发（时间触发）。与 A/C 模式相同，指令通气可以为定压方式，也可为定容方式，吸气相通气参数均由呼吸机控制。自主呼吸可以是单纯自主呼吸，也可以为持续气道正压，还可为自主呼吸提供压力支持。

3. 压力支持通气（PSV） PSV 属呼吸机辅助的自主呼吸模式，具有同步性好、通气支持水平可量化调节、可与 SIMV 配合应用等特点，现广泛应用于机械通气支持。

PSV 由患者触发（压力触发或流量触发），呼吸机送气为定压方式，送气流速采用减速波，吸呼切换为由患者控制的流量切换。PSV 的吸气触发全部为患者触发，现代呼吸机均同时提供压力触发和流量触发两种方式。一旦患者成功触发，呼吸机即高流速送气，流速伺服调节功能可提供达到预设压力支持水平所必需的气体流速，使气道压力在短时间内达到预设水平。随着吸气的继续、肺泡逐渐被吸入气充盈，吸气流速逐渐下降，但气道压力基本维持在预设水平。多数新型呼吸机可调整压力升高时间。吸气末期，流速的进一步降低提示吸气肌开始松弛。PSV 模式下，呼吸机检测到吸气流速下降至某一阈值时，吸气切换到呼气。以往呼吸机的流速切换阈值不可调整，一般设定为吸气流速下降到峰流速的 12.5% 或 25%（部分呼吸机设定为吸气流速下降到 2 ～ 6 L/min）。大部分新型呼吸机将该参数设置为可调参数。

PSV 模式的特点包括：①每次通气支持均由患者触发，同步性好；②吸气初的伺服系统输送的高流量气体，符合患者对吸气初流速的需求；③呼吸机送气采用减速波形，使气道压的维持时间延长，有利于气体在肺内的分布；④吸气向呼气的转换为流量切换，配合患者吸气中止和呼气开始时的呼吸肌动作，减少人机对抗。

神经外科术后患者机械通气的撤离与其他危重患者的原则一致。机械通气的撤离是一个过程，主要包括对患者的初步筛查和试验性撤机（自主呼吸或降低通气支持水平）。在患者开始接受机械通气支持之初，就应对其进行撤机可能性的判断，尤其对于机械通气超过 24 h 的患者，临床医师应每天都对患者进行这种判断。初步筛查的主观指标主要是导致呼吸衰竭的原发病得到控制，临床医师认为存在撤机的可能性。目前通常采用的撤机方法主要包括两种：自主呼吸试验（SBT）和压力支持通气（PSV）。SBT 是在短时间内降低机械通气支持程度，根据患者的反应预测其完全脱离机械通气支持的可能性，临床常采用 T 管吸氧的方法。PSV 的特点在于对每次呼吸均给予量化支持。通过逐渐降低压力支持水平也可达到增加患者呼吸肌负荷的目的，直至患者完全脱离呼吸机。当压力支持调节至刚好克服人工气道的管路阻力（一般为 5 ～ 10 cmH_2O）后，再稳定 2 ～ 4 h 后即可考虑撤机。

第二节　循环和体液管理

一、休克

神经外科患者休克处理的重点在于维持脑灌注，防治继发脑损伤。而维持有效循环血容量是保证脑灌注的基本条件，也是脑损伤患者血流动力学处理的首要原则。脑灌注支持的经典临床终点指标是脑灌注压。但是对于脑创伤患者脑灌注压的维持水平，目前尚存在争论。除脑灌注压目标外，以脑容积控制为重点，形成“隆德”策略。由于脑创伤患者在年龄、伤情、合并症等诸多方面存在差异，近年来也形成了以多元化监测为基础的个体化治疗方案。

脑灌注压取决于平均动脉压和颅内压，脑灌注的维持也需从这两方面着手。一方面应用脑脊液引流、去骨瓣减压、渗透制剂脱水降低颅内压；另一方面则是对平均动脉压的调控，手段包括扩充血容量和应用血管活性药物。虽然没有经过随机对照研究的证实，但是将脑灌注压维持于 70 mmHg 以上的治疗理念一直被普遍接受，并且 1995 年和 2000 年美国神经外科医师协会（AANS）发布的脑创伤指南也推荐将脑灌注压维持于 70 mmHg 以上。随后的研究发现，当应用升压药提高平均动脉压，将脑灌注压升高到 70 mmHg 以上时，患者发生急性呼吸窘迫综合征的危险明显增加。此外，也必须注意到升高动脉血压对神经系统以外其他器官的影响。由于缺乏高级别的证据支持，2007 年 AANS 指南也将脑灌注压界值从 70 mmHg 修正为 60 mmHg，并指出当以脑灌注压为指导指标时，应充分考虑患者的脑血流自身调节功能。近期的研究进一步明确了脑灌注压的支持范围，无论是高于 70 mmHg 还是低于 50 mmHg，都可能对患者造成不良影响。将脑灌注压维持于 50 ～ 70 mmHg 时，应整合脑血流或脑代谢监测指标。

正常情况下，由于血脑屏障的作用，在脑组织与血液间维持渗透压梯度，调节水分在两者间的运动，避免脑水肿的发生。脑创伤后，由于血脑屏障受到破坏，通透性增加，脑容积调节机制失常。这时，脑毛细血管静水压和血浆胶体渗透压对脑容积的影响明显增强。尤其是对于脑血流自身调节功能受损的患者，提高动脉压将使脑毛细血管静水压升高，脑血流过度增加，导致脑水肿和颅内压增高，反而影响脑灌注。这就是脑创伤“隆德”救治策略的理论基础，由于这一概念首先由瑞典隆德的一组医师提出，故而得名。概括而言，“隆德”策略主要包括以下三项内容：①维持正常血容量和血浆胶体渗透压；②通过降低体循环压力降低脑毛细血管静水压，包括应用 β 和 α 受体阻滞剂、血管紧张素Ⅱ受体拮抗剂；③维持脑氧供，避免过度通气造成的脑血管收缩。隆德策略的特点在于强调对正常血容量和血浆胶体渗透压的维持，若临床中没有达到这两项治疗目标，仅依靠升压药物提高脑灌注压并不能为患者带来益处。但是也必须注意到，由于现有证据均来源于成组病例报告或历史对照研究，对隆德策略的推广，尚需进一步研究。

二、高渗透治疗和钠水平衡紊乱

甘露醇为高渗溶液，是治疗颅内压升高和脑水肿的主要方法之一，并非血容量扩张剂。对于急性颅高压患者，可应用甘露醇 0.25 ～ 1.0 g/kg，于 20 min 内输注。应用于预防手术后脑水肿时，剂量为 0.25 ～ 0.5 g/kg，q8 h 或 q12 h。由于渗透性利尿作用，静脉注射甘露醇后尿量增加，可造成容量丢失。由于神经外科患者的病理生理学特点，以往常强调绝对的负体液平衡。应用大量脱水剂，并未注意补充有效循环血容量，常在病程的中晚期并发肾衰竭。现在观点认为，应用脱水剂的目的为减轻中枢神经系统水肿，并非维持低血容量。因此，在应用脱水剂的同时，应注意补充循环血容量，不应过分强调绝对负体液平衡。围术期液体管理的目标为维持正常血容量。近年来高渗盐溶液在临床的应用增多，其优点是在维持高血浆渗透压的同时，没有明显的利尿作用，能够较好地维持血容量。

钠水平衡紊乱是神经外科患者的重要临床问题之一，既可表现为原发疾病的主要症状，也可以是脑损伤的并发症。脑损伤患者常见钠水平衡紊乱包括三种：①尿崩症，②抗利尿激素不适当释放综合征，③脑性耗盐综合征。

1. 尿崩症 尿崩症（diabetes insipidus，DI）是由于抗利尿激素（ADH）分泌不足引起的一组以烦渴、多饮、多尿和低比重尿为特征的综合征。人类的 ADH 是精氨酸加压素（AVP），由下丘脑合成、垂体后叶分泌。AVP 与远曲肾小管和集合管的受体结合后，刺激水分重吸收。发生 DI 时，由于 ADH 缺乏或分泌不足，导致尿液浓缩障碍，尿渗透压降低，大量水分由尿排出，细胞外液减少，血浆渗透压升高。开颅手术后 DI 最多见于垂体和下丘脑部位手术。与开颅手术相关的 DI 可表现为三种方式：①即刻多尿，于鞍区操作后数分钟出现，可持续数天；②间歇多尿，储存的 AVP 被动员，尿量可于术后数小时维持正常，然后出现多尿；③永久性多尿，发生于手术后数天，多为轻度多尿，病因可能为神经元退行性变。DI 的诊断标准包括血浆渗透压升高（＞295 mOsm/L）、尿渗透压降低（＜300 mOsm/L）和尿量增多［＞2 ml/（kg · h）］。多尿未被纠正时，可导致高钠血症。DI 的治疗应根据病情变化选择不同的抗利尿激素制剂，包括：①垂体后叶素，皮下注射，每次 5 ～ 10 U；②垂体后叶素鞣酸油剂，肌内注射，每次 2.5 ～ 5 U；③去氨加压素，鼻黏膜吸入，每次 10 ～ 20 mg；④去氨加压素，口服（100 ～ 200 μg）或静脉（1 ～ 4 μg）注射。

2. 抗利尿激素不适当释放综合征 抗利尿激素不适当释放综合征（SIADH）的病因是 ADH 分泌增多，导致体内水分增加，细胞外液容量扩张。但机体对容量负荷的代偿机制保持正常，因此诱发肾排钠增多。表现为血容量正常或轻度增加、低钠血症和血浆渗透压降低、尿钠和尿渗透压升高。SIADH 最早报道于肺癌患者，后证实是肺癌中的燕麦细胞分泌的异源性 ADH。SIADH 也可见于中枢神经系统疾病，如感染、出血和肿瘤。SIADH 的典型表现为低钠但无脱水。主要诊断依据包括血浆渗透压＜275 mOsm/L、尿钠＞40 mmol/L、尿渗透压＞600 mOsm/L、中心静脉压正常或增高。确定诊断前须排除甲状腺和肾上腺功能异常。开颅手术后急性期发生的 SIADH，纠正低钠血症是防止进一步脑损伤的关键，尤其是对于急性症状性低钠血症。但是，低钠血症纠正过快也会导致中枢性脱髓鞘。许多研究探讨了血钠的纠正速率。临床实用的方法是应用 3% 氯化钠溶液，以 1 ～ 2 ml/（kg · h）的速度输注［0.5 ～ 1 mmol/（kg · h）］。症状严重的患者可应用双倍速度，症状轻微患者可用半速输注。须每 2 ～ 3 h 监测血钠水平，将血清钠离子浓度的升高速度控制在 0.5 mmol/（L · h）左右［12 mmol/（L · d）］。多数专家建议同时应用襻利尿剂可促进游离水的排出，并防止细胞外液容量过多。SIADH 的另一个治疗策略是限制液体入量，将日输液量控制在 500 ～ 1000 ml 是多数临床单位采取的标准。

3. 脑性耗盐综合征 脑性耗盐综合征（cerebral salt-wasting syndrome，CSWS）是以低钠血症和细胞外液容量不足为特征的综合征，可发生于蛛网膜下隙出血、脑创伤及第三脑室肿瘤术后。近年研究提示，心房钠尿肽（ANP）和脑钠肽（BNP）在 CSWS 的发病机制中起着重要作用。ANP 最早发现于大鼠心房肌，生理作用为促进肾小管排钠和利尿。ANP 在脑内也有广泛分布，其中以下丘脑视前区含量最高。生理情况下，细胞外液渗透压升高、血容量增加。心房肌受到牵拉、心率血压升高都可刺激 ANP 释放。刺激第三脑室区域也可引起血 ANP 迅速升高。BNP 最初在猪脑中发现，现证实 BNP 位于下丘脑，该部位受损可释放 BNP。此外脑血管痉挛也可使 BNP 释放。目前对 CSWS 尚缺乏统一诊断标准。出现下列情况时有助于 CSWS 的诊断：①低钠血症伴多尿；②尿钠升高而尿比重低；③低钠血症经限制入量后反而加重；④中心静脉压降低。CSWS 与 SIADH 的区别在于前者存在细胞外液容量不足。然而，临床对容量状态的评估并不一定准确。现多采用中心静脉压＜ 5 cmH_2O 作为鉴别 CSWS 和 SIADH 的标准。CSWS 的主要治疗措施是充分补钠补水。由于 CSWS 表现为低血容量性低钠血症，因此需快速补充血容量，提高血浆渗透压，以改善微循环。在治疗过程中也要严密监测血钠、尿钠和 24 h 尿量，以防止快速纠正低钠血症导致的中枢脱髓鞘。

第三节　镇痛镇静

重症患者镇静治疗的目的是多元化的，包括缓解疼痛、焦虑和躁动，降低应激反应及其对机体的损害，利于诊断、治疗和护理操作，减少 ICU 医源性并发症等。这些治疗目的同样适用于脑损伤患者。脑损伤患者的救治重点在于对继发脑损伤的防治，其中维持脑灌注和代谢是临床处理的关键问题。镇静镇痛在脑损伤患者的综合治疗中也发挥重要作用，主要包括降低脑代谢和防治癫痫。

一、意识、镇静和疼痛评估

由于担心影响患者的意识评估，神经专科对镇静剂的应用一直持谨慎态度。因此，患者在接受镇静药物时的意识评估和镇静深度评估具有重要的临床意义。综合 ICU 中通常采用的镇静评分，如 Ramsay 评分，并不完全适合脑损伤患者。当以控制躁动为主要目的时，评价系统应整合对躁动和昏迷两个方面的评估，但是目前尚缺乏这样的评价工具。临床中可结合镇静躁动评分（SAS）和格拉斯哥昏迷评分表（GCS）对患者的意识状态进行评估。由于 GCS 缺乏对瞳孔和脑干功能的评价，当患者无法唤醒时，应仔细观察瞳孔并进行神经系统体格检查，以鉴别镇静药物作用和病理性昏迷。

一直以来，临床也在探索镇静深度和意识评估的客观手段，目前研究较多的集中于量化脑电图（qEEG）监测。qEEG 最早开发于全身麻醉深度监测，并广泛应用于手术室。虽然较多研究显示 qEEG 监测数值与多种镇静评分和 GCS 具有良好的相关性，但是在 ICU 中应用的主要问题是个体差异大。借鉴意识主观评价方法中刺激–反应的操作模式，部分研究发现外界刺激后的 qEEG 监测数值更能反映患者当时的意识水平，且能初步预测患者中远期神经系统功能转归。现有证据初步表明，qEEG 用于镇静监测，其意义可能并不在于指导如何加深镇静，而在于如何避免镇静过度。

二、镇痛和镇静药物

用于脑损伤患者的镇静镇痛剂药理学特点应包括：快速起效和苏醒、无药物蓄积、镇静作用可预测、具有良好的可控性、具有降低脑代谢和 ICP 的作用、心血管反应轻微、价格低廉。但是目前尚无全部符合上述特点的理想药物。从临床实际应用角度考虑，快速苏醒和无中枢神经系统副作用是选择药物时必须考虑的两个重要因素，咪达唑仑和丙泊酚兼具这两个特点，因此在脑损伤患者中的应用也最多。

虽然指南推荐巴比妥类药物可作为难治性颅高压的二线治疗手段，但是由于存在较为严重的血流动力学副作用，且长期应用后药物蓄积于外周组织，导致苏醒明显延迟，不适合于长时间用药，国内几乎没有相关临床研究报道。作为替代药物，丙泊酚也具有降低脑代谢和 ICP 的作用。当以脑保护为目的时，丙泊酚的剂量较大，文献报道的总剂量超过 100 mg/kg，应用时间超过 48 h。这种情况下的临床处理需要注意两个问题。第一，丙泊酚也具有心血管抑制作用，用药前应补充患者血容量。对于发生低血压的患者，应密切监测脑灌注压，必要时给予升压药物。第二就是丙泊酚输注综合征，主要表现为高钾血症、高脂血症、代谢性酸中毒、横纹肌溶解、心律失常和难治性心力衰竭，严重时导致患者死亡。该综合征的危险因素包括剂量超过 5 mg/（kg · h）、用药时间超过 48 h 以及同时应用儿茶酚胺类和皮质醇类药物。脑损伤患者应用大剂量丙泊酚时，应密切监测患者磷酸激酶、乳酸、电解质和动脉血气分析。当怀疑患者发生输注综合征时，应立即降低剂量或停止使用。

低温是脑损伤患者常用治疗手段之一，多应用于心搏骤停后昏迷患者及重度颅脑创伤合并难治性颅高压患者。实施低温过程中多需要辅助镇静镇痛，有时还会应用肌松剂。近期的 meta 分析纳入了 44 项低温的临床研究，显示常用药物依次为咪达唑仑、丙泊酚和芬太尼，有 79% 的单位同时应用肌松剂。低温治疗时辅助镇静的目的在于降低脑代谢并防治低温造成的寒战。同时考虑到镇静剂对循环的影响，小剂量咪达唑仑加芬太尼是常用的药物组合，若患者仍出现寒战，可给予肌松剂。

第四节 其 他

一、中枢神经系统感染

手术部位感染（SSI）是影响手术效果、危及患者生命、延长住院时间和增加医疗费用的严重并发症。美国医院获得性感染监测系统（NNIS）收集了 1992—2004 年共 43 135 例次神经外科手术，SSI 发生率为 3.00 例 /100 台手术。国内的报道大致相仿（1% ～ 4%）。神经外科术后颅内感染治疗困难、脑脊液标本分离培养阳性率较低、引流效果不确切，抗菌药物治疗常为经验性用药。因此，对术后颅内感染致病菌流行病学资料的掌握尤其重要。神经外科术后颅内感染的致病菌有如下特点：①革兰阳性球菌多见，占分离菌总数的 70% 以上。其中又以凝固酶阴性葡萄球菌（53.7%）和金黄色葡萄球菌（10.5%）为最多见；②致病菌分布较集中，排前 5 位的致病菌占总数的 80% 以上（凝固酶阴性葡萄球菌、金黄色葡萄球菌、肠杆菌属、不动杆菌和铜绿假单胞菌）；③肠道来源致病菌较少。肠球菌占 3%，肠杆菌科只占 14.6%，而 NNIS 报道的总体 SSI 致病菌分布中，肠球菌占 12%，肠杆菌科占 20%；④与原发性脑膜炎不同，手术后脑膜炎很少由脑膜炎奈瑟菌导致。

由于神经外科术后颅内感染的部位特殊性，在选择抗菌药物治疗时需考虑血脑屏障透过率。2004 年美国感染性疾病学会（IDSA）发布的临床指南中推荐，对颅脑贯通伤、择期神经外科术后以及脑脊液分流患者，抗菌药物可选择万古霉素加头孢吡肟、头孢他啶或美罗培南之中的一种。

二、血糖控制

由于高血糖和低血糖都能加重神经功能损伤，所以对于神经外科术后或 TBI 患者，维持正常血糖至关重要。神经元损伤如脑缺血、脑出血或脑创伤中，高血糖能增加并发症的发生率和死亡率。重症 TBI 患者，高血糖（血糖＞ 170 mg/dl）与生存率降低有关。由于脑缺血和脑卒中时脑组织局部缺血，葡萄糖转变为乳酸，加重继发性神经元损伤，所以血糖增高或输注含糖溶液可以加重这些患者的神经功能的损伤。TBI 和非神经系统疾病重症患者进行胰岛素治疗，可以降低危重神经疾病及癫痫的发生率，降低 ICP，缩短机械通气的时间，改善远期疗效。此外，由于胰岛素与神经生长因子（nerve growth factor，NGF）有高度同源性，能够促进神经修复，所以严格控制血糖，给予胰岛素治疗具有神经保护作用。

另外，SAH、ICH、TBI 和脑梗死期间，低血糖能够加重不良预后。当脑内葡萄糖水平低于 0.7 mmol/L（mg/dl）或乳酸 / 丙酮酸比值小于 40 时，大脑容易发生“能量危机”。有研究显示，即使 ICP 和 GCS 评分改善，机体血糖每降低 1 mmol/L，大脑能量危机的风险增加 23%；胰岛素用量每增加 1 unit/L，大脑能量危机的风险增加 10%。患者在神经重症治疗期间，脑内葡萄糖降低和代谢抑制标记物水平的升高，预示患者死亡率增加，生存者预后较差。TBI 患者合理的血糖水平应控制在 5.5 ～ 8.25 mmol/L（100 ～ 150 mg/dl）。

推荐阅读

1. Rhoney DH，Parker D，Jr.Considerations in fluids and electrolytes after traumatic brain injury.NutrClinPract，2006，21（5）：462-478.
2. 周建新，王强，唐明忠，等.神经外科患者脑脊液细菌流行病学和耐药性监测.中华医院感染学杂志，2006，16（2）：154-157.
3. Fabregas N，Bruder N.Recovery and neurological evaluation. Best PractRes ClinAnaesthesiol，2007，21（4）：431-447.
4. Davis DP.Early ventilation in traumatic brain injury. Resuscitation，2008，76（3）：333-340.
5. Trivedi M，Coles JP.Blood pressure management in acute head injury.J Intensive Care Med，2009，24（2）：96-107.
6. Diringer MN.New trends in hyperosmolar therapy？CurrOpinCrit Care，2013，19（2）：77-82.
7. 中国医师协会神经外科医师分会神经重症专家委员会.重症脑损伤患者镇痛镇静专家共识.中华危重病急救医学，2013，25（7）：387-393.
8. Chowdhury T，Kowalski S，Arabi Y，et al.Specific intensive care management of patients with traumatic brain injury：Present and future.Saudi JAnaesth，2014，8（2）：268-275.
9. Stocchetti N，Maas AI.Traumatic intracranial hypertension. New EnglJ Med，2014，370（22）：2121-2130.

10. Le Roux P，Menon DK，Citerio G，et al.Consensus Summary Statement of the International Multidisciplinary Consensus Conference on Multimodality Monitoring in NeurocriticalCare：A statement for healthcare professionals from the Neurocritical Care Society and the European Society of Intensive Care Medicine.Neurocrit Care，2014，21（Suppl 2）：S1-26.

31 头面疼痛治疗

罗 芳

头面疼痛是临床常见疼痛，几乎每个人一生中都会有头痛的历史。疼痛可能是其他疾病的伴随症状，也可能是一种独立的疾病。头面疼痛在临床上涉及面很广，临床表现多样，故而在诊断和治疗上给临床医生提出了许多挑战。

临床所指的头痛是头颅上半部即眉弓以上至枕部的疼痛，面痛多为脑神经支配区域病变引起的疼痛。引起头面疼痛的病因众多，大致可分为原发性和继发性两类。前者不能归因于某一确切病因，常见的如偏头痛、紧张型头痛、丛集性头痛等；后者病因可涉及各种颅内颅外器质性病变如脑血管疾病、颅内感染、颅颅脑创伤、颅内占位、颌面部肿瘤、鼻窦炎、全身性疾病如发热、内环境紊乱以及滥用药物等。

本章主要介绍四种比较常见的头面疼痛的诊疗知识。

第一节 偏头痛

偏头痛（migraine）是临床常见的原发性头痛，中国偏头痛的患病率为9.3%。

一、偏头痛的诊断

偏头痛诊断应结合偏头痛发作类型、家族史、临床表现和神经系统检查进行综合判断。

（一）无先兆偏头痛

1. 符合 2 ～ 4 项特征的至少 5 次发作。

2. 头痛发作（未经治疗或治疗无效）持续 4 ～ 72 h。

3. 至少有下列中的 2 项头痛特征：

（1）单侧性；

（2）搏动性；

（3）中或重度疼痛；

（4）活动（如走路或爬楼梯）会加重头痛或头痛时避免此类活动。

4. 头痛过程中至少伴随下列 1 项：

（1）恶心和（或）呕吐；

（2）畏光和畏声。

5. 不能归因于其他疾病。

（二）有先兆偏头痛

1. 符合 2 ～ 4 特征的至少 2 次发作。

2. 先兆至少有下列的 1 种表现，没有运动无力症状：

（1）完全可逆的视觉症状，包括阳性表现（如闪光、亮点、亮线）和（或）阴性表现（如视野缺损）；

（2）完全可逆的感觉异常，包括阳性表现（如针刺感）和 / 阴性表现（如麻木）；

（3）完全可逆的言语功能障碍。

3. 至少满足下列的 2 项：

（1）同向视觉症状和（或）单侧感觉症状；

（2）至少 1 个先兆症状逐渐发展的过程 ≥ 5 min，和（或）不同先兆症状接连发生，过程超过 5 min；

（3）每个症状持续 5 ～ 60 min。

4. 在先兆症状同时或在先兆发生后 60 min 内出现头痛，头痛符合无先兆偏头痛诊断标准 2 ～ 4 项。

5. 不能归因于其他疾病。

二、偏头痛的治疗

偏头痛的治疗目的是减轻或终止头痛发作，缓解伴发症状，预防头痛复发。

（一）非药物治疗

主要是物理疗法可采取用磁疗、氧疗、心理疏导，缓解压力，保持健康的生活方式，避免各种偏头痛诱因。

（二）药物治疗

1. 发作期治疗 为了取得最佳疗效，通常应在症状起始时立即服药。治疗药物包括非特异性止痛药如非甾体抗炎药和阿片类药物，特异性药物如麦角类制剂和曲普坦类药物。药物选择应根据头痛程度、伴随症状、既往用药情况等综合考虑，进行个体化治疗。

（1）轻中度头痛：单用非甾体抗炎药如布洛芬等，如无效再用偏头痛特异性治疗药物。阿片类制剂如哌替啶对确诊偏头痛急性发作亦有效，因其具有成瘾性，不推荐常规用于偏头痛的治疗，但对于有麦角类制剂或曲普坦类应用禁忌的病例，如合并有心脏病、周围血管病或妊娠期偏头痛，则可给予哌替啶治疗以终止偏头痛急性发作。

（2）中重度头痛：直接选用偏头痛特异性治疗药物，如麦角类制剂和曲普坦类药物，以尽快改善症状，部分患者虽有严重头痛但以往发作对非甾体抗炎药反应良好者，仍可选用非甾体抗炎药。

麦角类制剂为 $5\text{-}HT_1$ 受体非选择性激动剂，有麦角胺

（ergotamine）和二氢麦角胺（dihydroergotamine，DHE），能终止偏头痛的急性发作。随着曲普坦类药物的进展逐渐弃用。

曲普坦类为 5-$HT_{1B/1D}$ 受体选择性激动剂，可能通过收缩脑血管、抑制周围神经和“三叉神经颈复合体”二级神经元的神经痛觉传递，进而发挥止痛作用。常用药物有舒马曲普坦、那拉曲普坦、利扎曲普坦、佐米曲普坦、阿莫曲普坦。

麦角类和曲普坦类药物不良反应包括恶心、呕吐、心悸、烦躁、焦虑、周围血管收缩，大量长期应用可引起高血压和肢体缺血性坏死。以上两类药物具有强力的血管收缩作用，严重高血压、心脏病和孕妇患者均为禁忌。另外，如麦角类和曲普坦类药物应用过频，则会引起药物过量使用性头痛，为避免这种情况发生，建议每周用药不超过 2 ～ 3 天。

（3）伴随症状的治疗：恶心、呕吐是偏头痛突出的伴随症状，也是药物常见的不良反应，因此合用止吐剂（如甲氧氯普胺 10 mg 肌内注射）是必要的，对于严重呕吐者可给予小剂量奋乃静、氯丙嗪。有烦躁者可给予苯二氮类药物以促使患者镇静和入睡。

2. 预防性治疗 适用于：①频繁发作，尤其是每周发作 1 次以上严重影响日常生活和工作的患者；②急性期治疗无效，或因副作用和禁忌证无法进行急性期治疗者；③可能导致永久性神经功能缺损的特殊变异型偏头痛，如偏瘫性偏头痛、基底型偏头痛或偏头痛性梗死等。

预防性药物需每日服用，用药后至少 2 周才能见效。若有效应持续服用 6 个月，随后逐渐减量到停药。临床用于偏头痛预防的药物包括：① β 肾上腺素受体阻滞剂，如普萘洛尔、美托洛尔；②钙通道阻滞剂，如氟桂利嗪、维拉帕米；③抗癫痫药，如丙戊酸、托吡酯；④抗抑郁药，如阿米替林、氟西汀；⑤ 5-HT 受体拮抗剂，如苯噻啶。其中，普萘洛尔、阿米替林和丙戊酸三种在结构上无关的药物，是主要的预防性治疗药物，一种药物无效可选用另一种药物。

第二节　紧张型头痛

紧张型头痛（tension-type headache，TTH），以往又称紧张性头痛、肌收缩性头痛、压力性头痛等，约占头痛患者的40%，中国 TTH 的患病率为 10.8%。

一、紧张型头痛的诊断

国际头痛协会（1988）将 TTH 分为两类：

（一）发作性紧张型头痛

1. 至少有 10 次发作，头痛天数＜ 180 天 / 年（＜ 15 天 / 月）。
2. 头痛持续 30 min 至 7 h。
3. 头痛至少有以下两项特点：

（1）压迫和（或）紧束感（非搏动性）；
（2）轻或中度；
（3）双侧性；
（4）行走楼梯或类似日常活动头痛不加重；
（5）无呕吐、恶心，可有畏光或畏声，但不并存。

（二）慢性紧张型头痛

1. 每年平均头痛天数≥ 180 天 / 年（≥ 15 天 / 月）。
2. 头痛至少有以下两项特点：

（1）压迫和（或）紧束感（非搏动性）；
（2）轻或中度；
（3）双侧性；
（4）行走楼梯或类似日常活动头痛不加重；
（5）无恶心，可有畏光或畏声。

二、紧张型头痛的治疗

（一）非药物治疗

进行心理疏导，解除思想顾虑，保持良好的心态，生活规律，经常参加体育锻炼。枕颈部、额颞部肌肉按摩、电兴奋、热生物反馈和针灸治疗等，可使颈肩部肌肉放松。

（二）药物治疗

发作期药物治疗主要用非甾体消炎镇痛药、麻醉性止痛药和肌肉松弛药三类。预防用药主要有抗焦虑抑郁药等。

1. 非甾体消炎镇痛药 由于紧张型头痛的发病机制并不清楚，所以在药物选择上多采用温和的非麻醉性止痛药以减轻症状，其中主要是非甾体消炎镇痛药，包括布洛芬、双氯芬酸钠、双氯芬酸钾、洛索洛芬钠等，需注意胃部不适等副作用。

2. 麻醉性止痛药 麻醉性止痛药如曲马多等，可以辅助非甾体消炎镇痛药加强镇痛作用。

3. 肌肉松弛药 乙哌立松：骨骼肌松弛药，除可抑制肌张力过高外还可抑制疼痛反射活动，从而改善紧张型头痛的症状。毒副作用为恶心、呕吐、胃部不适、腹泻、乏力、困倦及站立不稳。有药物过敏史、肝疾病者慎用；孕妇及哺乳期妇女禁用。

4. 抗焦虑抑郁药 可根据病情应用。三环类抗抑郁药阿米替林，为较早用于慢性紧张型头痛伴有抑郁症状的药物。本药既是去甲肾上腺素再摄取抑制药，又是 5- 羟色胺再摄取的抑制药。以前认为后者为本药止痛的主要途径，但近来的研究认为上述两种作用对止痛效果并无差别，并且头痛的改善是间接的，是由抗抑郁的效果所介导。毒副作用为恶心、呕吐、乏力、困倦、头昏及失眠等。有严重心脏病及青光眼者忌用。新型药物如度洛西汀、文拉法辛等渐渐取代阿米替林等药物。

第三节　从集性头痛

从集性头痛（cluster headache，CH）是最严重的疼痛性疾病之一，我国从集性头痛患病率为6.8/10万，由于发病率较低往往认识不足。其头痛特点是一连串密集反复发作，随之有数月甚至数年的缓解期。

一、从集性头痛的诊断

从集性头痛分为阵发性从集性头痛（episodic cluster headache，ECH）和慢性从集性头痛（chronic cluster headache，CCH）两类。大约有10%的从集性头痛患者属于CCH。

诊断标准如下：

1. ECH的发作周期为7天至1年，发作的间期为无痛缓解期，可持续1个月。CCH的疼痛发作可持续1年以上，无缓解期或缓解期不到1个月。

2. 从集性头痛的疼痛具有以下特点：严重眶、额、颞区的疼痛，持续15 min至3 h。发作频率为每两天1次至每天发作8次不等。伴随以下症状体征之一：腺体分泌增加、鼻塞、流鼻涕、额面部出汗、瞳孔缩小、眼睑下垂、睑结膜水肿、结膜充血、伴或不伴烦躁不安。

3. 通过病理学检查、神经病学体检等排除器质性疾病，如颅脑创伤、脑血管疾病、脑肿瘤、代谢性疾病等。

二、从集性头痛的治疗

（一）急性发作期的治疗

1. 吸氧　从集性头痛急性期吸入大量纯氧可使60%患者

在 20 ～ 30 min 内疼痛缓解，一般采用 7 ～ 10 L/min 的流速，面罩吸氧 15 ～ 20 min。氧疗无禁忌证、安全、无副作用。

2. 曲坦类药物 曲坦类药物（triptans）是选择性 5-$HT_{1D/1B}$ 受体激动剂，对颅内外血管有选择性作用，可抑制头痛发作时的血管扩张。其常用药物为舒马普坦（sumatriptan）。国外使用舒马普坦 6 mg 皮下注射治疗丛集性头痛显示，用药后 15 min，症状缓解的百分率为 74%。我国现无舒马普坦的注射剂上市，但有研究者以舒马普坦口服剂为研究对象，发现口服舒马普坦能非常有效地治疗丛集性头痛急性发作，副作用少且轻微，具有良好的耐受性，可推荐作为治疗丛集性头痛急性发作的药物之一。

3. 麦角胺类药物 口服麦角胺类治疗丛集性头痛已经有 50 年的历史了，随着曲坦类药物的发展，逐渐被弃用。

4. 类固醇类药物 皮质类激素（氢化泼尼松、泼尼松和地塞米松）是起效最快最有效的预防丛集性头痛的药物，能显著减少头痛的发作和发作时间，但是副作用大，主要的副作用是股骨头坏死。所以长期用药一定要注意，只有在其他一线用药都无效时使用。

5. 其他 有报道称生长抑素奥曲肽可以有效缓解丛集性头痛急性期的头痛症状，但是其因为价格昂贵所以临床使用并不普遍。

（二）预防性治疗

1. 药物治疗

（1）一线用药：维拉帕米（钙通道阻滞剂）可以用于长期预防性治疗，可作为发作的基础用药并可与舒马曲坦、麦角胺、皮质激素及其他预防性药物合用。由于维拉帕米可以通过房室结的传导引起房室传导阻滞，因此用药前必须进行心电图检查。

锂盐有效浓度与中毒剂量接近而且有严重的不良反应，因此剂量应严格控制在每天 0.75 ～ 2.5 g。

（2）二线用药：若一线预防药物的疗效不满意，可试以二线预防药二氢麦角新碱。二氢麦角新碱对突然发作的头痛有很好的疗效，通常日剂量为 4 ～ 8 mg，最大剂量可增至 12 mg，短期副作用包括恶心、肌肉痛性痉挛、腹痛和足部水肿。长期使用有导致严重纤维化的副作用，因此使用受到限制，只能在医师的监督下用于短期治疗。

（3）三线用药：托吡酯效果理想，但其治疗丛集性头痛的机制尚未明了，推测与其在偏头痛的防治作用机制类似，通过直接或间接地阻断钠离子和钙离子通道、增强 GABA 受体的敏感性、降低谷氨酸 AMPA 受体的活性，进而降低中枢兴奋性神经递质的作用，由此产生治疗和预防丛集性头痛的双重效果。为减少不良反应，以每天 25 mg 为起始剂量，每周增加 25 mg，增加剂量能减少疼痛的发生频率。

2. 有创治疗 虽然药物治疗仍然是治疗丛集性头痛的首选方法，但是，药物效果不佳或副作用增大时应考虑有创治疗，如神经阻滞、神经电刺激、神经毁损、深部脑刺激等。然而，有创治疗仅有观察性研究的报道、疗效仍然不尽如人意、且存在相关的风险和副作用。因此，目前尚无比较理想的治疗方法。

（1）蝶腭神经节神经阻滞治疗：蝶腭神经节在丛集性头痛的病理学中起到非常重要的作用。蝶腭神经包含三叉分支的感觉纤维以及交感神经纤维。蝶腭神经节阻滞可通过皮下或者口内注射。最简单的方法是采用 4% 利多卡因 1 ml 行鼻腔滴入，通过鼻腔外侧壁黏膜麻醉蝶腭神经节，从而终止一些患者丛集性头痛的发作。

当外伤、肿瘤或其他原因不能使用经鼻路径蝶腭神经节阻滞时，可以选择经腭大孔路径或侧方路径。通过影像学的指导确认针尖方向，回抽无血液后，缓慢注入类固醇激素和局部麻醉药的混合液 2 ml。因为蝶腭窝血液循环丰富，注射过程中必须密切观察患者是否有局麻药中毒迹象。

此外，采用小剂量局麻药加类固醇激素行枕大、枕小、眶上神经、颞浅动脉旁阻滞、痛点阻滞和 1% 的利多卡因行星状神经节阻滞对丛集性头痛发作期剧烈头痛也有一定缓解作用。

（2）蝶腭神经节毁损：注射化学药物（如乙醇）或射频热凝术毁损蝶腭神经节均有改善丛集性头痛患者症状的报道。

（3）蝶腭神经节调理：随着神经调控技术的进步，新颖的非毁损技术逐渐受到重视。目前已有研究报道蝶腭神经节电刺激治疗保守治疗疼痛缓解有限的丛集性头痛患者取得比较满意的临床疗效，且无神经学副作用或并发症。然而，蝶腭神经节调理治疗丛集性头痛的效果缺乏更多病例的近期、中期和长期疗效观察。

（4）其他手术治疗：包括三叉神经或蝶腭神经节手术、脑深部刺激疗法、枕神经刺激疗法等。枕神经刺激目前被认为是一种安全有效的治疗手段，主要应用于药物难以控制的慢性丛集性头痛患者。国外学者报道 8 例 CCH 患者行双侧枕下区电极植入术，平均治疗 20 个月（6 ～ 27 个月），其中 6 例患者取得满意的治疗效果，发作频度及程度均明显减轻。当然，尚缺乏证据等级高的随机对照研究结果。

第四节　三叉神经痛

三叉神经痛是面部三叉神经分布区域内阵发、闪电样剧烈疼痛，70% ～ 80% 病例发生在 40 岁以上。三叉神经痛在病因上通常可分为原发性和继发性两种。原发性三叉神经痛在临床上更为常见。继发性又称症状性，是指由三叉神经本身或临近组织的病变而引起疼痛的发生，同时伴有神经系统体征，其病因多种多样：有血管性病变、脑蛛网膜炎、肿瘤性病变、颅骨的畸形以及多发性硬化等。

（一）原发性三叉神经痛的诊断

1. 疼痛部位为三叉神经某一分支或某几分支的分布区。

2. 多为突然发作的阵发性剧烈疼痛，不发作时绝大部分患者完全无痛，仅极少数重症患者仍有轻度疼痛。

3. 大多数患者有明确的“扳机点”，即触发点，刺激这些部位可引起疼痛发作，但发作刚过去有短暂不应期，即短期内再刺激“扳机点”可暂不引起发作。

4. 95% 以上的三叉神经痛患者为一侧发病。

5. 疼痛发作时不合并有恶心、呕吐等伴随症状。

（二）原发三叉神经痛的治疗

通常首选药物治疗。如果药物治疗效果不佳或副作用明显，可应用含有类固醇激素的消炎镇痛复合液行三叉神经阻滞治疗。上述保守治疗无效则可以选择手术治疗，包括射频术、球囊压迫术、伽玛刀放射治疗以及微血管减压术等。

1. 药物治疗　一线用药为卡马西平，口服开始每日 2 次，以后可每日 3 次。每日 0.2 ～ 0.6 g，分 2 ～ 3 次服用，每日极量 1.2 g。卡马西平对于 75% 三叉神经痛患者有良好的止痛效果，其常见的副作用有头晕、嗜睡、乏力、恶心、皮疹、呕吐、偶见粒细胞减少、可逆性血小板减少、甚至引起再生障碍性贫血和中毒性肝炎等。服药期间应定期检查血象。偶见过敏反应。长期应用可出现耐受。如果大剂量的卡马西平效果不佳或者副作用明显，则可选择应用奥卡西平。二线药物治疗包括加巴喷丁、普瑞巴林等。另外抗抑郁药也有被用于三叉神经痛的报道，但是效果并不肯定。

2. 神经阻滞疗法 三叉神经阻滞分为第1支眶上神经阻滞，第2支包括眶下神经和上颌神经阻滞，第3支包括颏神经、下齿槽和舌神经及下颌神经阻滞。半月神经节阻滞治疗由于风险和获益的考虑不常规采用。

保守治疗常采用复方倍他米松注射液（得宝松）或曲安奈德、甲钴胺注射液、利多卡因和生理盐水混合液行注射治疗。得宝松每2周注射一次，一疗程不超过2次；曲安奈德每周注射一次，一疗程不超过5次。

3. 射频疗法 传统的射频热凝疗法即利用电极之间的电压差，产生高频电流，使组织中离子往返运动而产热，热量作用于邻近的神经节/根/干等组织，使蛋白质凝固变性，从而阻断痛觉的传导。与现有的其他神经破坏技术相比，射频技术的主要优点是可获得定量的可预见的神经毁损灶。

半月神经节射频热凝术一般在X线C臂机或CT引导下操作，能够实施感觉和运动刺激，实现解剖定位加电刺激生理定位，增加了治疗的精确性、安全性和舒适性。射频热凝疗法虽然具有一定的复发率，但由于操作方便，可重复实施而广泛应用于临床。

为了减少神经毁损所带来的负面效应，Sluijter等于1997年首次提出脉冲射频（pulsed radiofrequency，PRF）这一非神经毁损的射频技术。PRF是射频热凝技术的改进，射频仪发射出脉冲频率为2 Hz、输出电压为45 V、频率为500 kHz的高频交流电，每次发出的射频电流持续20 ms，在神经组织周围形成较高的电压，随后有480 ms间歇期，使射频电流在神经组织附近产生的热量得以扩散，这样电极尖端温度不超过42 ℃，不会导致局部组织的变性。

PRF是一种前沿的治疗神经病理性疼痛的方法，可于局部麻醉下完成穿刺，治疗过程对机体刺激小无需麻醉，年老、虚弱及有合并症的患者均可耐受。与传统的连续射频热凝技术相比，PRF 具有操作便捷、安全性高、创伤小、并发症少等优点。由于 PRF 没有神经毁损的副作用，从而避免术后感觉减退及运动神经损伤，不会降低患者术后生活质量。

目前，PRF 治疗三叉神经痛的疗效仍然存在争议。近年来，我国疼痛医生相继报道了国人 CT 引导下 PRF 治疗三叉神经痛的疗效、影响疗效的因素及参数改进提高疗效的方法，研究结果指出，在先进的影像技术引导下、提高术中的电场强度可显著提高 PRF 治疗难治性三叉神经痛的疗效。当然，值得开展多中心随机对照的研究评价 PRF 治疗三叉神经痛的效果。

4. 微球囊压迫法 微球囊压迫法是近年来治疗三叉神经痛的新技术。采用气管插管下全身麻醉，在 X 线透视引导下进行半月神经节穿刺。以 14 号套管针经面部皮肤穿刺。到位后，拔出针芯，将 Fogarty 微球囊放入半月神经节。用注射器接球囊外的导管接头，注入 1 ～ 2 ml 造影剂，使球囊膨胀，形成约 1 cm×1.5 cm 的鸭梨形，并维持数分钟。压迫结束后抽出造影剂，使膨胀的球囊复原。拔出球囊与穿刺针，压迫穿刺点止血。有报道 120 例患者中，手术后即刻成功率为 93%，1 例手术后成功，但半年后复发并再次治疗有效，远期效果尚待于进一步观察。

5. 外科手术 目前常用于治疗三叉神经痛的手术有：周围神经撕脱术、经颅中窝三叉神经感觉根切断术、三叉神经脊束切断术、三叉神经根减压术和颅后窝三叉神经根微血管减压术等。应用较多的为周围神经撕脱术和经颅后窝微血管减压术。

推荐阅读

1. Yu S，Liu R，Zhao G，et al.The prevalence and burden of primary headaches in China：a population-based door-to-door survey. Headache, 2012, 52：582-591.
2. Headache Classification Committee of the International Headache Society（IHS）.The International Classification of Headache Disorders，3rd edition（beta version）. Cephalalgia，2015，33：629-808.
3. Moore RA，Derry S，Wiffen PJ，et al.Evidence for efficacy of acute treatment of episodic tension-type headache：methodological critique of randomised trials for oral treatments.Pain，2014，155：2220-2228.
4. Fang L，Jingjing L，Ying S，et al.Computerized tomography-guided sphenopalatine ganglion pulsed radiofrequency treatment in 16 patients with refractory cluster headaches：Twelve-to 30-month follow-up evaluations. Cephalalgia，2016，36：106-112.
5. Fang L，Tao W，Jingjing L，et al.Comparison of high-voltage-with standard-voltagepulsed radiofrequency of Gasserian ganglion in the treatment of idiopathic trigeminal neuralgia.Pain Pract，2015，15：595-603.

